Theresa Weißkircher: Vom Übergewicht zum Gleichgewicht

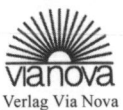

Verlag Via Nova

Theresa Weißkircher

Vom Übergewicht zum Gleichgewicht

Wie ich auf der Suche nach der Wahrheit 50 kg abnahm

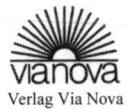

Verlag Via Nova

Dieses Buch erhebt keinen wissenschaftlichen Anspruch. Es ersetzt auch nicht den Gang zum Arzt. Bei starkem Übergewicht und psychischem Ungleichgewicht setzen Sie sich bitte mit einem Facharzt in Verbindung.

1. Auflage 2009
Verlag Via Nova, Alte Landstr. 12, 36100 Petersberg
Telefon: (06 61) 6 29 73
Fax: (06 61) 96 79 560
E-Mail: info@verlag-vianova.de
Internet: www.verlag-vianova.de / www.transpersonale.de
Umschlaggestaltung: Guter Punkt, München
Satz: Sebastian Carl
Druck und Verarbeitung: Fuldaer Verlagsanstalt, 36037 Fulda

© Alle Rechte vorbehalten

ISBN 978-3-86616-144-3

Inhalt

Vorwort 9
Einleitung 13

Teil I

1. Bestandsaufnahme 19
2. Wie konnte es so weit kommen? 24
   Ich bin anders als die anderen! 25
3. Was ist Nahrung, Essen, Ernährung? 27
4. Mein damaliges Ernährungsverhalten – Ursache und Wirkung 33
   Essen als Tröster 33
   Essen als Belohner 34
   Essen als Unterhalter/zum Zeitvertreib 34
   Essen als Liebesersatz 35
   Essen aus Rebellion 36
5. Die Macht der Gedanken 39
   Leben – vom Formlosen in die Form und wieder zurück 47
   Die selektive Wahrnehmung 49
   Urteile 52
6. Ich bin – der Urgrund allen Seins 53
   Die fünf Sinne 58
   Die Erfahrungen der Vergangenheit bestimmen die Zukunft 60
7. Die Wahrheit und die Freiheit in uns 62
8. Die Zeit: Vergangenheit, Gegenwart, Zukunft 67
   Die Geschichte von der Heilung der Welt 70
9. Benennung des Symptoms: Übergewicht 75
   Übergewicht: eine Schutzmauer, ein selbst gemauertes Gefängnis 77
   Von der Identität zur Individualität 78
   Tod ist das Gegenteil von Geburt, nicht von Leben. 82

10. Die Angst vor der Liebe, vor dem Unbekannten:
    Die Stille der Gedanken 84
    Jenseits von Gedanken ist Stille, ist Klarheit. 88
11. Wenn du dich selbst kennst, dann kennst du die Welt 94
12. Die Botschaft der Emotionen
    – Rund um den Lärm herum ist Stille. 101
    Liebe 106
    Unterschied von Emotionen und wahrem Seinszustand 110
    Ich denke, also bin ich? 113
    ‚Positive' und ‚negative' Emotionen 115
    Die Kraft von Ja und Nein 118
13. Wie Emotionen mit den Chakras korrespondieren 120
    Wurzelchakra: Verlangen, Gier, Habenwollen 123
    Nabelchakra: Angst 124
    Solarplexus-Chakra: Wut, Ohnmacht 124
    Herzchakra: Sehnsucht nach Aufmerksamkeit,
    nach Liebe, Bedürftigkeit 125
    Halschakra: Neid/Eifersucht 125
    Drittes-Auge-Chakra: Ego, Überheblichkeit 126
    Kronchakra/Scheitelchakra: Verzweiflung, tiefe Unzufriedenheit 126
    Von den Kindern lernen 128
    Schmerz = Widerstand 129
14. Die Einheit von Gedanke, Wort und Tat 133
    Erkenne dich selbst! 135
    Gedichte für dein Selbst 138
15. Das Klick im Kopf: sich für die Weisheit
    des Herzens öffnen – alte Vorstellungen und Konzepte loslassen 140
    Durch die Verzweiflung zur Einheit 141
    Die ersten Schritte in ein neues Leben 143
    Die unendliche Weisheit des Körpers 145
    Das bereits vorhandene Wissen nutzen 146
    Vermeintliche Selbstzerstörung und Selbstwert 148
    Mitgefühl: In Frieden und Wahrheit Nein sagen
    – sei ehrlich zu dir selbst 149

Es anderen recht machen wollen:
Sehnsucht nach Anerkennung und Liebe 152
16. Die Wahrheit des wahren Selbst.. 153
Eine kleine Übung zum Selbstwert.. 156
Wahrheiten über Eltern 157
Die Intuition.. 161

Teil II

1. Der Weg zu innerem und äußerem Gleichgewicht.................... 163
   Der Weg ist (k)ein Spaziergang – Stationen I bis XVIII 164
2. Innere und äußere Prozesse auf dem Weg – Die Welt wandelt sich .. 172
   - I. Die ersten Schritte, Anfangseuphorie.................................. 172
   - II. Zweifel.. 172
   - III. Sehnsucht nach Veränderung 174
   - IV. Erweiterung der Möglichkeiten 174
   - V. Erste sichtbare Erfolge... 176
   - VI. Das Vertrauen wächst.. 177
   - VII. Freude an der Bewegung... 178
   - VIII. Aufräumarbeiten.. 179
   - IX. Warum habe ich das nicht gleich so gemacht? 184
   - X. Das Ego meldet sich 185
   - XI. Wohlfühlen mit mir selbst im Hier und Jetzt, was auch immer kommt.. 185
   - XII. Neue Freiheiten 189
   - XIII. Es funktioniert nicht, sein Glück an Bedingungen zu knüpfen.. 189
   - XIV. In Hingabe loslassen... 191
   - XV. Begegnung mit dem Schatten: Hol ihn ins Licht! 192
   - XVI. Am Ziel. So fühlt sich das also an. 193
   - XVII. Die Unendlichkeit des Seins 195
   - XVIII. Einheit in der Vielheit – das Leben selbst......................... 196
3. Die Zeit nach dem Weg des Abnehmens – Wer bin ich? 197
   Advaita 202

Teil III

1. Inspirationen und Meditationen 207
   Unterschied von Meditation und Konzentration 209
2. Übungen zum Gewahrsein JETZT 211
   1. Übung: Gewahrsein jetzt 212
   2. Übung zum Entdecken der Wahrheit in dir 216
   3. Übung: Der Atem 218
   4. Übung: Selbst-Erforschung: „Wer bin ich?" 220
   5. Übung: Annehmen, was ist 222

Danksagung 224
Glossar 226

Vorwort

Dieses Buch ist kein Ernährungsratgeber. Auch wirst du hier kein Sportprogramm finden. Ich weiß, dass du ein intelligenter Mensch bist, der genug Methoden und Rezepte kennt, um abzunehmen oder um Sport zu treiben, um den Körper zu gestalten, den du gerne haben möchtest.

Doch irgendetwas scheint uns daran zu hindern, das innere und äußere Gleichgewicht zu erlangen. Diesem Thema bin ich auf den Grund gegangen und habe in einem Jahr 50 Kilogramm abgenommen. Die Gedanken auf dem Weg, die Erkenntnisse und die Gesetze, die hinter den Erkenntnissen stehen, möchte ich hier mitteilen. Im Wesentlichen geht es darum, den Verstand zu begreifen, Gedanken und Emotionen kennen zu lernen und die Gesetzmäßigkeiten dahinter zu entdecken.

Hinter all dem verbirgt sich dann die Frage: Wer bin ich?

Am Ende mündete dieser Weg des Abnehmens, der Suche nach der Wahrheit über das, was ich bin, in der Erkenntnis, wer ich wirklich bin. Diese Erkenntnis brachte inneren Frieden, absolute Freiheit und das Leben im Gewahrsein jetzt, im Bewusstsein der Kraft der Gegenwart.

Dieses Buch handelt von der Bewusstwerdung der Vollkommenheit in dir und deren Freilegung in deinen Gedanken, deinen Worten und in deinem Handeln. Es geht um die Wiederherstellung bzw. Wiederentdeckung des psychischen/mentalen und körperlichen Gleichgewichts in deinem Leben, um die Wiederentdeckung des ursprünglichen Seins-Zustands, vollkommene und bedingungslose Selbstannahme. Das Abnehmen ist ein Nebenprodukt dieses Prozesses.

Also richtet sich dieses Buch nicht nur an Menschen mit Über- oder Untergewicht, sondern an alle Menschen auf der Suche nach dem wahren Selbst, nach Selbsterkenntnis, nach den Geheimnissen und Gesetzmäßigkeiten des

Lebens, nach der Kraft der Gegenwart. Es geht um die Wiederentdeckung des inneren Friedens, des Lebens im Jetzt, im Augenblick.

Im ersten Teil werden die allgemeinen Gesetzmäßigkeiten im Leben anhand von Beispielen, in Form von Anekdoten, deutlich gemacht.
Im zweiten Teil beschreibe ich meinen Weg zu innerem und äußerem Gleichgewicht.
Im dritten Teil gebe ich Anregungen und stelle Übungen vor, dich selbst besser kennen zu lernen, dein wahres Selbst zu erleben.
Ich lade dich ein, dieses Buch zu lesen. Vielleicht vermögen die Worte, dich in der Seele zu berühren.

Im Laufe meines Lebens, durch Höhen und Tiefen, Glück und Unglück, Trauer und Freude haben sich viele Emotionen in mir entwickelt. So geht es wahrscheinlich den meisten Menschen.
Gerade in diesen extremen Gefühlsmomenten, die man vielleicht auch mit geliebten Menschen teilt, fühlt man sich trotz alledem meist einsam und verlassen.
Man glaubt, dass es niemanden gibt, der einen versteht. Man glaubt, man sei allein auf dieser Welt, niemand könne einem helfen, niemand nehme einen so wahr, wie man wirklich ist. Zumindest ging es mir damals so.
Im Laufe dieses Buches werden wir sehen, dass all diese Annahmen und Vermutungen nicht die Wahrheit sind.
Da ich all dies damals jedoch geglaubt habe, erfand ich einen für mich allzeit bereitstehenden, universellen Tröster, einen treuen Partner in guten und schlechten Zeiten, einen Partner, der nur mir treu ist und mir niemals fremdgeht, einen Vertrauten, der keine falschen Fragen stellt und stets mir zu Diensten steht, ohne Ansprüche und ohne Forderungen:
Essen, Nahrung, die Früchte der Erde.
Essen war mein ständiger Begleiter, mein Seelenpartner im täglichen „Kampf" gegen das scheinbare Elend und die Ungerechtigkeiten dieser Welt.
Diese Art „Seelenpartner" sind materielle Dinge, denen wir alle die Qualitäten zuschreiben, die wir uns und anderen absprechen:

- Sie trösten.
- Sie verstehen uns völlig oder stellen zumindest keine überflüssigen Fragen.
- Sie schenken uns Ablenkung und kleine glückliche Momente.
- Sie schenken uns Freude, Kurzweil und Unterhaltung.
- Sie machen ein angenehmes Gefühl, zumindest für eine kurze Zeit.
- Sie schenken Geborgenheit und ein Gefühl von Sicherheit.

Diese „Seelentröster" können z.B. sein:
- Essen
- Fernsehen
- Alkohol
- Extremsport
- Rauchen
- Computer
- Drogen und vieles mehr...

Viele Lebensformen, meist genau die, in der wir uns gerade nicht befinden, versprechen Freude und Glückseligkeit. Man muss nur
- reich sein
- gutaussehend sein
- schlank sein
- berühmt sein

Dann kann man sich Autos, Häuser und Boote, alle Annehmlichkeiten des Lebens leisten, man bekommt die tollsten Frauen und Männer und passt in alle modischen Klamotten hinein. Und man wird von aller Welt geliebt und ist beliebt.

Dahinter steht das Prinzip, sich immer nach dem zu sehnen, was tatsächlich jetzt in diesem Moment nicht da ist. Man glaubt, dass alles, was Glück, Freude, Liebe und Fülle verspricht, immer im Außen oder in der Zukunft zu finden ist, in Gegenständen, in Klamotten, Autos. In allem außer in mir im Hier und Jetzt.

Solange man jedoch das Schöne im Außen und in der Zukunft sucht, spricht man sich selber frei von all diesen Fähigkeiten. Folglich kann man den ersehnten Zustand nie erreichen, egal, wie reich oder gutaussehend man auch sein mag, man wird immer von jemandem wissen, der erfolgreicher, schöner oder reicher ist. Man wird niemals zufrieden sein. Solange man nicht in sich selbst die Quelle allen Seins gefunden hat, wird man Zielen und Dingen hinterherrennen, die Glückseligkeit versprechen. Doch dies wird nicht gelingen.

Der Schlüssel liegt in dir, in deinem wahren Kern.

Alles, was von außen nach innen gehen kann (so wie Nahrung, Alkohol, Drogen), kann einen innerlich niemals erfüllen. Nur die Dinge, die von innen kommen, aus dem wahren Wesen, können erfüllend wirken.

Wenn du z.B. erfüllt bist von Freude, dann möchtest du die ganze Welt umarmen und alle anderen Menschen an dieser Freude teilhaben lassen. Diese tiefe Freude ist in dir, sie kommt aus dir, sie kommt nicht von außen.

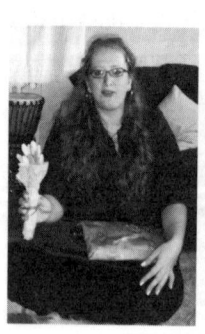
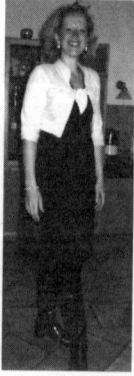
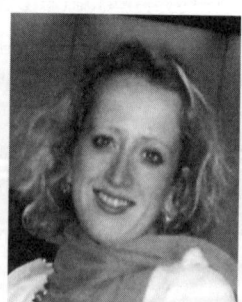

März 2006 September 2007 Oktober 2007 2008

Einleitung

Alles begann im März 1981.
Da kam ich mit 2800 g Startgewicht zur Welt. Man gab mir den Name Theresa Sophia.
Meine Kindheit war leicht und schön, ich war von der Statur her elfengleich bis zerbrechlich. Mit 7 oder 8 Jahren änderte sich das.
Der Eintritt in die Schule machte bei mir eine gröbere körperliche Struktur nötig, um den Irrungen und Wirrungen des täglichen Lebens als Schulkind trotzen zu können.
In der Pubertät war ich ein wohlgenährtes Kind mit ca. 20 bis 25 kg Übergewicht. Ich ließ mich, trotz intensiver Diätbemühungen meines Umfeldes, nicht von meinem Gewicht abbringen. Trotz Hänseleien und wirklich unwürdiger Beleidigungen und Ausgrenzungen hielt ich an meiner Körperfülle fest.
Die Schulzeit war vorbei und ich ging hinaus in die große, weite Welt, eine Zeit der Suche nach dem Weltengesetz. Ich wollte verstehen, warum die Menschen so sind, wie sie sind. Warum handeln sie so und so? Warum reagiert einer ganz anders als der andere in der gleichen Situation? Ich begann das Studium der Psychologie, da ich dort die Antworten auf all meine Fragen über das Leben erhoffte.
Ich begab mich auf die Suche nach meinem wahren Selbst. Seminare in Richtung „Entfalte dein volles Potential, erkenne dich selbst und lebe authentisch" erfüllten meine Sehnsucht nach Geborgenheit und Liebe für einige Zeit.
Auf diese Phasen der Geborgenheit und des Wohlfühlens in mir selbst folgte tatsächlich immer eine Zeit des Gewichtsverlusts. So ganz konnte ich aber noch nicht auf meinen „Schutzpanzer" verzichten.
Dann entdeckte ich die Liebe zu einem Mann, von dem ich damals glaubte,

dass er der Mann meines Lebens sei. Er war mir über zwei Jahre hinweg immer wieder an verschiedenen Orten in Deutschland begegnet und langsam begann ich an Magie zu glauben. Nun begegneten wir uns wieder, er warb intensiv um mich und ich verliebte mich in ihn.
Wir verbrachten eine wundervolle Zeit miteinander.
Bereits zu Beginn unserer Verbindung prophezeite er mir, dass ich die Mutter seiner Kinder sei. Noch bevor ich wusste, dass ich bereits schwanger war, trennten wir uns.
In der 28. Schwangerschaftswoche kam meine kleine Tochter mit 960 g zur Welt. Notkaiserschnitt nach Frühwehen. Sie lag im Brutkasten.
Mittlerweile ist sie über fünf Jahre alt und stark und kräftig.
Damals jedoch fühlte ich mich alleingelassen und meinen Ängsten ausgeliefert. Ich war mit allem überfordert und fand vermeintlichen Halt im Essen.
Bereits vor der Schwangerschaft hatte ich 116 kg gewogen. Doch nun schob ich mir ganz nebenbei Berge von ungesundem Essen rein, immer zwischen Tür und Angel, da ich bei meinem Kindlein im Krankenhaus sein wollte.
Nach einigen Wochen wog ich 132 kg.
Ich nahm nach der Schwangerschaft zu, nicht während der Schwangerschaft. Während der Schwangerschaft hatte ich nach langer Zeit wieder ein natürliches Empfinden für meinen Körper. Ich wusste, welche Nahrung ich brauchte und wann ich satt war. Ich trug eine wundervolle Seele in mir und wollte sie achten und ihr einen sicheren, gesunden und Kraft spendenden Platz zum Wachstum bieten.
Doch nach der Entbindung, die nicht natürlich vor sich gegangen war, wie ich es mir gewünscht hatte, war ich nun, scheinbar, nur noch für mich da, und da schwand die Achtsamkeit dahin. Ich fühlte mich schuldig, dass ich dieser wundervollen Seele nicht zu einer natürlichen Geburt verhelfen konnte, sondern dass sie diese Frühgeburt erleben musste. Ängste, Schuld, Verzweiflung kamen hoch und ich klammerte mich wieder ans Essen. Ich betäubte den Schmerz regelrecht mit meinem „Suchtmittel".
Es gab einen wundersamen Moment nach der Geburt, als ich in den Spiegel blickte und mich zum ersten Mal seit langer Zeit selbst erkannte. Ich erblickte für einen kurzen Moment mein wahres Selbst. Ich sah es in meinen Augen. In diesem Moment wusste ich, dass ich eines Tages einen schlanken

Körper haben würde, auch wenn ich zu dem Zeitpunkt noch nicht den Weg dorthin kannte.

Meine Tochter wuchs und wurde kräftiger und kam schließlich, nach zehn Wochen Krankenhaus, nach Hause. Die Zeit danach war wunderschön.

Als sie knapp ein Jahr alt war, begann ich mit intensivem Fitnesstraining und nahm an einem Abnehmkurs teil. In 10 Wochen nahm ich 10 kg ab. Das Gewicht hielt ich ca. 7 Monate lang und reduzierte es sogar noch mehr, als ich mich neu verliebte.

Bei diesem Mann war der erste Gedanke: „Ach, da bist du ja endlich, wo warst du denn so lange?" Wir verbrachten eine wunderschöne Zeit miteinander. Dieser Mann war die Krönung meines Selbst-Vertrauens. Er liebte mich durch all meine Mauern hindurch, dachte ich. Das hatte ich mir immer gewünscht.

Doch viele Widrigkeiten und Widerstände im Alltag und in unser beider Leben brachten die Trennung. Für mich brach eine Welt zusammen. Ich hatte doch so eine Gewissheit in mir, dass dieser Mann mein Mann fürs Leben sei, und nun gingen wir auseinander. Ich stellte alles in Frage, mich selbst, den Sinn des Lebens, Gott.

Ich verlor meinen Glauben an Gott. Ich verlor mein Selbst-Vertrauen, verzweifelte.

Bevor ich diesem Mann begegnete, war bereits die Phase der Heilung eingetreten. Ich hatte den Alltag im Griff, meine Tochter wuchs heran und ich besuchte regelmäßig und mit Freude das Fitnessstudio. Kurz: Ich fasste immer mehr Vertrauen zu mir selbst und fühlte mich sicher im Alltag.

Dieses Vertrauen hatte mir die Kraft gegeben, der Wahrheit ins Auge zu sehen. Ich stellte mich ohne Kleidung vor den Spiegel und betrachtete mich mit allem, was da war. Da stand eine große, dicke und wunderschöne Frau vor mir, 132 Kilogramm und ganz viel Traurigkeit. Wenn ich nur den Körper betrachtete, dann fand ich ganz traurig, was ich da sah. Aber in den Augen erblickte ich dieses Blitzen, dieses Funkeln, das ich schon damals im Krankenhaus in diesem besonderen Moment wahrgenommen hatte. Da wusste ich, dass ich nicht dieser Körper bin. Zumindest nicht nur.

Ich habe diesen Körper, er ist ein wertvoller Diener, aber ich bin nicht der

Körper. Der Körper ist eine Form, ein Ausdruck dessen, was ich bin. Das, was ich wirklich bin, das reine Bewusstsein, das sich in dieser Form ausdrückt, dazu habe ich Zugang, wenn ich mich mit der unendlichen Liebe in meinem Herzen verbinde.

Es war so, als wäre der Körper die Schale der Orange und die Seele die Frucht. Die Schale ist dazu da, die Frucht zu umhüllen und zu beschützen, aber für sich alleine genommen hat die Schale keinen Zweck. Wenn die Frucht aus der Schale herausgeht, hat die Schale ihren Zweck erfüllt und wird nutzlos.

Durch diese Erkenntnis konnte ich mich nun viel liebevoller mit meinem Körper verbinden, obwohl die Erkenntnis ja die Trennung der beiden mit sich brachte. Ich war mit einem Mal nicht mehr Opfer des Körpers, sondern ich erkannte seine wichtige und wertvolle Funktion als Diener des wahren Selbst. Und gleichzeitig kann das Selbst nur mit Hilfe des Körpers und des Verstandes erkannt werden, das Sein kann nur geschmeckt werden in dieser Form, diesem Körper.

Ich lernte auf meinen Körper zu hören, ihn zu achten und ihn als das anzusehen, was er in Wahrheit ist: der Tempel der Seele, der geliebte Diener des Selbst.

Als ich mit der Trennung von diesem wunderbaren Mann mein Selbstvertrauen ablegte, da griffen alle alten Muster der Frustbetäubung wieder. Schnell nahm ich 10 kg zu und war bald wieder bei 130 kg.

Ich war traurig. Ich fühlte mich einsam und verlassen von der Welt und ich resignierte. „Wenn dieser Mann mich verlässt und alles, woran ich geglaubt habe, zusammenbricht, woran soll ich mich dann noch halten? Wofür das alles? Warum dieses ewige Leiden und diese Hürden im Leben? Wozu diese ganzen Prüfungen? Ich habe keine Lust mehr! Warum immer ich? Das ist so ungerecht!"

Irgendwann stieg dann eine Wut in mir hoch. Eine Wut auf mich selbst, eine Wut über mein Selbst-Mitleid und eine Wut über meine Selbstaufgabe.

Wut darüber, dass ich mich so hatte gehen lassen, Wut darüber, dass ich so unachtsam mit mir umging, Wut darüber, dass ich so wenig von der Kraft und Freude im Leben offenbare, die eigentlich in mir steckt.

Eine große Wut stieg in mir hoch über dieses Opfer-Dasein, über dieses Gejammer, über diese Ohnmacht im Leben.

Diese Wut war der Schlüssel. Erst wenn man aufhört, Recht haben zu wollen, dass man ein Opfer der Umstände ist, und sich dazu entschließt, Verantwortung für sein Leben zu übernehmen, mit allen Konsequenzen, dann wird man frei und kann sich dem Fluss des Lebens hingeben, anstatt permanent an sich, der Welt und Gott zu zweifeln und sich gegen das zu wehren, was ist.

Im Außen stellte es sich so dar: Ich hatte Zukunfts- und Existenzängste. Mein Kindlein würde ja bald in den Kindergarten kommen und ich hatte noch keinerlei Pläne für meine berufliche Zukunft. Das Psychologiestudium hatte ich abgebrochen, da ich dort nicht die Antworten auf meine Lebensfragen fand. Eine Reise zu meiner Großmutter brachte die Wandlung in meinem Bewusstsein. Ich berichtete ihr von all meinen Sorgen und Ängsten.

Ganz entgegen meinen Erwartungen nährte sie diese Zweifel und diese Weltuntergangsstimmung nicht, sondern sie begann mir die Geschichte eines jungen Mädchens zu erzählen, das mit großen Fähigkeiten gesegnet ist. Dieses Mädchen war ich. Sie zählte mir all meine schulischen und außerschulischen Erfolge auf und konfrontierte mich mit meiner Lichtseite. Bisher hatte ich vorwiegend die Schattenseiten mit Aufmerksamkeit bedacht.

Sie malte mir ein Bild in den schönsten und vielfältigsten Farben von dem Leben, das ich führen könnte, wenn ich nur wieder beginnen würde, mir selbst zu vertrauen und aus meiner Kraft heraus zu handeln. Ganz zum Schluss sagte sie noch: „Weißt du, das Leben ist immer im Fluss, es geht immer weiter und es ist für dich gesorgt. Deine Berufung wartet schon auf dich. Lass sie zu dir kommen und hab Geduld. Sie wird dich schon finden."

Diese weisen Worte erinnerten mich an mein vergrabenes Vertrauen in die wunderbare Welt der Möglichkeiten, die das Leben bietet, und in die Fähigkeiten, die ich besitze.

Ich begann mir wieder selbst zu vertrauen. Warum auch nicht? Ich hatte nichts zu verlieren. Dann konnte ich auch den Weg des Vertrauens gehen.

Von der Reise heimgekehrt, entrümpelte ich den Dachboden meiner Eltern. Dort fand ich vielerlei Dokumente meiner bisherigen „Karriere" als Schülerin und Studentin. Hefte, Malereien, Skulpturen, Fotos, Tagebücher, Freundschafts- und Poesiealben. Lauter Zeugnisse meiner „Spuren im Sand des Lebens" und lauter Liebesbekundungen von geliebten Menschen.

Noch einmal verband ich mich mit dem Gefühl der Wertschätzung und der Achtung zu mir selbst, das all diese Dinge in mir hervorrief, und dann verbrannte ich alle Dokumente. Im Außen hatten diese Dinge ihren Dienst getan. Die Erinnerung steht immer noch zur Verfügung.

Bei dieser Entrümpelung fiel mir ein Buch in die Hände, das ich bereits sechs Jahre zuvor geschenkt bekommen hatte [1]. Damals hatte ich es beleidigt und im Widerstand auf den Dachboden verbannt, da ich noch nicht bereit war, der Wahrheit über mich selbst in die Augen zu sehen. Dieses Buch handelte vom Abnehmen, einem Weg, sein Wunschgewicht zu erlangen.

Auch diesmal lag das Buch noch einige Zeit bei mir auf dem Nachttisch herum, doch am Muttertag (14. Mai 2006) hatte ich die Lektüre beendet, trug mein Gewicht von 130 kg im Kalender ein und war entschlossen, mein Leben zu verändern.

In Wahrheit bist du wunderschön. In Wahrheit sehnst du dich nach Liebe und innerer Erfüllung. In Wahrheit willst du Liebe geben und Liebe empfangen. In Wahrheit willst du dich selbst so zeigen dürfen, wie du bist. In Wahrheit bist du Liebe.

Du hast Gefühle des Widerstands, Gefühle der Angst und Gefühle des Grolls, aber du bist nicht diese Gefühle. Diese Emotionen sind an den Verstand und somit an den Körper gebunden, der ja, wie wir nun wissen, die Schale ist und nicht die Frucht. Wenn du aufhörst, dich mit dem zu identifizieren, was nicht ist, und das annimmst, was ist, dann gibt es keine Hindernisse mehr.

Erkenne dich selbst.

---

[1] Allen Carr, „Endlich Wunschgewicht", Verlag Goldmann (ISBN 978-3442161171)

TEIL I

1.

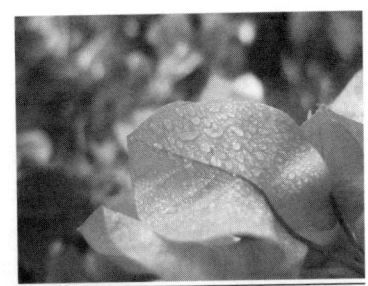

Bestandsaufnahme

Nachdem ich den ersten Schritt getan hatte und auf die Waage gegangen war (130 kg), stellte ich mich nackt vor den Spiegel und betrachtete mich lange und ausführlich.

Ich sah mir selber in die Augen und eine Welle von Mitgefühl und Liebe für diesen Fleischberg vor mir übermannte mich.

Es war wie ein Prozess von Vergebung, der da stattfand. Ich sah den Körper, spürte das Leid, die Trauer, den Schmerz und gleichzeitig funkelt in den Augen Freude, Lebensfreude, Kraft, Neugier und Wille und Mut zum Neubeginn. In den Augen sah ich mein wahres Selbst, meine wahre Natur hervorblitzen. Und ich erinnerte mich daran, dass ich auf der Welt war, um große Dinge zu tun, und nicht nur, um mich mit dem Kampf des Alltags, mit dem Kampf um die Pfunde und sonstigen Widerständen zu beschäftigen.

Ich erinnerte mich an den Sinn des Lebens.

Die Erkenntnis vom Körper als Schale für die Frucht, die Seele, das wahre Selbst, brachte eine immense Befreiung und Erleichterung. Plötzlich schwanden tausende trauriger, urteilender, Freude behindernder Ideen dahin.

Das war das berühmte „Klick" im Kopf. Das „Klick im Kopf" ist nichts anderes als die vollkommene Übernahme der Verantwortung für sich selbst, für sein wahres Selbst, in dem Bewusstsein, dass man dieses Erdenleben in einem menschlichen Körper aus einem bestimmten Grund angenommen hat.

Diese Verantwortung beinhaltet:
- Anerkennung dessen, was hier und jetzt ist (und nicht dessen, was man gerne hätte oder was man glaubt, was sein könnte)
- Anerkennung der Tatsache, dass ich es bin, der den Körper in diesen Zustand gebracht hat, indem ich bestimmte Ideen und Überzeugungen über das Essen glaubte. Es saß niemand neben mir und hat mich zum Essen gezwungen. Im Gegenteil.
- Anerkennung der Kraft und Macht, die in mir stecken muss, wenn mein Wille in der Lage ist, einen menschlichen Körper derart aus der Form, aus dem Gleichgewicht zu bringen, alle Grenzen zu sprengen, alle Gesetzmäßigkeiten außer Kraft zu setzen. Diese Kraft galt es nun zur Erkenntnis zu nutzen.

Nach der Erkenntnis, dass ich derjenige bin, der sich diese Erfahrung geschaffen hat, und nicht die Umstände schuld sind, wie ich das vorher so gerne gedacht habe, z. B. schlechte Kindheit, genetische Disposition, ungerechte Lehrer, fiese Klassenkameraden oder untreue Liebhaber, ja, dann stand ich da. Der Körper ist ja der Diener des Selbst, er ist eins mit dem Leben selbst und in permanenter Hingabe an das Sein. Weder der Körper noch das Essen sind das „Problem" des Ungleichgewichts, sondern die Verwirrung des Verstandes, das blinde Glauben von Überzeugungen und Ideen, die uns glauben lassen, dass wir unwert seien, nicht liebenswert und somit nach Liebe und Erfüllung im Außen suchen müssen.

Ich fühlte mich unendlich schuldig. Ich war unendlich traurig und wollte einfach nur raus aus diesem Zustand. Dafür war es nötig, mein ursprüngliches, heiles Körpergefühl wiederzufinden. Dazu gehörte für mich vor allem die Unterscheidung von psychischem/mentalem und körperlichem Hunger.

Alle Begriffe wie Verstand, Ego, wahres Selbst, Gott, mentales Setup, Gewahrsein jetzt etc. sind im Glossar am Schluss des Buches erläutert, denn es gibt vielerlei Auslegung dieser Begriffe und ich möchte genau erklären, wie sie hier gemeint sind.

Psychischer/mentaler und physischer Hunger, der Kreislauf:

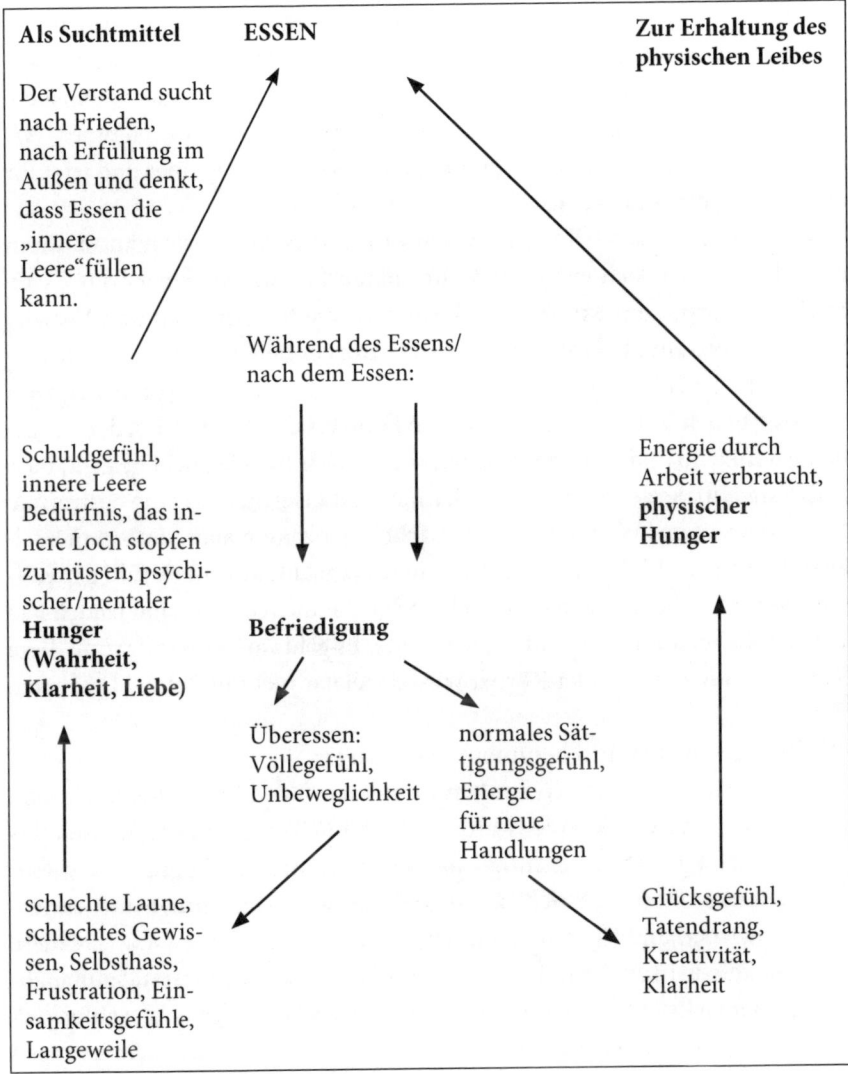

Ich hatte das gesunde Gefühl für die wahren Bedürfnisse meines Körpers komplett ignoriert, da ich Nahrung nicht mehr als das begriff, was sie ist, nämlich Energiezufuhr für den Körper, sondern ich schrieb ihr in Gedanken allerlei Bedeutung zu, wie wir später noch sehen werden.

Vor allem hatte ich die Idee dieser Leere in mir, der Unvollkommenheit, wie ein Loch, das ich mit Nahrung zu stopfen versuchte. Wie wir bereits wissen, geht das nicht. Dieser psychische oder mentale Hunger, diese Sehnsucht nach Liebe, nach Heilsein, nach Selbst-Annahme kann nur durch innere Arbeit (Meditation, Selbsterforschung), durch das Gewahrsein hier und jetzt für das, was ist, erfüllt werden.

Erst wenn man sich selbst erkennt und annehmen kann, wie man ist, wenn man die Liebe in sich entdeckt, wenn man erkennt, dass weder das Essen noch der Körper das Problem sind, sondern die Rastlosigkeit und Verwirrung des Verstandes, dann kann man den Körper liebevoll mit der Nahrung versorgen, die er braucht, anstatt ihn zu belasten und zu missbrauchen zum vermeintlichen Stillen des grenzenlosen Hungers des Verstandes, der eigentlich nach Liebe und innerem Frieden sucht. Man hat vielleicht gelernt, dass Nahrung ein „Seelentröster" ist, oder man hat gelernt, dass eine bestimmte Speise ein inneres Wohlgefühl verursacht, oder man glaubt, dass man nach einer herzhaften Mahlzeit noch etwas Süßes braucht, um ein Gefühl der vollkommenen Befriedigung nach dem Essen zu haben. All diese sind jedoch fixe Ideen des Verstandes, Gedanken, Konzepte. Es geht immer nur darum, diese Konzepte umzusetzen, der Körper wird dabei gar nicht in Betracht gezogen.

Beispiel für psychischen/mentalen Hunger:
Mir fiel auf, dass ich Gedanken in meinem Kopf hatte wie: Jetzt noch eine leckere Schokolade (wahlweise eine beliebige andere Speise), das wäre jetzt genau das Richtige, dann geht es mir richtig gut. Und dieser Gedanke setzte sich richtig fest und ich hörte ihn immer wieder, immer wieder, und eigentlich war ich zufrieden. Der Körper brauchte diese Schokolade nicht. Es war einfach nur die Idee, die im Verstand auftauchte, und vielleicht die Erinnerung daran, wie gut es schmeckt. Schließlich war dieser „Schokoladen-Gedanke" so laut, dass ich nicht mehr ertragen konnte, ihn zu hören. Und einfach, um diesen Gedanken nicht mehr hören zu müssen, ging ich in die Küche und holte mir die Schokolade. Ich begann zu essen und bemerkte, dass nun zwar die Gedanken sich

beruhigten und nicht mehr nach Schokolade schrien, die versprochene Befriedigung oder gar Erfüllung stellte sich jedoch nicht ein und direkt war klar, dass außer ein paar mehr Kalorien im Körper nichts gewonnen war. Dann setzten Frustrationsgedanken ein, und da das Fett nun eh auf dem Weg zu den Hüften war, konnte ich auch den Rest noch essen, dachte ich. Das ist ein typischer Ablauf von „mentalem" Essen.

Der Körper ist ein wertvolles Instrument. Und es ist so wundervoll zu erkennen, dass er ständig bereitsteht, immer in der Hingabe an das, was ist, und dass er liebevoll sogar die größten Herausforderungen annimmt, die wir ihm aufbürden. Extremes Übergewicht ist ein Beispiel dafür. Der Körper bildet liebevoll neue Blutstraßen, um die vielen Fettzellen versorgen zu können, das Herz schlägt und die Lungen atmen. Ohne dieses wundervolle Instrument könnten wir nicht erfahren, was es heißt, lebendig zu sein, am Leben zu sein.

Um den Körper zu entlasten, nützt es nicht, den Körper zu kritisieren, ihn zu hassen, eklig zu finden oder zu verurteilen. Er kann nichts dafür. Er tut einfach das, was er tut, er hat kein Wissen. Um zu innerem (und somit evtl. äußerem) Gleichgewicht zu kommen, müssen wir mit unseren Gedanken, Überzeugungen und schmerzhaften Konzepten arbeiten, die Verwirrung erkennen, in Klarheit verwandeln und einsehen, dass wir eigentlich nur einen Weg suchen, um glücklich zu sein. Wir suchen den Weg zu innerem Frieden und wissen nicht wie. Und das einzige, was uns zur Verfügung steht, um uns zu orientieren, sind die Dinge, die wir gelernt haben, all die Sätze, die wir in der Kindheit gehört haben, oder die Entscheidungen, die wir nach schmerzhaften Erfahrungen getroffen haben. Die einzige Orientierung, die wir haben, so glauben wir, sind unsere Gedanken, unser Verstand, das angehäufte „Wissen" über das Leben.

Dummerweise hat uns genau dieses „Wissen" dahin gebracht, wo wir jetzt sind. Daher können wir uns nicht auf unsere alten Überzeugungen und Konzepte verlassen, wenn es um absolute Transformation und einen Neuanfang geht, denn mit Hilfe der alten Gedanken können wir nur immer wieder die Erfahrungen wiederholen, die wir bisher gemacht haben, in verschiedenen Variationen.

2.

Wie konnte es so weit kommen?

Ich wollte die Wahrheit im Innern erkennen und nicht mehr nur den angelernten, vergangenen Gedanken, Ideen und Konzepten lauschen, mit denen ich mich identifizierte. Ich wollte erkennen, wer ich in Wahrheit bin.

Große Schuldgefühle und viele „Ja, aber..."-Gedanken kamen mir in den Sinn, denn ich sah, dass ich viele Jahre meines Lebens damit verbracht hatte, mich in meiner Verwirrung selbst zu sabotieren, anstatt mich bewusst dem zu stellen, was ist. Ich versuchte mich zu rechtfertigen und suchte nach Erklärungen für mein Verhalten damals und konnte nichts finden. Zum damaligen Zeitpunkt war ich davon überzeugt, das Richtige zu tun, denn ich wusste es nicht anders. Daher gab es nichts zu vergeben oder zu bereuen.

Nun stieß ich an die Grenzen und erkannte, dass diese alten Muster mir nicht mehr helfen konnten. Also öffnete ich mich für die Wahrheit in mir.

Ich wollte verstehen, warum es so weit gekommen war, und ich wollte die Gedanken erkennen, die ich jahrelang glaubte und die diese Verwirrung verursacht hatten. Denn im Licht des Bewusstseins, in der Erforschung unbewusster Verstandesabläufe kann sich Verwirrung auflösen und Klarheit zutage treten.

Im Folgenden eine Auflistung der Gedankenmechanismen und Muster, die ich jahrelang, ohne sie zu hinterfragen, als „die Wahrheit" angenommen hatte:

Schuldgefühle:

Zunächst dachte ich, dass ich mich aus Selbstverachtung, Selbsthass und Selbstzerstörungstrieb so dick gegessen hatte, mich so schlecht behandelte und so schlecht von mir dachte. Aber eine ganz zarte Stimme in meinem Innern sagte: „Nein, das ist nicht die Wahrheit, ich habe mich doch lieb. Aber ich weiß nicht, wie ich es anders machen soll, ich bin hilflos." Ich war einfach nur verwirrt und wusste es nicht besser.

Beschuldigungen:

Viele Theorien sprechen davon, dass die Wurzeln des Essverhaltens in der Kindheit begründet sind. Also versuchte ich mich zu erinnern. Ich erinnerte mich, dass ich mich viel allein gefühlt habe, abgelehnt und ungerecht behandelt. Aha, dachte ich, jetzt habe ich die Schuldigen gefunden! Aber auch das brachte mich nicht weiter. Die zarte Stimme im Innern meldete sich wieder: „Nein, das ist nicht die Wahrheit. Ich weiß, dass du die Liebe wirklich fühlen und zulassen wolltest, aber du wusstest nicht wie." Ja, dachte ich, das stimmt. Die Wahrheit ist, dass die Liebe meiner Eltern zu mir unendlich groß ist und dass sie alles getan hätten und getan haben, um mich in Liebe und Geborgenheit aufzufangen.

Aufmerksamkeit:

Wenn man nicht der Norm entspricht, zieht man die Aufmerksamkeit der Öffentlichkeit auf sich. Da ich bereits bemerkt hatte, dass mein damaliges Aussehen nicht dem „allgemeinen Schönheitsideal" entsprach, konnte ich, so dachte ich, Liebe und Bewunderung für mein Äußeres abhaken. Ich bemerkte aber, dass ich sehr viel Aufmerksamkeit bekam für die Körperfülle, in Form von verachtenden Bemerkungen, Lästereien, öffentlicher Kritik etc. Somit gab ich mich mit dieser Form der Aufmerksamkeit zufrieden. Immerhin wurde ich überhaupt beachtet. Und vielleicht würde ja eines Tages jemand erkennen, dass ich so, wie ich bin, richtig bin.

Ich bin anders als die anderen!

Was ist die „Norm"? Man könnte 1000 Menschen nebeneinanderstellen und beinahe alle würden sagen, dass ausgerechnet sie sich ‚anders' als die anderen fühlen. Gleichzeitig könnten sie eine Reihe von Personen aufzeigen, die sie als normal und zufrieden einstufen würden. Fragte man diese Menschen wiederum nach ihrer Selbsteinschätzung, so würde man wiederum hören, dass sie sich ‚anders' fühlen.

Es geht also um dieses ‚Sich-anders-Fühlen als die anderen'. Was ist das? Das sind ganz einfach Gedanken, Gefühle und Ereignisse, die jeder Mensch ganz für sich macht. Die Biographie, die Persönlichkeit eines jeden Menschen sind einzigartig. Kein Leben gleicht dem Leben eines anderen. Dieses Sich-anders-Fühlen beruht auf der Identifizierung mit dem Körper und dessen Geschichte und erzeugt ein Gefühl des Getrenntseins. Das Bewusstsein des Getrennt-und-anders-Seins entsteht in ganz jungen Jahren, wenn das Menschenkind bemerkt, dass die Mutter getrennt von ihm ist. Im Mutterleib waren sie ein Bewusstsein, eine Einheit, nun sind die Körper getrennt und eine Trennung geschieht im Bewusstsein, eine eigenständige Persönlichkeit (Ego) wird geboren. Diese Persönlichkeit bringt gleichermaßen Freude, Individualität und auch Schmerz und ein Gefühl des Getrenntseins.

Was ist das Gemeinsame?

Die gesamte Menschheit, die gesamte Schöpfung hat denselben Ursprung: das eine wahre Selbst, reines Bewusstsein, das Leben selbst.

3.

Was ist Nahrung, Essen, Ernährung?

Es ist nicht die Nahrung allein, die dich nährt. Es ist der Geist, der ihr innewohnt. Die Nahrung ist Bestandteil der Schöpfung, genauso wie dein Körper, wie du.

„Das Brot ernährt uns nicht.
Was uns im Brote speist,
Ist Gottes ewiges Wort,
Ist Leben und ist Geist."
ANGELUS SILESIUS (1624-1677)

Nahrung dient zur Erhaltung des physischen Körpers, durch den das reine Bewusstsein, das du bist, in dieser manifesten Welt Erfahrungen sammelt und Erkenntnisse erlangt.

Alle Lebewesen auf diesem Planeten, wie Menschen, Tiere und Pflanzen, brauchen zur Energiegewinnung ATP (Adenosintriphosphat). Dieser Kraftstoff wird mit Hilfe von Zucker (Glucose) und Sauerstoff in der Zelle hergestellt. Den Zucker synthetisiert der Körper aus der ihm zugeführten Nahrung (Kohlenhydrate, Proteine und Fette). Diese Energie ermöglicht der Pflanze, der Sonne entgegenzuwachsen, sie ermöglicht es den Tieren, durch die Steppe zu galoppieren, zu jagen oder zu fliegen. Der Mensch geht mit Hilfe der aus der Nahrung gewonnenen Energie seinem Tagewerk nach.

Die Nahrung kommt aus der Mutter Erde. Alles kommt von Mutter Erde. Die Pflanzen, das Gemüse, die Obstbäume wachsen und wurzeln in der Erde und gewinnen aus ihr die Energie für ihr Wachstum. Und die Erde braucht Wasser und Licht (Sonne), um fruchtbar zu sein. Dieses Licht kommt „von oben", von Vater Himmel.

Man nimmt also Nahrung auf, die mit Hilfe der Erde und mit Hilfe des Himmels gedeihen konnte, verwandelt sie in Energie und scheidet den Teil wieder aus, der keine verwertbare Energie liefern konnte. Dieser Teil wird wiederum zu Erde verwandelt und dient dem Kreislauf erneut.

Klingt doch gar nicht so kompliziert, oder? Woher kommt dann das ganze große Mysterium um das Zu- und Abnehmen?

Heutzutage scheinen uns nur noch Experten mit den neuesten Erkenntnissen aus Wissenschaft und Forschung beraten zu können. Die Methode und die Nahrungszusammenstellung müssen möglichst kompliziert und fremdartig zusammengestellt sein, damit wir an ihren Erfolg glauben. Wir halten uns an merkwürdige Essenszeiten, kombinieren die Nahrung nach Farbzusammenstellungen, essen nur Fleisch oder nur Milchprodukte oder stellen gleich ganz auf Flüssignahrung um. Dadurch umgehen wir unser eigenes Körpergefühl und geben die Verantwortung ab. Wir glauben nicht an uns und unsere Kraft, dass wir fähig sind, auf uns selbst zu hören, und dass wir unserem Körper vertrauen können, sondern wir schreiben alle Erfolge der Methode oder dem Erfinder der Methode zu.

Ich werde dir in diesem Buch nicht die nächste Methode präsentieren, die darauf basiert, dein Leben nach Zahlen, Plänen und Punkten einzuteilen, sondern dich darin bestärken, dir selbst zu vertrauen und auf deine innere Wahrheit, deine Intuition, zu hören. Denn du trägst bereits alles Wissen in dir, um ein Leben im Gleichgewicht, sowohl äußerlich als auch innerlich, zu führen.

Ähnlich reichhaltig wie das Angebot an Diäten ist die Vielfalt an neuesten und bahnbrechendsten Technologien, die das Abnehmen erleichtern, ohne dass man sich selbst bewegen muss, oder aber gigantische Geräte in Fitnessstudios mit der aktuellsten Technik aus der Raumfahrt. Es gibt keine Grenzen. Die äußere Welt, die Technologien, die Annehmlichkeiten des täglichen Lebens sind bis ins kleinste Detail erforscht. Nun ist es an der Zeit, das zu erforschen, was innen ist. In dir.

Es ist faszinierend zu beobachten, dass es kaum mehr eine Grenze in der modernen Technologie gibt. Beinahe alles ist erforscht. Menschen fliegen zum Mond, man braucht sich fast nicht mehr selbst zu bewegen, um dieses Leben zu leben, die Menschen besitzen Waffen und Atombomben, um den Planeten mehrere hundert Male zu zerstören, der äußere Komfort in den westlichen Ländern lässt keine Wünsche offen, aber dafür ist die Innenwelt nur wenig erforscht. All der äußere Komfort hat nicht dazu geführt, dass die Menschen heute glücklicher sind als vor 100 oder 200 Jahren. Menschen leiden unter Depressionen, Süchte sind stark verbreitet, im Inneren herrscht ein Mangel an Bewusstsein und Achtsamkeit.

Du wirst ab jetzt all diese Expertenmeinungen vergessen. Du wirst jetzt dein eigener Experte, denn nur du weißt genau, was für dich zu welchem Zeitpunkt das Richtige ist: wann, was und wie viel du essen willst und wann, wie und wie lange du dich bewegen willst, und ob überhaupt. All dies weiß dein Körper.

Dein Körper besitzt bereits all das Wissen, das du brauchst, um dein Idealgewicht zu haben, denn er ist eins mit dem Leben selbst.
Dein Körper wurde als komplexer und perfekter Bauplan entwickelt. All die Organe, die Blutgefäße, das Gewebe und das Gehirn brauchen besondere Nährstoffe, um perfekt arbeiten zu können. In deinem Kopf befindet sich die Schaltzentrale. Wenn ein Organ oder die Muskeln deines Bewegungsapparates unterversorgt sind, dann senden sie einen Impuls an dein Gehirn und du wirst Hunger verspüren. Dein Körper wird dir genau sagen, was du brauchst. Er weiß, ob du etwas Kaltes oder Warmes, etwas Flüssiges oder Festes, etwas Süßes oder Salziges etc. zum Essen brauchst. Du kannst deinem Körper vertrauen.

Das Ziel dieses Buches ist es, dass dein Verstand die Vollkommenheit des Körpers, der Teil der manifesten Schöpfung ist, begreift, damit er loslassen und dem Körper vertrauen, auf ihn hören kann, anstatt ihm seine Bedürfnisse aufzuzwingen. Der Körper ist Ausdruck des Lebens selbst, der Körper ist eins mit der Natur und deren Abläufen. Er kann sich selbst heilen. Dies kannst du beobachten, wenn du dir beispielsweise in den Finger geschnitten hast. Innerhalb kurzer Zeit hört es auf zu bluten und die Wunde schließt sich.

Das kann man mit seinem Verstand nicht begreifen, das geschieht einfach. Genauso dein Herz: Es schlägt ohne Unterlass mehr als 80 Jahre lang. Das tun wir nicht, das ist Aufgabe der Lebenskraft, die diesen Körper ins Leben gebracht hat und nun für ihn sorgt.

Der Körper ist das erste übersinnliche Instrument, das du in deinem Leben erhältst. Du atmest 80 Jahre lang ein und aus ohne Pause. Um zu leben, brauchst du nichts zu tun. Der Körper macht alles für dich. Nicht weil du denkst, atmest du, obwohl du denkst, passiert das Ein- und Ausatmen, ganz von allein. Wenn das Atmen an den Verstand und an die Gedanken gebunden wäre, dann wären wir alle schon längst nicht mehr hier. Aber zum Glück gibt es da eine Kraft, eine Energie, ein höheres Bewusstsein, das deinen Körper am Leben erhält.

All der Aufwand ums Essen, all die Gedanken und Planungen ums Essen, all die Werbung für Essen sind absolut überflüssig. Dein Körper wird dir immer zur richtigen Zeit ein Signal geben, dass er Nahrung braucht, und dann wirst du sie ihm geben.

Es ist niemals zu spät, etwas zu ändern, egal, wie aussichtslos die Situation auch zu sein scheint. Ob du 17, 37 oder 77 Jahre alt bist, es ist niemals ‚zu spät'. Es ist niemals zu spät, sich in Liebe und Wahrheit anzunehmen, denn Wahrheit ist immer jetzt. Habe Mut. Du hast nichts zu verlieren. Es ist ganz leicht. Wenn du die Wahrheit in deinem Herzen spürst und aufhörst, dich dagegen zu wehren, dann ist alles ganz leicht.

Die Wahrheit ist immer leicht. Die Wahrheit geht immer direkt ins Herz. Ich habe das Bild eines Gongs vor mir, der im Herzen ist, und wann immer der Schlägel der Wahrheit erscheint, wird der Gong geschlagen und erklingt im Herzen, erfüllt den Körper, das Sein mit der Wahrheit.

Du musst nicht kämpfen, dich zwingen und verzichten. Im Gegenteil. Gib den Kampf auf, erwache aus der Verwirrung zur Klarheit und lass die Wahrheit herein. Lass sie zu.

In Wahrheit hast du alles, was du brauchst, um ein Leben in Fülle und Liebe zu leben.

Nun wissen wir, dass Essen der Erhaltung des physischen Körpers dient. Sie versorgt ihn mit Energie und Lebenskraft.

Nahrung dient **nicht**:
- zum Trösten
- zur Belohnung
- zum Zeitvertreib
- als Liebesersatz
- zur Rebellion.

Um die scheinbare innere Leere zu füllen, die wir im Moment wahrnehmen, bedarf es anderer Methoden, die wir im Laufe des Buches noch kennen lernen werden. Es bedarf der Illusion, festzustellen, dass du bereits heil und vollkommen bist und dass alles, was die Wahrnehmung dessen verhindert, nur irrtümliche Konzepte sind.

Das, was die Erkenntnis des Selbst zu verhindern scheint, sind Gedanken, die wir glauben, sonst nichts. Gedanken aus der Vergangenheit, die immer und immer wieder auftauchen, die wir immer und immer wieder mit Interesse und Aufmerksamkeit bedenken und denen wir somit sehr viel Raum in unserem Leben geben. Das Leben selbst geschieht einfach, und in Gedanken interpretieren und deuten wir Dinge, nehmen sie persönlich, beurteilen sie als gut oder schlecht, angenehm oder unangenehm usw. und gestalten somit unsere Wahrnehmung über das Leben und glauben dann, dass diese Wahrnehmung „die Wahrheit" ist.

Beispiel:
Ein Mann ist auf seinem Weg nach Hause. Aus der Ferne sieht er, dass ein Haus brennt. Panik überkommt ihn, er schreit, wirft sich auf den Boden und verzweifelt. Sein ältester Sohn kommt vorbei und fragt ihn, warum er so außer sich ist. Der Vater erklärt, dass sein Haus gerade abbrennt. Da erinnert ihn der Sohn daran, dass er gestern das Haus an jemand anderen verkauft hat. Sofort hören die verzweifelten Schreie und das Weinen auf, der Mann fasst sich und freut sich, ist geradezu beglückt. Der zweite Sohn

kommt und sagt, dass der neue Käufer aber noch nicht bezahlt habe. Der Vater bricht erneut zusammen bei dem Gedanken, dass nun das Haus und das Geld verloren sein könnten. Er verzweifelt und leidet. Da kommt der dritte Sohn und gibt bekannt, dass soeben die Überweisung des neuen Hausbesitzers auf dem Konto des Vaters eingegangen sei. Der Vater jubelt, die Verzweiflung ist verflogen.[2]

An diesem Beispiel erkennt man, wie die Gedanken die Realität erschaffen, die man erlebt. Die Situation ist die ganze Zeit über dieselbe: Ein Mann sieht aus einiger Entfernung ein brennendes Haus. Die Gedanken, die in seinem Kopf über das Geschehen ablaufen, bestimmen seine Realität, seine Erfahrung. Und somit bestimmen sie, ob er etwas freudvoll oder verzweifelt erlebt.

Häufig bastelt man sich mithilfe dieser gedanklichen Interpretation dessen, was ist, ein Leben zusammen, das immer und immer wieder die Erfahrungen produziert, die Mangel, Einsamkeit und Leid erfahren lassen. Man erlebt auch wunderschöne Dinge, nur übersieht man die manchmal, da man in seinem Denken meist die Misserfolge aneinanderreiht.

Das liegt daran, dass in Momenten des Glücks, der Freude, die wir erleben, nicht viele Gedanken anwesend sind. Die freudvollsten Momente des Lebens sind die, in denen wir loslassen, uns entspannen und so sein können, wie wir sind. Dann strömt die Freude von innen nach außen und wir wollen am liebsten die Welt umarmen. Da ist keine Zeit zum Nachdenken, Grübeln und Reflektieren über die Situation, da ist einfach nur Freude und Sein. Erst hinterher erinnern wir uns, dass es schön war, und benennen das bereits Geschehene. In traurigen und tragischen Situationen des Lebens hingegen tauchen sehr viele Gedanken auf, wir überlegen, wägen ab, machen uns Sorgen etc. Aus diesen Gedanken werden Erinnerungen, und die sind immer wieder abrufbar. In Freude werden selten Gedankenketten gebildet, und sie sind schwerer erinnerbar, da sie meist in der Freude des Seins, in der spontanen Reaktion und dem Ausdruck des Selbst geschehen und nicht so sehr von interpretierenden, analysierenden und spekulierenden Gedanken begleitet sind.

---

2   Nach einer Geschichte von Swamiji Paramahamsa Nithyananda (www.nithyananda.org)

4.

Mein damaliges Ernährungsverhalten
– Ursache und Wirkung

Die Beschreibungen im Folgenden entstammen meinem ‚alten' Leben, der Interpretation der Handlungen und Abläufe des Lebens der Person Theresa. All dies ist Vergangenheit – ein Gedanke – und existiert hier und jetzt nur dann, wenn diese Geschichte erzählt wird.

Ich denke, dass es wichtig ist, sie nochmals aufzuzeigen, um sich vor Augen zu führen, was zur Wandlung des Bewusstseins geführt hat. Hier werden meine damaligen Misskonzepte in Bezug auf das Essen deutlich. All die angeführten Beispiele stammen aus der Kategorie **psychischer/mentaler Hunger/Hunger nach Liebe und Wahrheit, nach Erwachen zum Selbst.**

Essen als Tröster

Ich war traurig und hatte Angst, weil ich mich nach der Geburt meiner Tochter so allein fühlte. Ich hatte das Gefühl, die ganze Welt habe mich verlassen.

Meine Tochter kam als Frühchen in der 28. Schwangerschaftswoche zur Welt, sie war 35 cm groß und wog 960 g. Die ersten zwei Wochen nach der Geburt konnte ich bei ihr im Krankenhaus sein, die Kaiserschnittnarbe musste heilen.

In der Zeit danach fuhr ich nach dem Aufstehen ins Krankenhaus, und zum Schlafen fuhr ich nach Hause. Kurz vor der Geburt war ich aus dem Haus meiner Eltern in eine eigene Wohnung gezogen und diese galt es noch einzurichten. Ich hatte kaum Möbel. Babyklamotten mussten organisiert werden und finanziell sah es für mich auch nicht gerade rosig aus.

Ich hatte stets das Gefühl, nicht genug bei meinem Kind zu sein. Ich war so traurig darüber, dass es nicht „ganz normal" zur Welt gekommen war und wir nun nicht gemeinsam zu Hause sein konnten. Ich gab mir und meinem Körper die Schuld daran. Ich hasste meinen Körper regelrecht dafür, dass er nicht fähig war, einer unschuldigen Seele den verdienten Start ins Leben zu ermöglichen. Ich war im Widerstand mit dem, was ist.

Nachts schlief ich daheim, wachte aber regelmäßig schweißgebadet auf, ein Kissen mit beiden Händen vor der Brust umklammernd, und ich schrie. Ich träumte, meine Tochter sei tot oder entführt worden.

In dieser Zeit wurde mir das Essen daheim zu einer Stütze, ein sicheres Ritual, auf das ich mich verlassen konnte. Tiefkühlpizza mit Fertigkartoffelsalat war mein Nonplusultra. Ein vertrauter Geschmack, immer das Gleiche, immer schnell zubereitet, treu und verlässlich. Ich sehnte mich nach Geborgenheit und Sicherheit.

Essen als Belohner

Ich setzte Essen besonders gerne als Belohner und Bestätiger ein, fatalerweise auch dann, wenn es galt, die bereits abgenommenen Kilos zu feiern. Ich hatte eine Zeitlang ‚durchgehalten' und auf alles verzichtet, was ‚lecker' war, der Erfolg zeigte sich auf der Waage und am lockeren Hosenbund, und da dachte ich: „Super! Da gönn ich mir doch erst einmal was Leckeres!".

Oder ich hatte jemandem geholfen, hatte mich sportlich betätigt oder sonst etwas getan, was mich mit mir zufrieden sein ließ, und wenn dann mein Kindlein abends friedlich im Bett lag, rief ich den Pizzaservice an und bestellte mir die köstlichsten Speisen. Das Vergnügen war ein sehr kurzfristiges und die vermeintliche Belohnung schlug schnell in eine Bestrafung um, denn kurz nach Beendigung des ‚Festmahls' fühlte ich mich übervoll, schlecht und schuldig.

Essen als Unterhalter/zum Zeitvertreib

Ein verregneter Sonntagnachmittag, das opulente Frühstück lag erst zwei Stunden zurück und ich hatte Langeweile. Meine Tochter machte Mittagsschlaf und meine Gedanken waren auf den Kühlschrank gerichtet. Ich stellte mir die köstlichen Speisen vor, die ich eingekauft hatte, und überlegte mir, in welcher Kombination bzw. in welcher Reihenfolge ich sie am besten vertilgen könnte. Sehr gerne machte ich eine Pizza selber, mit Tomaten und Zwiebeln und einem saftigen Salat dazu: „Mmh... Lecker!" Lecker war es immer, nur brauchte der Körper zu dem Zeitpunkt keine zusätzliche Energie, er war stets reichlich versorgt, überversorgt.

Essen als Liebesersatz

Typische Situation: Ich war unsterblich verliebt, vergaß mich selbst aus lauter Liebe zu dem Mann, stellte seine Bedürfnisse über meine, dachte nur an ihn, tat alles für ihn, opferte mich für ihn auf und wartete den ganzen Tag daheim auf ihn. „Wann würde er kommen?" Ich war verzweifelt und wütend, wenn er sich verspätete, und manchmal kam er gar nicht, auch wenn er es versprochen hatte.

Wenn er sich verspätete, dann rief ich ihn an und zickte ihn an. Ich dachte sowieso von vornherein, dass er nicht kommen würde: „Was will er denn bei mir? Woanders hat er ja viel mehr Spaß und alle anderen Frauen sind sowieso viel schöner und toller als ich." Nach dem dritten Versuch erreichte ich ihn dann und er sagte, er würde nicht kommen. „Na, bitte! Da hatte ich doch wieder Recht gehabt!" Diese Form der Enttäuschung kannte ich sehr gut. Ich erlebte diese Situation nicht zum ersten Mal.

Resultat: Ich war traurig und fühlte mich unattraktiv und nicht liebenswert. „Na, dann tu ich mir doch mit einer Tafel Schokolade etwas Gutes. Dieser Typ ist doch eh unzuverlässig und doof, aber auf den treuen und zauberhaft süßen, den Himmel versprechenden Geschmack der Schokolade kann ich zählen. Mmh... Lecker!"

Danach war ich natürlich wieder dicker und fühlte mich noch unattraktiver. „Egal! Wenn ich nun schon so unattraktiv bin und mich die Männer eh alle nicht wollen, dann kann ich mich ja so richtig ins Vergnügen stürzen und alles essen, was mir schmeckt!" Zu dieser Zeit war die Suche nach Erfüllung nach außen gerichtet, in Abhängigkeit von äußeren Umständen und anderen Menschen.

Essen aus Rebellion

Ich habe einen jüngeren Bruder, der Essen in unserer Kindheit eher als lästig empfand. Heute ist er übrigens ein exzellenter professioneller Koch. Ich spürte die Angst meiner Mutter, die befürchtete, dass er nicht wachsen würde oder verhungern könnte, wenn er nicht lernen würde, Freude und Genuss am Essen zu empfinden. Jeden Tag tischte sie ihm liebevoll zubereitete Speisen auf, während wir anderen das reguläre Mahl zu uns nahmen.

Da ich nicht wollte, dass meine Mama auch um mich Angst hat, aß ich immer brav auf und wollte meinem Bruder so zeigen, wie es geht. Ich war doch die große Schwester! Zunächst freuten sich alle, dass ich so ein braves Kind war, aber mit 7, 8 Jahren zeichnete sich ab, dass ich ein dickes Mädchen werden würde.

Irgendwann begannen sie zu sagen, mal witzig und ironisch, mal liebevoll, dass ich ja nicht so viel essen müsste. Das verstand ich dann aber nicht. „Wieso? Vorher habt ihr doch immer zu meinem Bruder gesagt, wie wichtig Essen ist und dass, wenn man schön brav isst, man auch noch eine Belohnung bekommt", dachte ich. Warum sollte für ihn etwas anderes gelten als für mich? Ich verstand die Welt nicht mehr. Meine Eltern setzten sich auf einmal selbst ins Unrecht und widersprachen sich. Das verstand ich nicht.

Es gab einen Zeitpunkt, da begann ich die Bemühungen, meinen Bruder zum Essen zu bewegen, diese Aufmerksamkeit mit Liebe zu verwechseln. Meine Eltern sorgten sich so um ihn, sie bemühten sich so sehr um ihn und setzten sehr viel daran, ihn zum Essen zu bringen. Ich wollte mir diese Köstlichkeiten nicht verwehren. Ich wollte die Liebe haben. Ihn drängten sie und mich wollten sie davon abhalten. Ich verstand es nicht und konnte die Liebe und Achtsamkeit hinter der Sorge um mein Gewicht nicht richtig deuten.

Also begann meine stille Rebellion. Ich aß heimlich. Nach der Schule führte mich mein Weg als erstes zum Dorfkiosk. Dort kaufte ich mir von meinem Taschengeld Schokolade und gezuckerte Getränke. Die schmuggelte ich in meinem Rucksack ins Haus und vertilgte sie, immer in der Angst, dabei erwischt zu werden. Mein kleines heimliches Ritual. Ich wollte mir das geben, was mir, wie ich damals glaubte, vorenthalten wurde. Ein Misskonzept.

Ich liebe meine Eltern und ich weiß, dass sie stets das Beste für mich wollten und im Sinne der Liebe zu mir gehandelt haben und handeln. Sie sahen, dass das Essen in meinem Leben überhand nahm, und versuchten mich darin zu unterstützen, ein gesundes Mittelmaß zu finden, doch ich verstand es nicht. Ich möchte hiermit aufzeigen, was in einem Kind alles an komplexen Gedanken vor sich gehen kann. Man sollte sich nicht durch den kleinen Körper täuschen lassen. In ihm steckt ein großartiges Wesen, das ganz genau weiß, was es will und was nicht.

Schaffen wir ein Band des Vertrauens zu den Kindern und erlauben ihnen, mit allem, was sie bedrückt, zu einem zu kommen, so haben sie die Möglichkeit, sich zu öffnen, und man kann jeden kleinen Zweifel, der in ihrem Bewusstsein auftaucht, besprechen und hinterfragen. Ansonsten bilden sich daraus Entscheidungen, Kinder ziehen sich zurück und am Ende weiß man nicht mehr, wie man sich begegnen kann. Dann erzwingen Kinder (oder auch Erwachsene) Aufmerksamkeit durch Rebellion und Aufstand, um gesehen zu werden. Sie hoffen dadurch, angeschaut und verstanden zu werden, doch meist werden sie dann noch weiter abgegrenzt und verurteilt. Jedes Kind wünscht sich Liebe und Zuneigung. Auch wenn sie mit Worten etwas anderes erzählen, jedes Kind braucht Liebe und Geborgenheit, das Gefühl, dass der andere mit innerer Anteilnahme und Klarheit präsent ist und es aufrichtig versteht. Wann immer etwas aus dem Gleichgewicht gerät, ganz gleich, in welcher Hinsicht, dann ist es gut, hinzuschauen und die Kinder zu fragen, was in ihnen vorgeht, was für Gedanken sie haben. Wenn sie das Gefühl haben, dass man ihnen zuhört, sie respektiert und bereit ist, sich alles anzuhören, was sie zu sagen haben, dann werden sie einem auch sagen, was los ist. Man muss aber genau zuhören, unvoreingenommen, einfach nur präsent sein, achtsam, ohne etwas tun oder verändern zu wollen.

Das Wichtigste dabei ist jedoch, dass man sich selbst kennenlernt und seine eigene Wahrheit im Innern findet, damit man den Kindern zeigen kann, dass es leicht ist. Ansonsten bringt man ihnen bei, sich selbst zu verleugnen, Angst zu haben und an sich zu zweifeln.

Wenn man seine Wahrheit nicht äußert, dann kann man nur missverstanden werden. Dann interpretiert jeder das in einen hinein, was er gerade denkt, und man wird stets das Gefühl haben, dass einen niemand so sieht, wie man ist, man fühlt sich allein und missverstanden. Und das erzeugt einen tiefen Schmerz.
Hier und jetzt ist der Moment, sich für sich selbst und die Liebe und Wahrheit im Innern zu entscheiden.

Oft neigt man dazu, das Glück zu verschieben, hinauszuschieben und an Bedingungen zu knüpfen, ganz einfach, weil man sich selbst und das, was ist, im Hier und Jetzt nicht lieben und annehmen kann oder will, wie es ist. Wenn man klein ist, dann denkt man: Wenn ich groß bin, wird alles besser. Wenn man endlich aus der Schule raus ist, ist die lang ersehnte Freiheit auch nicht da. Dann denkt man vielleicht: Wenn ich eine gut funktionierende Beziehung habe, dann bin ich glücklich. Wenn ich anders aussehe als jetzt, dann bin ich glücklich. Wenn ich Kleidergröße 38 habe, dann bin ich glücklich, wenn ich den Doktortitel habe, dann bin ich glücklich etc. Immer verschiebt man das Glück und knüpft es an äußere Bedingungen. Dabei ist Glück immer jetzt! Glück ist weder in der Vergangenheit noch in der Zukunft, Glück kann man immer nur im Moment erleben. Und diese Art von Glück, von innerer Erfüllung braucht keinen äußeren Anlass, sie ist die Qualität des Selbst, das sich im Spiegel des Bewusstseins erkannt hat und dadurch zu innerer Freiheit gelangt ist: Selbsterkenntnis, Erwachen zum wahren Selbst.
Wenn die bisherigen Wege, das Glück zu suchen, es zu verschieben, nicht funktioniert haben, dann kann man auch mal etwas ganz Neues ausprobieren. Vielleicht verändert sich das Leben dann zum Positiven. Falls nicht, dann kann man ja immer noch auf die altbewährten Methoden zurückgreifen. Der Schlüssel liegt darin, sich nach innen zu wenden, anstatt das Glück im Außen zu suchen. Dort wird man es nicht finden. Denn das, wonach man sucht, ist bereits das, was sucht. Das Suchende ist das Gesuchte, das Gesuchte ist das, was sucht. Man sucht sich selbst und übersieht, dass man das ist, was sucht, und auch das Gesuchte, denn man glaubt, etwas anderes zu sein. Man hat im Laufe der Jahre die Idee einer Persönlichkeit mit einer

Vergangenheit entwickelt und diese bewertet man als gut oder schlecht, liebenswert oder nicht richtig usw. Diese Persönlichkeit ist das Selbstbild, das, was man glaubt zu sein. Diese Selbstbild setzt sich zusammen aus allem, was dieser Körper tut oder getan hat, was er hat oder hatte, und den Gedanken, die im Bewusstsein auftauchen. Dieses Selbstbild ist jedoch nicht das, was man ist. Denn man ist sich dieses Selbstbildes bewusst, kann darüber reflektieren und es sehen. Man ist nicht das Selbstbild, sondern das, was sich dessen bewusst ist.

5.

Die Macht der Gedanken

Wie bereits weiter oben geschildert, bestimmen unsere Gedanken das, was ist, unsere Realität. Die Vergangenheit der Persönlichkeit ist das, was wir an Gedanken über das, was geschehen ist, erinnern. Es bedeutet nicht, dass es tatsächlich so war, wie wir es glauben. Denn das, was wir erinnern, ist die Interpretation dessen, was geschehen ist.

Die Idee, dass ich die Gedanken mache oder denke oder beeinflussen oder kontrollieren kann, ist eine Überzeugung, die, wenn man sie näher erforscht, zu überraschenden Ergebnissen führen kann.

Wir glauben, dass Gedanken persönlich sind, dass wir sie denken, dass wir sie machen. Wenn das so wäre, dann könnten wir entscheiden, wann wir Gedanken haben wollen und wann nicht. Oft genug jedoch fühlen wir uns von Gedanken „verfolgt", wir versuchen nachts einzuschlafen, aber es gehen so viele Gedanken im Kopf herum, dass wir nicht zur Ruhe kommen, oder wir sitzen in der Schule oder in der Uni und wollen uns eigentlich auf den Unterricht konzentrieren, aber im Kopf laufen so viele Gedanken ab, die unsere ganze Aufmerksamkeit auf sich lenken, sodass wir nicht mitbekommen, was unterrichtet wird. Sogar in einem Gespräch mit unseren besten Freunden kann es sein, dass wir eigentlich zuhören und voll und ganz präsent sein wollen, aber die Gedanken übertönen die Worte des Gegenübers und wir bekommen nicht mit, was der Freund sagt.

Wenn es also tatsächlich so wäre, dass wir Gedanken „machen", dann könnten wir morgens aufstehen und entscheiden: Heute denke ich mal nicht. Aber selbst diese Entscheidung wäre schon ein Gedanke.

Gedanken tauchen einfach auf. Als Kinder haben wir alle Worte, Erklärungen und Benennungen in uns aufgesogen und uns die Dinge, mit unserer Interpretation, zu eigen gemacht. Irgendwann glaubten wir, dass das unsere eigenen Gedanken sind, und identifizierten uns damit. Wir begannen sogar, diese Gedanken, Ideen, Überzeugungen und Meinungen zu verteidigen, wenn ein anderer anderer Meinung war. Dabei sind die meisten unserer Gedanken „geborgtes Wissen"; denn wir haben es von jemandem gehört und auch derjenige hat es wieder irgendwann einmal von jemandem gehört. Und ohne das jemals anzuzweifeln oder in Frage zu stellen, nahmen wir all diese Ideen und Gedanken als die Wahrheit an und bildeten daraus unser Selbst- und Weltbild.

Unsere Gedanken über uns selbst und die Welt bestimmen, wie wir sind und wie die Welt für uns ist. Ein anderer Mensch kann uns und die Welt völlig anders sehen, denn er hat andere Konzepte und Ideen über sich selbst und die Welt gelernt und angehäuft. Oft können wir mit Menschen, die anders denken, nicht übereinkommen, denn wir halten uns an unseren eigenen Ideen fest, und somit sind andere Sichtweisen bedrohlich. In diesem Sinne sind Freunde Menschen, die ähnliche Weltanschauungen haben wie wir, und uns fremde Menschen oder Feinde haben andere Sichtweisen oder gegensätzliche Anschauungen.

Daran kann man sehen, welche Macht Gedanken haben. Sie gestalten unsere Welt, die Art, wie wir das Leben sehen und uns selbst.

Wenn ich also Gedanken wie „Ich bin dick, keiner mag mich, ich bin unattraktiv, ich will jetzt Spaghetti essen, ich will Schokolade zum Nachtisch" glaube und, ohne sie zu hinterfragen oder bewusst anzuschauen, als „die Wahrheit" annehme, so wie ich es lange Zeit getan habe, dann sehe ich mich und die Welt durch den Filter dieser Gedanken und erhalte meinen Körper in seiner fülligen Form.

Jetzt wird man erwidern können: „Ja, aber warum geschehen dann all die schmerzvollen und leidvollen Dinge in meinem Leben? Wenn ich wirklich mein Leben durch meine Gedanken schaffe, dann würde ich doch nur schöne Dinge erschaffen." Natürlich! Jeder Gedanke, den wir haben, ist für uns eine Realität. Es sei denn, es gibt konträre Gedanken, die dagegen arbeiten.

Frag einen übergewichtigen Menschen, ob er übergewichtig sein möchte. Häufig wirst du die Antwort hören: „Nein, natürlich nicht." Er kann jeden Tag sagen oder denken: Ich will schlank sein! Aber auf einer anderen Ebene arbeiten Gedanken in der Art von: „Das schaffe ich doch eh nicht, Abnehmen ist schwer, es ist so ungerecht, dass ich, um schlank zu sein, nur so wenig essen kann, während andere so viel essen können, wie sie wollen, und toll aussehen, ich kann das nicht, ich habe es nicht verdient, glücklich zu sein usw."

Natürlich wollen wir in Wahrheit nur das Beste für uns. Natürlich wollen wir glücklich und zufrieden sein. Natürlich wollen wir gut mit unserem Körper sein und uns annehmen können, wie wir sind. Und wir schenken Gedanken des Mangels, des Unwertseins, der Angst mehr Aufmerksamkeit, denn das sind die Gedanken, die wir von unseren Urvätern geerbt und bislang nicht infrage gestellt haben.

Doch egal, wie viele Gedanken wir von anderen gehört und angenommen haben, die nun in unserem Bewusstsein wie ein Programm automatisch ablaufen und uns immer und immer wieder die gleichen Erlebnisse wahrnehmen lassen, wir sind ihnen nicht hilflos ausgeliefert. Denn Gedanken gehören zum Verstand und somit zum Körper. Sie tauchen im Bewusstsein auf und werden entweder geglaubt, dann gestalten sie unsere Sichtweise, oder aber sie werden nicht gesehen oder als unwahr erkannt und gehen wieder. Nur ein Gedanke, der geglaubt wird, den wir als „die Wahrheit" annehmen, kann sich in unserem Leben auswirken. Alle anderen Gedanken übersehen wir oder schenken ihnen gar nicht erst Aufmerksamkeit.

Schauen wir uns unsere Gedanken genau an, beobachten wir uns in gewissen Situationen und schauen uns dabei die Gedankenabläufe an, dann können wir erkennen, wie wir uns unsere Freude und unser Leid selbst gestalten, ganz einfach durch die Art der Gedanken, die wir glauben und als unsere Realität annehmen.

Und da der Körper und somit auch der Verstand Diener unseres wahren Wesens, unseres Seins sind, so können wir durch Gewahrsein, beispielsweise in Meditation, Gedankenerforschung[3] und bewusster Hinwendung, die unbewussten Gedankenabläufe bewusst anschauen und somit die Verwirrung in Klarheit auflösen. Vor allem geht es darum, Gedanken zu verstehen, zu erkennen, wo sie herkommen, die Mechanismen und Abläufe des Verstandes klar zu sehen, der sich stets zwischen Angst und Wunsch/Sehnsucht bewegt, zwischen unerfüllten Wünschen der Vergangenheit und Projektionen, Hoffnungen in der Zukunft bzw. negativen Erlebnissen der Vergangenheit und daraus resultierenden Zukunftsängsten.

Das, was ist, und das, was wir darüber denken, was ist, sind zwei verschiedene Dinge. Das Leben geschieht einfach. Meist ist es ziemlich klar und einfach. Der Verstand, dessen Natur es ist zu suchen, zu verbessern, zu erklären, zu verstehen, beschäftigt zu sein, hält es nicht aus, einfach in sich zu ruhen und alles so zu nehmen, wie es ist, sondern er bewertet das, was ist. Er sagt, was nicht richtig ist, was anders sein sollte, was besser sein müsste, und schreibt somit eine abgeänderte Geschichte über das, was ist, die wir dann oft als „die Wahrheit" annehmen. Das, was ist, ist so simpel und einfach, dass wir es meist nicht bemerken. Gedanken jedoch sind schwer zu übersehen. Sie wissen genau, wie sie Aufmerksamkeit erregen können, welche Knöpfe sie drücken müssen, damit die Aufmerksamkeit des Bewusstseins auf ihnen liegt, anstatt in sich selbst zu ruhen.

Ein Tag kann völlig unspektakulär ablaufen, wenn man die Gedanken auf lautlos schaltet: aufstehen, anziehen, frühstücken, arbeiten, nach Hause kommen, schlafen. In Gedanken jedoch laufen ganze Filme von Interpretationen, Bewertungen, Widerständen und Verschwörungstheorien ab. Meist ist die Realität viel leichter und friedvoller, als es uns die Geschichte in Gedanken erzählt.

Gedanken erschaffen Realitäten, indem man sie glaubt und sie mit diesem Glauben nährt. Dadurch werden sie zu scheinbar eigenständigen Entitäten, die über uns, das Selbst, das reine Gewahrsein, Macht haben. Dabei ist es

---

3 z.B. „The Work" von Byron Katie (www.thework.com)

das Selbst selbst, das den Gedanken diese Macht zusprechen oder entziehen kann. Doch das ist unbewusst.

Das Selbst ist von Natur aus reine Liebe, reines Bewusstsein und Glückseligkeit, Freude, Gewahrsein und Frieden.

Im Gegensatz zu einigen sehr populären esoterischen Theorien, in denen gesagt wird, man müsse Gedanken der Freude denken und erlebe dann Freude, man müsse diese Gedanken immer wieder denken und sich darin disziplinieren, um Freude zu erleben, sage ich: Alle Anstrengung sein lassen, hinter die Gedanken, hinter den Schleier des Verstandes blicken, und das Selbst erblüht von allein, denn wie bereits erwähnt: Wem gelingt es schon, alle seine Gedanken ständig zu kontrollieren? Laufen sie nicht wie automatisch ab? Kann man sie aufhalten? Kann man morgens aufstehen und beschließen: So, heute denke ich mal nur schöne Gedanken? Oder tauchen die Gedanken einfach auf und laufen pausenlos durch das Bewusstsein, bis am Abend der Tiefschlaf uns wieder eine Ruhe gönnt bis zum nächsten Morgen?

Ein Mensch, der erkennt, dass er das Bewusstsein ist, in dem all die Gedanken auftauchen, muss nicht mehr versuchen Gedanken zu kontrollieren. Er ist so sehr in der Wahrheit über das Sein verankert, dass er weiß, dass nur Gedanken, die ihm hier und jetzt dienen, auftauchen. Und falls ein Gedanke auftaucht, der unangenehm ist oder Stress bereiten kann, dann hat er die Kraft, den Gedanken infrage zu stellen und wieder ziehen zu lassen, anstatt willenlos auf ihn zu reagieren. Das ist Freiheit.

Anstatt also nun zu versuchen, unschöne Gedanken mit positivem Denken zu überdecken, was tatsächlich kurzfristig Ergebnisse bringt und sehr anstrengend sein kann, empfehle ich das vorurteilslose Beobachten und Erforschen aller Gedanken in dem Wissen, dass es weder gute oder schlechte Gedanken gibt, sondern einfach nur Gedanken, und dass die Wertung durch unser Bewusstsein, das Urteil, das wir über den Gedanken verhängen, geschieht.

Oftmals beginnen wir unser Weltbild erst infrage zu stellen, wenn wir an einem Punkt der Verzweiflung angelangt sind oder uns ein Schicksalsschlag, wie wir es nennen, trifft. Nach einem schweren Unfall, dem Verlust eines geliebten Menschen oder während einer lebensverändernden Krankheit verspüren wir das Bedürfnis nach wahrhaftigen Begegnungen in Liebe und

Aufrichtigkeit. Wir sehen, wie wertvoll das Leben ist und wie wenig achtsam und wahrhaftig wir teilweise durch die Welt schreiten. Bis dahin haben unsere Ideen und Überzeugungen irgendwie funktioniert, und jetzt bemerken wir, dass vieles von dem nicht mehr gültig ist oder wir nicht wirklich wissen können, ob es die Wahrheit ist. Somit liegen in diesen Schicksalssituationen viele versteckte Geschenke des Lebens selbst, damit wir eine Chance haben, zur Wahrheit in uns zu erwachen, anstatt unser Leben lang mit geborgtem Wissen und Überzeugungen des Mangels zu verbringen.

Warum ist das nicht immer so? Warum leben wir bis zu dem Zeitpunkt des „Weckrufs", des Schicksalsschlags, ein Leben im Unbewusstsein, in der Verleugnung unserer wahren Bedürfnisse, in Selbstlüge und dem Ertragen dessen, was wir glauben nicht ändern zu können?

Und vor allem: Warum bringen wir unseren Kindern immer wieder diese Glaubenssätze des Mangels, des Leids und der Armut bei? Warum erzählen wir ihnen nicht von ihrer wahren Kraft und Stärke, warum helfen wir ihnen nicht dabei, sich in Wahrheit und Liebe selbst zu begegnen, um ihr volles Potential zum Leben beizutragen?

Weil wir uns nicht selbst kennen als das, was wir in Wahrheit sind. Wir haben Bilder von dem, was wir sind, Vermutungen, Ideen, Vorstellungen, aber solange wir im Außen suchen, solange Rastlosigkeit und Sehnsucht unser Leben bestimmen, haben wir uns noch nicht selbst geschaut. Denn dann ist Frieden im Innern und wir sind nicht mehr Sklaven unserer Gedanken.

Wir haben die allgemeinen Glaubenssätze unserer Umgebung und der Gesellschaft übernommen und glauben daran: „Die ganze Welt scheint doch an Tod, Mangel, Leid, Getrenntsein und Krieg zu glauben. Dann muss ich das doch auch tun, ansonsten grenze ich mich doch aus der Gesellschaft aus. Ich will doch dazugehören, überleben, mich geborgen und sicher fühlen."

Weil wir dazugehören wollen, weil wir geliebt sein wollen, weil wir glauben, dass es zum Überleben notwendig ist, übernehmen wir alle diese Glaubenssätze und Konditionierungen, die zur Bildung einer Gesellschaft nötig sind, die aber gleichzeitig die Reinheit des Bewusstseins mit Eindrücken überfluten und somit die Zufriedenheit des einfachen Seins, die wir als Kinder hatten, durch Streben nach Erfolg im Außen, durch das Erreichen von Zielen, durch Wünsche und Hoffnungen nach etwas Besserem ersetzen, in der Hoffnung, den inneren Frieden und die Zufriedenheit der Kindheit wieder zu erlangen, einfach nur im Hier und Jetzt glücklich zu sein und sich an dem zu erfreuen, was ist.

Wir geben diese Illusion an unsere Kinder weiter, weil wir, solange wir unseren konditionierten Gedanken glauben und nicht erkannt haben, wer wir in Wahrheit sind, nichts anderes haben, auf das wir uns stützen können. Solange wir unsere Gedanken, unsere Weltanschauung, unsere Meinungen, Urteile, Überzeugungen und Glaubenssätze als „die Wahrheit" ansehen und somit unsere Wahrnehmung darauf begrenzen, übersehen wir häufig das, was ist. Denn wir hören oft mehr auf die Gedanken über das, was ist, als einfach das zu sehen, was ist. Der Verstand bewertet, beurteilt und analysiert fortwährend. Und diesen Gedanken folgen wir voller Interesse, denn so haben wir es gelernt. Dadurch übersehen wir oft die Einfachheit und Schönheit des Seins.

Wenn man jedoch beginnt, sich bewusst mit diesen Gedankenabläufen auseinanderzusetzen und lang gehegte und gepflegte Gedanken infrage zu stellen, dann entdeckt man eine neue Sphäre des Sehens und Wahrnehmens, die, die wir als Kinder hatten, als wir uns vorurteilslos an allem erfreuten, was das Leben uns offenbarte.

Auf dem Weg, die Freiheit in sich zu entdecken, die absolute Klarheit und Liebe, die wir sind, ist es also unumgänglich, sich seiner bewussten und unbewussten Gedanken gewahr zu werden.

Die Gedanken in deinem Verstand, denen du Glauben schenkst, die vertraut sind und die deine bisherigen Erfahrungen gebildet haben, sind die Gedanken, die deine Gegenwart und Zukunft bilden. Die Gedanken bestimmen die Welt, wie du sie siehst. Du siehst die Welt nicht so, wie sie ist, sondern so, wie du denkst, dass sie ist. Wenn leidvolle Erfahrungen zu deinem Leben gehören und du dich mit diesen Erlebnissen identifizierst, dann wirst du diese Gedanken in Ehren halten. Nicht weil sie dir helfen und dich bereichern, nicht weil sie dir zu freudvollen Erlebnissen verhelfen, sondern weil du glaubst, dass sie das ausmachen, was du bist. Du hältst an ihnen fest, weil sie zu dir, zu den Erfahrungen der Vergangenheit gehören, und du denkst, wenn du sie loslassen würdest, könntest du dich selbst verlieren. Das Einzige, was du verlierst, ist ein Gedanke, der dich immer und immer wieder im Innern schmerzt und dich von dem direkten Sehen der Wahrheit dessen, was du bist, abhält.

Wir haben gelernt, dass unsere Welt aus Begrifflichkeiten, Bezeichnungen, Erinnerungen und Worten besteht. Für jedes Ding gibt es einen Namen, für jedes Erlebnis, jedes Gefühl eine Bezeichnung. Nach und nach wurde das direkte und freudvolle Erleben des Seins der Kindheit durch ein Konstrukt aus Worten und Begrifflichkeiten ersetzt. Diese Verschiebung des Lebens in den Verstand, in die Welt der Begrifflichkeiten, hat den Verlust der Gefühle, der Intensität des Lebens zur Folge. Immer mehr Menschen fühlen sich innerlich leer, alles ist für sie fad, langweilig und öde und die einzigen Momente an Intensität sind Momente des Nervenkitzels im Kino, bei risikoreichen Unternehmungen, Extremsport, ein Ehestreit oder Gefühle von Angst, Wut, Traurigkeit und Verzweiflung.

Die Intensität der Kindheit, das einfache Sein im Augenblick mit dem, was ist, die Begutachtung eines einfachen Gegenstandes mit so viel Achtsamkeit und Liebe, die Freude an einer Blume, an einem Stein, der am Wegrand liegt, das wiederholte Lesen desselben Buches, da es stets mit neuen Augen betrachtet und somit nie langweilig wird, ist es, was wir suchen. Kein Gegenstand dieser Welt, kein äußerer Anlass kann diese innere Qualität in uns erwecken, sie muss von innen kommen, von innen nach außen strömen. Was wir in Wahrheit suchen, sind nicht Reichtum, Macht und Einfluss, sondern wir suchen dieses Sich-in-uns-zu-Hause-Fühlen, diesen inneren Frieden, diese Zufriedenheit mit dem, was ist und was wir sind. Reichtum, Macht und Einfluss versprechen Sorglosigkeit und Erfüllung aller Wünsche. Auch dabei geht es um den inneren Frieden. Denn solange wir nicht wissen, dass das, was wir sind, Erfüllung ist, glauben wir, dass Erfüllung bedeutet: alle Wünsche zu erfüllen und immer das machen zu können, was man will. Um das durchführen zu können, brauchen wir Geld und Einfluss, so glauben wir.

Innerer Frieden und Freiheit liegen in uns. Wir sind das bereits. Daher sind alle Versuche, dies im Außen zu suchen, vergeblich.

Wenn es so wäre, dass die Dinge, die von außen kommen, uns erfüllen, dann müsste die Schokolade, die zunächst ein Gefühl von Zufriedenheit und sinnlicher Erfüllung bieten kann, wenn man das erste Stück bewusst und voller Genuss isst, mit jedem Stück mehr und mehr Erfüllung bieten. So ist es aber nicht. Oft wird der Sinnengenuss mit jedem Stück fader und nach einer Weile fühlt man sich nicht besser, sondern eher schlechter, weil der Magen so viel zu verarbeiten hat.

Nicht die Situation oder der äußere Reiz ist der Grund für die innere Zufriedenheit, sondern die Intensität, die innere Präsenz, mit der wir im Augenblick leben. Für ein Kind ist es völlig egal, wie abgenutzt oder kaputt ein Spielzeug ist, wie unspektakulär und simpel. Es ist die Intensität der Achtsamkeit, des Gewahrseins, das Sehen, Betasten und Auseinandersetzen mit dem Gegenstand im Hier und Jetzt, was die Freude ausmacht, es ist die Haltung, die Qualität des Bewusstseins, die den Grad der Freude und der inneren Freiheit ausmacht.

Leben – vom Formlosen in die Form und wieder zurück

Der Ursprung allen Lebens ist eins. Alles kommt aus derselben Quelle. Diese Quelle ist das Formlose, eine unendliche Stille, die das Potential hat, sich in jeglicher Form auszudrücken, sich auszuformen.

Die Kraft, die das Formlose, den Urgrund, das Potential der Schöpfung in Form verwandelt, ist die Lebenskraft. Es ist diese Lebenskraft, die strömt und das Gras zum Wachsen bringt, das Herz schlagen lässt, den Wind bewegt, die Bäume zum Wachsen und die Sonne zum Strahlen befähigt.

Indem man versteht, dass die materielle Welt, die manifeste und formenreiche Welt aus dem Formlosen, dem Urgrund aller Schöpfung, hervorgeht, indem man versteht, dass alles denselben Ursprung hat und wir erst in dem Moment, wo wir es mit Worten und Begriffen benennen, aus dem Einssein ein scheinbares Getrenntsein erschaffen, in dem Moment kann man sich mit allem eins fühlen und die Illusion des Alleinseins und Getrenntseins aufgeben.

Alles ist Teil des Lebens. Es ist nichts, was außerhalb des Prozesses ist, der Leben genannt wird. Leben ist ewig, Leben ist immer. Tod ist nicht das Gegenteil von Leben, sondern das Gegenteil von Geburt. Alles, was eine Form hat, wird wieder vergehen, alles, was eine Form hat, kam aus dem Formlosen, aus der ewigen Stille der Schöpfung, und die Form geht wieder dorthin zurück, wobei die Form der Ausdruck des Formlosen ist, aber nicht von ihm getrennt ist. Alles ist eins. Die Formen kommen und gehen, Gedanken kommen und gehen, Veränderungen kommen und gehen, aber das, in dem all dies stattfindet, vergeht nicht, es ist ewig. Es ist reines Bewusstsein, das sich in Form ausdrücken kann, aber auch ohne Form ist.

Beispiel:
In einem Traum war ich mit meiner Tochter und einer befreundeten Familie im Urlaub. Wir wohnten in einem wunderschönen, großen Haus, das von einem paradiesgleichen Garten umgeben war. Dieses Haus mit Garten steht für die Welt. Für die all-eine Welt. Für mich war das Haus mit Garten alles eins. Doch der Sohn der befreundeten Familie bestand immer darauf, dass der Garten und auch das Haus in klar voneinander abgegrenzte Gebiete aufgeteilt sind. Er wies meiner Tochter und mir den einen Teil des Hauses mit zugehörigem Gartenteil zu und nahm für sich und seine Familie den anderen Teil in Anspruch. Ich war irritiert und verstand diese Trennung nicht. Ich hatte die andere Familie doch gern und fühlte mich ihnen zugehörig. Das Haus war doch eins und auch der Garten. Wie konnte man denn da mit den Gedanken eine Grenze ziehen? Ich verstand es nicht und verletzte regelmäßig die Regeln des Jungen. Dann stand er stets ermahnend neben mir. Doch ich konnte es nicht ändern, ich begriff diese Trennung einfach nicht.

Der Junge steht für den Verstand, der stets für Gedanken der Trennung sorgt, um zu verstehen, zu begreifen. Um sich mit allen anderen Menschen verständigen zu können, ist es wichtig, Dinge zu benennen und Regeln für das Miteinander aufzustellen. Aber so ganz konnte ich es noch nie verstehen, wie ein Mensch einem anderen ein Stück Land verkaufen kann. Die Welt gehört doch niemandem, wir gehören der Welt. Auch verstehe ich nicht, wie Menschen Ländergrenzen bestimmen. Gott oder die kosmische Intelligenz hat die Welt erschaffen und tut es Tag für Tag. Gott ist ein Prozess, das reine Bewusstsein erschafft kontinuierlich, es wandelt sich unentwegt. Doch für den Verstand ist das nicht zu begreifen und somit versucht er sich Kategorien und Theorien zu erschaffen, an denen er festhalten kann, auf die er sich stützen kann. Doch es liegt in der Natur der Existenz, es liegt in der Natur des Bewusstseins, fließend zu sein, stets in Wandlung, immer neue Formen hervorbringend.

Es scheint so viele gesellschaftliche Unterschiede zu geben, so viele Bewusstseinszustände, so viele „Menschensorten", arm und reich, gebildet und ungebildet, gut und böse etc., und doch ist allen eines gemeinsam: Egal, wie erfolgreich oder arm ein Mensch ist, er fühlt sich erst erfüllt, wenn er er selbst sein kann, wenn er als das erkannt wird, was er in Wahrheit ist, mit allen Qualitäten, wenn er Liebe erlebt, wenn innerer Frieden einkehrt. Liebe ist Erfüllung, denn die Liebe ist der eine Ursprung.

Die selektive Wahrnehmung

Schenke ich den Gedanken des Mangels und des Leids besonders viel Interesse und Aufmerksamkeit, dann erscheint mir die Welt ungerecht und bedrohlich und ich richte mein Augenmerk nur auf die Dinge, die ich durch die Brille des Mangels erblicken kann.

Die Schöpfung meiner Erfahrung besteht darin, mich zu entscheiden, welche „Brille" ich anziehe. Entscheide ich mich für die göttliche Brille des Überflusses und der Liebe, die Brille meines wahren Selbst, dann zeigt sich mir die Welt und ihre innewohnende Schöpfung von ihrer schönsten Seite und ich weiß, dass alles genau so, wie es jetzt ist, richtig ist. Entscheide ich mich jedoch für die Brille des Mangels, die mein Ego durch jahrelange Rückschläge, Verluste und Niederlagen als die Wahrheit angenommen hat, dann werde ich Leid, Widerstand und Schmerz sehen, denn ich kämpfe in Gedanken gegen das an, was ist, und bewerte es als falsch oder schlecht, anstatt es einfach so zu sehen, wie es ist. Dann erscheint mir das Leben mit der Zeit sinnlos, leer und nur noch bedrohlich.

Beispiel:
Jeder kennt das: Ich stehe morgens auf und bin bereits schlecht gelaunt. Jeder, der mir im Laufe des Tages begegnet, sieht hässlich aus, vielleicht kommt mir einer quer, der wird dann angeraunzt, und überhaupt, die Leute nerven alle und erzählen nur dummes Zeug, alles ist zu viel, ich will meine Ruhe haben. Wahrscheinlich regnet es zu allem Überfluss noch.

Bin ich hingegen frisch verliebt und gut gelaunt, dann kitzelt mich morgens schon der erste Sonnenstrahl auf meiner Nase, der ganze Tag verläuft ohne Hindernisse. Alle Menschen sehen schön aus, der Himmel ist blau, die Vöglein singen, die Blumen duften und ich möchte jedem von meinem Glück erzählen und ihm ein Kompliment machen.

Das sind nun zwei polare Beispiele. Normalerweise verlaufen Tage nicht so klar schwarz oder weiß, sondern man sieht sich im Laufe des Tages mit einer bunten Vielfalt an Ereignissen und Begegnungen konfrontiert. Beide Erlebnisse sind abhängig von der Laune des Menschen, also von seinem derzeitigen Emotions- und Gemütszustand. (Das Wesen der Emotionen und ihre Beziehung zum wahren Selbst werden wir weiter unten behandeln.)

Man kann die Bewusstseinsbrille von einem Moment zum nächsten wechseln. Von einem Moment auf den anderen kann sich mein Bewusstseinszustand ändern. Das bedeutet, dass du nicht Opfer deiner eigenen schlechten Laune und Missstimmung bist, sondern dass du aktiv einen anderen Bewusstseinszustand ‚erschaffen' kannst. Indem du von deinem wahren Wesen weißt und es annimmst, weißt du, dass es in deiner wahren Natur liegt, in Fülle und Freude durch das Leben zu schreiten. Alles andere sind Gedanken des Mangels und des Leids, die du zwar *hast,* aber du *bist* nicht diese Gedanken und deshalb kannst du sie ohne weiteres wieder ablegen. Diese Gedanken machen nicht dich und deine Identität aus, sondern sie entspringen dem Teil deines Verstandes, der daran festhält, getrennt vom Ursprung zu sein. Nimm wahr, dass du derartige Gedanken hast, und dann lass sie gehen. Lass sie wie dunkle Wolken am Himmel einfach vorüberziehen. Das strahlende Blau des Himmels liegt direkt dahinter.

Es gibt Theorien, die besagen, dass alles, was ich im Außen wahrnehme, auch in meinem Inneren vorhanden ist, in der einen oder anderen Art und Weise. Ich kann nur Dinge im Außen sehen, die ich aus mir kenne. Sonst würde ich sie nicht sehen können.

Während meiner Schwangerschaft lag mein Augenmerk auf allem, was mit Babys und Schwangerschaft zu tun hat. Ich sah überall schwangere Frauen und Kinderwagen schiebende Familien. Es schien nur so zu wimmeln von dickbäuchigen, wunderschönen Frauen und überall in den Kinderwagen lagen friedlich schlummernde oder auch mal schreiende Babys.

Wir sehen die Welt durch unsere Augen. Und unser Fokus liegt auf der Wahrnehmung der Dinge, die uns beschäftigen und uns derzeit interessieren. Alle anderen Menschen können sich am gleichen Ort befinden und ganz andere Dinge wahrnehmen.

Wenn z. B. zwei Menschen einen Tag miteinander verbringen und dann am Abend jemanden treffen, dem sie von ihren Erlebnissen erzählen, dann kann es sein, dass der eine ein Ereignis ganz anders schildert als der andere. Der eine legt das Augenmerk auf etwas, was ihm aufgefallen ist, dem anderen waren andere Aspekte der gemeinsamen Erlebnisse wichtig.

Missverständnisse beruhen auf diesem Phänomen. Objektivität ist daher ein ehrenwertes Ziel, es ist jedoch eher unwahrscheinlich, dass sie zu erreichen ist.

Das bedeutet, dass niemand außer dir die Welt so wahrnimmt, wie du sie siehst. Deshalb ist es unwahrscheinlich schwer, einen anderen Menschen zu finden, der absolut dieselbe Sicht der Dinge hat wie man selbst, da wir die Welt so sehen und beurteilen, die Dinge so interpretieren und handhaben, wie wir es aus unseren vergangenen Erfahrungen gelernt haben.

Die Welt ist, wie sie ist. Doch gibt es so viele verschiedene Sichtweisen, wie es Menschen gibt. Die Wahrnehmung der Welt ist koloriert durch unseren Verstand, der von der Vergangenheit geprägt ist. Wenn wir die Welt und die Menschen so wahrnehmen wollen, wie sie ist/sind, müssen wir die Konditionierung und Kolorierung der Vergangenheit ablegen.

Urteile

Auch Urteile sind subjektiv und unterschiedlich. Was sind Urteile? Urteile sind Ur-Teile, wie der Name schon ganz treffend sagt. Da die gesamte Menschheit, die ganze Welt, wie wir sie sehen, in unseren Gedanken entspringt und wir mithilfe unserer Gedanken und Einschätzungen den Menschen und Dingen Namen und Eigenschaften geben, ist die Welt nichts anderes als der Spiegel unserer selbst. Und somit trägt jeder Mensch auch die gesamte Menschheit in sich, das gesamte Universum. So wie innen, so außen, so wie oben, so auch unten.

Urteile sind Teile der Welt, wie ich sie sehe, die mir widergespiegelt werden. Indem ich ein Urteil über etwas habe, erkenne ich den Teil in mir an, den ich im Außen entdecke.

Beispiel:
Als ich meinen Körper noch als zu dick beurteilte, löste der Anblick von dicken Menschen die vielfältigsten Gefühle in mir aus, sowohl „positive" als auch „negative" Gefühle, denn ich erkannte mich in ihnen wieder.

Wenn ein Mensch ein starkes Gefühl in mir auslöst, egal, ob er mich anzieht oder abstößt, so ist dies ein sicheres Zeichen dafür, dass er mir einen Teil meiner eigenen Persönlichkeit widerspiegelt. Es (be)trifft mich. Ich erkenne mich in ihm wieder, ob mir dieser Teil, den ich da vor mir sehe, nun gefällt oder auch nicht.

Wenn ich zufrieden mit mir selbst war, dann hatte ich bei dem ‚Blick in den Spiegel' Gedanken (Urteile) wie: „Die sieht doch schön aus", „die hat doch bestimmt Spaß im Leben", „die kann so richtig genießen", „diese Person ist so richtig herzlich und gemütlich", „dieser Mensch strahlt Wärme und Geborgenheit aus".

Wenn ich unzufrieden mit mir war, dann war ich richtiggehend wütend, wenn ich jemanden sah, der dick war und mich widerspiegelte: „Oje, ist der hässlich", „der lässt sich aber ganz schön gehen", „der isst bestimmt nur aus Frust und Langeweile", „dem kann es ja gar nicht gut gehen", „der ist bestimmt ganz unglücklich und hat niemanden, der ihn liebt", „der fühlt sich bestimmt allein und ausgegrenzt".

Zum damaligen Zeitpunkt dachte ich, dass ich mit meinen Einschätzungen Recht hätte. Ich nahm meine Wahrnehmung als ‚die Wahrheit' an und war davon überzeugt, dass es demjenigen genauso geht, wie ich es empfand. Vielleicht war es auch so. Wenn ich denjenigen nach seiner Befindlichkeit gefragt hätte, hätte er mir vielleicht meine Einschätzungen bestätigt, vielleicht aber auch nicht. Tatsache ist, dass ich *mich* in ihm oder ihr sah. Ich kannte diese Menschen ja nicht und konnte nicht in ihren Kopf hineinschauen. Und trotzdem konnte ich sofort und detailliert eine ausführliche Beschreibung ihrer Befindlichkeit mit sich und der Welt abliefern.

Wie geht das? – Ich beschrieb mich selbst, denn ich erkannte mich in dem anderen wieder. All die Teile, die ich in dem anderen sehe, kenne ich aus mir selbst.

6.

Ich bin – der Urgrund allen Seins

Das wahre Selbst, das Selbst, das „Ich bin", ist das, was wir sind. Dieses „Ich bin" ist der Urgrund allen Seins, das reine Bewusstsein, der raumlose Raum, in dem sich das Universum „abspielt", in dem die Welt erschaffen wird, erhalten wird und wieder vergeht, in dem Pflanzen und Tiere erscheinen und wieder vergehen, in dem Menschen geboren werden und wieder sterben.

Dieser Urgrund allen Seins ist das, was immer ist, wohingegen alles andere, alle physischen Manifestationen und alle Energieformen erscheinen und wieder vergehen.

Der Körper wird geboren und stirbt. Er taucht auf und vergeht wieder.

Das, was das beobachtet, das, was als Abgrenzung für die immerwährenden Bewegungen im Bewusstsein als Konstante da ist, ist das „Ich bin", der Urgrund allen Seins.

Der Teil in dir, der Drama macht und dich Erfahrungen von emotionalen Achterbahnfahrten machen lässt, der sich dem widersetzt, was ist, das ist dein Verstand. Und alle Ideen und Gedanken, die in Gedanken ablaufen, mit denen du dich identifizierst, bezeichne ich hier als das Ego, die Persönlichkeit. Das Ego- Bewusstsein zeichnet sich dadurch aus, dass es „ich", „mein", „dein", „nicht meins" etc. denkt. Es liegt in seiner Natur, Dinge zu benennen, voneinander abzugrenzen. Das reine Bewusstsein, das Selbst, ist formlos und grenzenlos, das Ego hingegen wird durch klare Abgrenzung, Getrenntsein und Formen bestimmt.

Das Ego-Bewusstsein besteht aus dem „mentalen Setup" des Verstandes. Das Ego- Bewusstsein ist an die Erfahrungen und Erlebnisse der Identität, der Persönlichkeit, gebunden. Wann immer du einen Erfolg im Leben hattest, dann meldete sich das Ego und glaubte, dass es die Quelle dieses Erfolges war, es glaubte, dass es das getan und ermöglicht hat.

Wann immer etwas nicht so gut läuft, oder gar ganz unglücklich, da erklärt das Ego, dass es nichts dafür kann, dass jemand anderes „schuld" ist, dass jemand anderes dafür verantwortlich ist. Das sind ganz einfach Überlebensmuster und Selbsterhaltunsmechanismen des Egos, das sich selbst erhalten will.

Das Ego ist wie der Kommentator, der Moderator des Lebens.

Doch auch ohne die Kommentare und Moderationen geht das Leben seinen Gang. Mitunter sogar leichter, da man mit dem ist, was ist, und sich nicht in Widerständen und Diskussionen mit dem Ego darüber verstrickt, was nun günstig für das Ego wäre, da es ansonsten keine Anerkennung und keinen Ruhm erlangt.

Solange man abwägt, was für einen günstig und profitabel ist im Sinne von Anerkennung für das Ego, so lange ist man gebunden und unfrei und lebt in ständiger Angst, nicht genug zu sein, nicht geliebt zu sein, nicht gesehen zu werden, und hungert nach Anerkennung und Ehre.

Ohne die Kommentare des Egos ernst zu nehmen, ist man in der Hingabe an das Sein und erfüllt seine Aufgaben im Bewusstsein der Hinwendung an die Welt und an die Menschen. Dann ist man frei und handelt aus dem Herzen, ohne berechnend zu sein.

Wie sieht nun die Beziehung zwischen dem Verstand und der Wahrheit in uns aus?

Das Wesen des Ego-Bewusstseins ist es, sich abzugrenzen und für sich allein zu sein. Ansonsten existiert es nicht. Es ist polar, es besteht aus Gedanken, aus Erinnerungen, und weil wir so viel Zeit damit verbringen, es mit Gedanken und Gefühlen, mit Sorgen und Plänen zu nähren, erscheint es uns als reales „Ding", als das, was wir sind, was uns ausmacht. Für den Teil des Verstandes, der durch dieses sich abgrenzende Wesen genährt wird, ist das wahre Selbst ein unbedeutendes und unzurechnungsfähiges Ding. Dennoch macht es ihm Angst.

Der Verstand verlässt sich lieber auf sein rationales Denken, anstatt die Führung dem Herzen, der Intuition zu überlassen, und wir sind davon so beeindruckt, dass wir ihm alles glauben. Wenn wir der Intuition folgen würden, könnten wir ja nicht wissen, was kommt. Denn Intuition ist immer spontan, unberechenbar, entspringt dem Leben selbst als Antwort auf das, was im Hier und Jetzt ist, während die Gedanken nach Erklärungen, Ideen, Vorhersagen, Spekulationen aus Erfahrungen der Vergangenheit suchen und somit Wahrscheinlichkeitsberechnungen aufstellen, einfach, weil es für die Gedanken unerträglich ist, nicht zu wissen, was kommt.

Somit ist es so, dass das Selbst, unsere Essenz, völlig gebannt ist von den klugen Erklärungen und Spekulationen des Verstandes. Und solange dies nicht hinterfragt wird, erscheinen uns diese Gedanken als die Wahrheit. Würden wir innehalten und schauen, ob die Erklärungen des Verstandes wahr sind, könnte es sein, dass sich viele Ideen als Spekulation herausstellen und wir somit als Nichtwissende dastehen würden. Für viele Menschen eine schreckliche Vorstellung.

Beispiel:
Ich warte auf einen Freund. Wir haben uns für 12 Uhr mittags verabredet und ich komme pünktlich. Der Freund verspätet sich und die Gedanken werden unruhig. Sie können es nicht ertragen, dass es nicht nach Plan läuft. „Er müsste doch jetzt kommen, wir haben 12 Uhr mittags ausgemacht und nun ist es bereits 5 nach 12", sagen sie. Weitere Minuten vergehen und nun kommen Gedanken wie: „Das ist ja echt unverschämt, wahrscheinlich bin ich ihm nicht wichtig, dass er mich hier so lange warten lässt", und Ärger steigt auf. Weitere Minuten vergehen. Nun tauchen Gedanken auf wie: „Es ist aber schon echt spät, ob er überhaupt noch kommt, hoffentlich ist ihm nichts passiert", und Angst und Sorge breiten sich aus. Anschließend werden alle schrecklichen Szenarien, die man sich nur denken kann, in Gedanken präsentiert: Unfall, Überfall, Unglücksfall. Und weil ich diesen Gedanken glaube, ohne sie zu hinterfragen, sind sie mit Angst und Traurigkeit verbunden. Um mich von diesen schrecklichen Gedanken abzulenken, kaufe ich mir eine Illustrierte und blättere darin herum, greife zu einer Zigarette oder laufe im Kreis, immer wieder. Die innere Unruhe spiegelt sich im Außen wider. Um 12.30 Uhr schließlich taucht mein Freund dann auf, strahlt mich an, nimmt mich in den Arm und erklärt, dass er einfach keinen Parkplatz finden konnte. Der Schrecken ist vorbei.

So oder so ähnlich kann es in Gedanken aussehen, wenn eine Phase von „ich weiß nicht, was kommt" im Leben auftaucht. Der Verstand sucht ständig nach Erklärungen, einfach, um nicht mit Unsicherheit und Nichtwissen konfrontiert zu sein, was seine größte Angst ist.

Das, was in Wahrheit geschah, war: Eine Frau steht vor einem Café. Nach einiger Zeit stößt ein Mann dazu. Das war alles, was geschah. In Gedanken jedoch ging beinahe die Welt unter, der Freund starb in einem dramatischen Unfall, Ängste des Nicht-geliebt-Seins tauchten auf, Selbstzweifel („Was mache ich falsch, bin ich ihm nicht gut genug?") und so weiter und so fort.

Da ich all diese Gedanken vorbehaltlos glaubte, ohne zu hinterfragen, ob ich ganz sicher sein kann, dass diese Gedanken wahr sind und ob sie mir im Moment nützen, mein Leben zu genießen, war die Zeit des Wartens einfach grauenhaft, und ich war sehr froh, dass ich durch das Auftauchen meines Freundes von diesen Gedanken erlöst wurde.

Die Alternative hätte sein können, dass ich das Verstandesgeplapper einfach vorbeiziehen lasse oder hinterfrage und als unnötig erkenne und mich umsehe, die vielen Dinge in der Umgebung entdecke und den Moment genieße in dem Wissen, dass mein Freund genau dann ankommt, wenn er ankommt, und dass es das ist, was ist, und ich somit Gelegenheit habe, hier zu sein und das wahrzunehmen, was ist.

Doch das wusste ich damals noch nicht.

Es gibt keinen Grund für das wahre Selbst, sich aufzuregen, ungeduldig zu sein, schlecht gelaunt oder genervt zu sein, denn es ist das reine und klare Bewusstsein, jenseits von Gedanken und Emotionen, es ist das reine Gewahrsein, in dem Gedanken und Gefühle, in dem die ganze Welt der Veränderungen stattfindet, in dem alles wird und vergeht. Es wird von all dem nicht verändert. Es ist das Unwandelbare, das Ewige, ohne das die Bewegung, die Veränderung nicht wahrgenommen werden könnte.

Nur weil dieser Platz des reinen, ewigen, unwandelbaren Gewahrseins in dir ist, bist du in der Lage zu bemerken, dass Gedanken kommen und gehen, dass Gefühle auftauchen, in dir Bewegung verursachen und wieder vergehen.

Dieses Gewahrsein ist Stille, ist Sein, ist das Selbst.

In der Stille der Gedanken erkennst du, dass du das bist.

Dazu eignet sich die immerwährende Kontemplation der Frage „Wer bin ich?"

Die Antwort auf diese Frage ist kein Gedanke, keine Idee, kein Konzept, denn das wäre wieder die Gedankentätigkeit des Verstandes, sondern das direkte Sehen, die direkte Erkenntnis dessen, was du bist, das ewige, immaterielle Selbst, das nicht an den Körper gebunden ist, das sich als dieser Körper ausdrückt und durch ihn wahrnimmt, aber auch ohne ihn ist. Reines Bewusstsein, Selbst- Erkenntnis.

Je mehr du dich mit dieser Stimme in deinem Herzen verbindest, mit deiner Intuition, desto klarer und deutlicher kann sie werden. Mit dem rationalen Verstand jedoch kann man das wahre Selbst, den Ursprung nicht erfassen.

Beispiel:
Ratio bedeutet Teil. Mit dem rationalen Verstand kann man die Welt nur verstehen, wenn man sie in „verstandeskompatible" kleine Teile zerlegt. Das Leben selbst, das wahre Selbst, ist aber wie eine wunderschöne Vase. Der Verstand wird sie erst zertrümmern müssen, um sie Stück für Stück erforschen und verstehen zu können. Dadurch wird er aber nie das Erlebnis der Gesamtheit, der All-Einheit erlangen können. Das geht, wie gesagt, nur in der Hingabe an das wahre Selbst.

Die fünf Sinne

Alle Gedanken, die dich Erfahrungen des Leids machen lassen, tauchen in deinem Bewusstsein auf. Bislang nutzen wir den Verstand und die Kapazitäten des Denkens, aber es scheint, dass der Verstand uns nutzt. Wer ist schon in der Lage, Gedanken abzustellen, wenn er es möchte? Gedanken laufen fortwährend durch das Bewusstsein, wir haben uns schon so sehr daran gewöhnt, dass wir nicht mehr wissen, wie es ohne sie ist.

Das ist so, wie wenn man neben einem Bahngleis lebt und Tag für Tag fahren Züge dort vorbei und nach einer Weile bekommt man nicht einmal mehr mit, dass dort Lärm erzeugt wird. Man hat sich daran gewöhnt und richtet sich so ein. Nur wenn der Lärm plötzlich aufhört, wenn die Züge plötzlich aufhören zu fahren, dann wachen wir auf, dann bemerken wir, dass es da eine andere Dimension des Gewahrseins gibt, die reine Klarheit und Bewusstsein ist.

Die Aktivität des Verstandes begrenzt sich auf die physisch-materielle Welt und somit auf die nach außen gerichteten fünf Sinne des Menschen. Um die inneren Dimensionen des Seins wahrzunehmen, bedarf es nicht eines analytischen, diskriminierenden und einordnenden Verstandes, sondern es bedarf der Stille der Gedanken, der inneren Stille und des Gewahrseins.

Die Welt der Sinne ist an den Körper und die Interpretation und Unterscheidungskraft des Verstandes gebunden.

Mit Hilfe des Tastsinns kann man einen Gegenstand ertasten und beschreiben, ob er weich oder hart, warm oder kalt ist. Diese Beschreibung ist vergleichend, ist relativ. Wenn deine Hand z.B. warm ist, dann erscheint dir die warme Tasse Tee als angenehm warm. Wenn deine Hand hingegen eiskalt ist, dann erscheint die Tasse Tee als sehr warm, wenn nicht gar heiß. Mit Hilfe des Tastsinns kann man etwas erfassen, indem man es vergleicht mit etwas anderem, das man bereits zuvor ertastet hat. Etwas ist wärmer als, weicher als, kälter als usw. Man kann durch die Sinne die Welt der Sinne, die materielle Welt erfahren, vergleichen, das Erleben haben, die Welt des Absoluten, des reinen Bewusstseins, dessen, was wir sind, das Immaterielle kann jedoch nicht durch die Sinne erfahren werden. Alle 5 Sinne sind nach außen orientiert, in die physische Welt. Will das Selbst sich jedoch selbst erkennen, dann nützen uns die äußeren Sinne nicht wirklich, denn das, was sich erkennen will, ist immateriell. Um dies zu erfassen, brauchen wir unseren inneren Sinn, die innere Stille und das Gewahrsein, das immer ist, bevor Gedanken auftauchen.

Der Verstand ist ein wundervoller Diener, wenn er mit Klarheit gesehen wird, ansonsten ist er oft ein sehr verwirrter Führer. Überlässt man dem Verstand dauerhaft die Führung und glaubt blind alles, was er als Erklärungen und Interpretationen über das Leben offeriert, dann wird das Leben häufig von Leid geprägt sein. Denn der Verstand ist ein ständig Suchender. Er sucht nach Freiheit und Frieden und weiß nicht, dass die Erlösung in der Stille der Gedanken liegt, was seinem „Tod" gleichkommt. Deshalb produziert er ständig Lärm und rennt und rennt unermüdlich, in der Hoffnung, eines Tages in der Zukunft einmal die Antwort auf alles zu finden. In seiner ewigen Suche nach Frieden und Erlösung schwingt er somit immer zwischen den Extremen hin und her: Traurigkeit und Freude, Höhen und Tiefen, Ruhe und Unruhe. Er ist permanent damit beschäftigt, in die Zukunft, in die Vergangenheit und wieder in die Zukunft zu springen. Gedanken sind nicht in der Lage, das Jetzt in Worte zu fassen und zu erkennen, dass Freiheit und Frieden hier und jetzt sind.

Ich sage nicht, dass der Verstand falsch oder böse ist. Das möchte ich mit diesen Worten wahrlich nicht bezwecken. Ich beschreibe nur, was sich in meinen Beobachtungen der Gedanken offenbart hat. Sobald man die Freiheit erkennt, die darin liegt, Gedanken als vorbeiziehende Partikel im Bewusstsein zu erkennen und sie zu nutzen oder aber sie vorüberziehen zu lassen, wenn man sie gerade nicht braucht, gibt es keinen Kampf mehr mit Gedanken. Im Gegenteil. Dann ist da Frieden mit ihnen und man kann sie als interessantes Schauspiel ansehen, als vorüberziehende Wolken oder als geliebte Kinder.

Gedanken sind permanent in Bewegung und mit Wünschen, Hoffen, Sichsorgen und Planen beschäftigt: „Ich will dies, ich will das, ich mag dies nicht, ich mag das nicht, was wäre, wenn, ach, hätte ich doch, wenn ich nur das hätte, dann wäre alles gut, es ist nicht richtig, wie es ist, es sollte anders sein"... All diese Gedanken, die im Bewusstsein auftauchen, bekommen all unsere Aufmerksamkeit und so nehmen wir kaum wahr, was um uns herum geschieht, und überhören die süße Stille des Seins in uns. In Schockmomenten oder in ungewöhnlichen Situationen, in denen die Alltagsgedanken nicht greifen, in Meditation oder, wenn wir absolut entspannt sind und uns wohlfühlen, da ist es wahrnehmbar, das wahre Selbst, innerer Frieden und Entspannung, dieses allgegenwärtige Bewusstsein, Gewahrsein, das einfach nur ist, ohne zu tun.

Erkennt sich das wahre Selbst selbst und nutzt den Verstand als wertvollen Diener, um all das Wissen und die Freude in die Welt zu transportieren, dann fließt es. Dann handelt es von selbst aus der Ruhe des Selbst, dann ist Frieden und Gleichgewicht. Und dann müssen die Gedanken nicht mehr verzweifelt umherrennen und Ideen entwickeln, um die innere Unruhe zu besänftigen. Dann muss man nicht mehr übermäßig essen, rauchen oder andere Dinge konsumieren, in der Hoffnung, damit Erfüllung zu erlangen, denn die innere Ruhe ist bereits da und alles, was man tut, geschieht in Frieden und Klarheit.

Die Erfahrungen der Vergangenheit bestimmen die Zukunft.

Die Qualität der Wahrnehmung deines Lebens wird bestimmt durch die Gedanken, die du glaubst und als wahr ansiehst. Richtest du deine Aufmerksamkeit und dein Interesse auf den durch die Vergangenheit konditionierten Verstand, der bislang Mangel und Leid erfahren hat, dann wirst du jetzt und in Zukunft verschiedene Varianten deiner Vergangenheit sehen und alles bisher Erlebte wird sich so, oder so ähnlich, wiederholen. Nach jeder neuen Erfahrung des Mangels wirst du den Gedanken haben: „Na bitte, habe ich doch Recht gehabt! Solche Dinge geschehen immer nur mir. Ich habe doch gewusst, dass das wieder so kommen würde. Warum muss so etwas immer mir passieren?"

Hinterfragst du diese Gedanken und öffnest deine Augen für das, was ist, anstatt den Kommentaren und Interpretationen des Verstandes über das, was ist, zu lauschen, wirst du Dinge sehen und erleben, die dir vorher nie aufgefallen sind, die du vorher vielleicht noch nie gesehen hast. Es wird sich eine ganz neue Welt öffnen. Denn jetzt nimmst du immer wieder frisch und neu wahr, anstatt den sich ständig wiederholenden Kommentaren des Verstandes zu glauben und somit blind zu werden für das, was jetzt in Wahrheit geschieht. Es kann sein, dass du Dinge erlebst, die du dir in diesem Ausmaß nie hättest vorstellen können, denn sie sprengen die Grenzen deines bisherigen Vorstellungsvermögens.

Ich hätte mir z.B. niemals vorstellen können, einen schlanken Körper zu haben. Ich habe davon geträumt und mich da hingesehnt, aber ich hätte nie gedacht, dass es tatsächlich geschehen könnte, denn ich lauschte und glaubte den Gedanken des Unwert-Seins und des Zweifels. Meine bisherigen Erfahrungen hatten mir gezeigt, dass ich zwar in der Lage war, einige Kilos abzunehmen, aber ich hatte sie auch immer wieder zugenommen. Ich musste also die alten begrenzenden Ideen loslassen, um überhaupt eine neue Erfahrung machen zu können. Ich musste die alten Gedanken aufgeben und mich einfach mal ins „Nichts" fallen lassen, in das mir bisher Unbekannte.

Die Gedanken haben Angst vor dem Unbekannten, vor der Stille, vor der Leere, vor dem Nichts. Denn im Nichts gibt es nichts zu wissen und nichts zu tun. Da helfen einem keine Referenzen aus der Vergangenheit, keine Ideen für die Zukunft, sondern es ist einfach nur Hingabe und Sein. Und das ist für den Verstand, der ständig nach Halt, Erklärungen und Definitionen sucht, absolut uninteressant und auch bedrohlich. Wenn man nun diesen Sprung wagt, von der Nutzung des Verstandes als alleiniger Bezugspunkt des Wahrnehmens, zu Hingabe ans Sein, zur Achtsamkeit im Hier und Jetzt ohne vergangenes Wissen heranzuziehen, dann kann es sein, dass die Gedanken unsicher sind und gegen das Aufgeben der scheinbaren Kontrolle rebellieren, da sie bisher gewohnt waren, alles zu erklären und „im Griff" zu haben, aber sie werden belohnt durch Wunder. Sie werden sehen, dass in genau diesem Schritt der Aufgabe der scheinbaren Kontrolle das liegt, wonach sie ewig suchen und streben: Frieden und Freiheit, Wahrheit und Klarheit.

Mit der Zeit entspannen sich die Gedanken dann auch und bemerken, dass Sorgen, Ängste, Spekulieren, Planen und dergleichen nicht unbedingt nötig sind, um zu sein.

7.

Die Wahrheit und die Freiheit in uns

Die größte Sehnsucht in uns ist, die Wahrheit und Freiheit in uns zu entdecken, auch wenn uns dies nicht bewusst ist.

Jeder Mensch strebt bewusst oder unbewusst nach Weiterentwicklung, nach der Ausdehnung der bisherigen Grenzen, nach grenzenloser Freiheit. Und das ist genau das, was wir sind: grenzenlose Freiheit. Das ist unsere innerste Qualität und die übersehen wir meist, da wir uns mit den Gedanken, die im Bewusstsein kommen und gehen, identifizieren, anstatt mit dem Bewusstsein selbst. Freiheit bedeutet Selbsterkenntnis, den *einen* Ursprung hinter all den Ausformungen des Seins zu erkennen, anstatt sich in der Vielfalt der Glaubenssätze, Überzeugungen und materiellen Dinge zu verlieren und zu verhaften. Es ist wunderbar, die Welt der Dinge und Sinne zu genießen, solange man nicht verhaftet ist und sich damit identifiziert. Denn die Welt der Dinge ist vergänglich, und wann immer man versucht, das Vergängliche unvergänglich zu machen, sich daran festzuklammern, ist Leiden vorprogrammiert. Wenn man sich jedoch mit seinen Habseligkeiten identifiziert und sie als Erweiterung des Selbstbildes betrachtet, dann ist es, als würde einem ein Teil des Selbst genommen, wenn etwas verloren geht, beschädigt wird oder anderweitig abhanden kommt. Erkennt man jedoch die Sicherheit und Freiheit in sich selbst, im einfachen Sein und Gewahrsein, lebt man in dem Bewusstsein, dass man selbst vollkommen erfüllt ist mit dem, was man ist, so kann man die Welt der Dinge und Erfahrungen genießen, sich intensiv an ihnen erfreuen, ohne Angst zu haben, dass einem etwas genommen werden könnte. Denn selbst wenn etwas vergeht oder abhandenkommt, dann hat man immer noch das Gefühl der inneren Vollkommenheit und weiß, dass für alles gesorgt ist. Wenn immer etwas geht, kommt von einer anderen Seite etwas Neues hinzu. Die Wahrheit ist, dass man immer das hat, was man braucht, um hier und jetzt zu sein. Man ist bereits daheim in sich selbst und muss nicht mehr suchen, es sei denn, man glaubt den Gedanken, die einem erzählen, man sei noch nicht so weit, man sei noch nicht ganz vollkommen, es fehle noch etwas etc. Aber selbst das sind nur Gedanken, die kommen und gehen, und du bist immer hier.

Zu erkennen, dass Freiheit und Wahrheit bereits immer da sind, bedeutet inneren Frieden. Wenn ich sage: „Du bist die Freiheit und die Wahrheit", dann fragst du dich vielleicht: „Ja, warum sehe ich das denn nicht?" Und schon gehen die Gedanken auf die Suche, um diese Freiheit und Wahrheit zu entdecken. Da unsere Gedanken jedoch immer aus der Vergangenheit sind, können sie uns nicht etwas liefern, was wir bisher noch nicht erkannt haben. Und hinter ihnen verbirgt sich die Freiheit.

Die Erkenntnis der Freiheit und Liebe geschieht jetzt, im jetzigen Moment. Alle Ideen und Geschichten, alle Konzepte und Glaubenssätze können uns diese Freiheit und Wahrheit nicht offenbaren. Denn Frieden und Wahrheit sind Qualitäten des Seins, die unabhängig von Gedanken und Verstand sind, und der Verstand kann sie nicht begreifen oder erklären, denn er müsste etwas versuchen zu beschreiben, was jenseits seines Fassungsvermögens liegt.

Freiheit und Wahrheit sind die Qualitäten des Selbst, die immer da sind in allen Lebenslagen, egal, wie turbulent es im Außen zuzugehen scheint. Du bist das, was immer ist, egal, ob im Wachen, im Traum oder in der traumlosen Tiefschlafphase, in der kein Konzept, in der keine Gedanken existieren.

Solange der Verstand, das Denken, aber der Illusion unterliegt, dass er alleine ist und getrennt vom Ursprung, so lange lebt er auch in dem Glauben, dass er nicht geliebt wird. Und die Suche nach Liebe wird zum treibenden

Motor, da man glaubt, sie nicht zu haben, da man vergessen hat, dass man die Liebe selbst in sich trägt, dass sie unsere wahre Natur ist.
Der Motor ist die Suche nach Liebe in der Welt, die Suche nach dem Selbst. Die Sehnsucht nach der vollkommenen und bedingungslosen, nach der göttlichen Liebe ist die treibende Kraft. Man fühlt sich unvollkommen, getrennt, man „steht neben sich", ist „außer sich" oder man hat ein großes Gefühl der Leere in sich, solange man sie nicht erkannt hat. Solange man glaubt, dass man getrennt und unvollkommen ist, solange man sich allein durch Körper und Denken definiert und sich allein damit identifiziert, so lange sucht man nach dem Menschen oder der Sache, die einen vollkommen macht. Und so lange rennen die Menschen rast- und ruhelos durch ihr Leben.

Wir lernen im Laufe des Lebens die vielfältigsten Modelle kennen, mit denen es angeblich möglich ist, diese tiefe Sehnsucht zu stillen. (Zu Beginn des Buches bin ich darauf bereits eingegangen.)

Hat man denjenigen oder dasjenige gefunden, von dem man glaubt, dass es einen vollkommen macht, und glaubt man den Gedanken immer noch, die einem erzählen, dass man getrennt von der alles erschaffenden Kraft ist, so wird sich derjenige oder dasjenige alsbald als untauglich erweisen. Kein Mensch und kein Ding im Außen kann diese innere Illusion des Getrenntseins heilen. Denn solange man sich selbst als unvollkommen ansieht, bleibt einem nichts anderes übrig, als diese Unvollkommenheit auch im Außen zu sehen. Somit glauben wir ständig, uns von unseren Partnern trennen zu müssen, da sie nicht „die richtigen" sind, oder wir wechseln unsere Jobs, da der Chef und die Mitarbeiter unvollkommen sind, oder wir mäkeln und kritisieren an unserem Gegenüber herum, in der Hoffnung, dass er oder sie sich irgendwann einmal ändern. Wir sind auf einer Mission, die ganze Welt und alle Menschen zu verändern, von denen wir glauben, dass sie etwas falsch machen, und bemerken nicht, dass wir die Quelle für diese Wahrnehmung sind.

In der Bergpredigt (Verse 3-5, Matthäus 7, 1-5) heißt es: „Was aber siehst du den Splitter im Auge deines Bruders, den Balken in deinem Auge aber nimmst du nicht wahr? Oder wirst du zu deinem Bruder sagen: Erlaube, ich will den Splitter aus deinem Auge ziehen; und siehe, der Balken ist in deinem Auge? [...] Entferne zuerst den Balken aus deinem Auge. Dann wirst du klar sehen und kannst den Splitter aus dem Auge deines Bruders ziehen."

Ständig glauben wir die Fehler in anderen ganz klar sehen zu können, entdecken überall in der Welt, wo es mangelt, und versuchen all das zu verändern, oder glauben, die anderen sollten es verändern. Und wenn sich dann alle eines Tages verändert haben und so sind, wie wir denken, dass es richtig ist, dann können wir endlich glücklich sein. Nur wird dieser Tag nie kommen, das liegt nicht in unserer Hand. Sicher ist, dass, solange wir Mängel und Fehler sehen, wir es sind, die diese Mängel und Fehler sehen, für einen anderen mag es ganz anders sein.

Ein Verstand, der angefüllt ist mit Gedanken des Kritisierens, Zweifelns, Fehler-Suchens, kann gar nicht klar sehen. Nur, wenn sich die Gedanken beruhigen, man sie erforscht und hinterfragt, ob man wirklich wissen kann, dass alles, was wir als falsch und unrichtig bewerten, wirklich falsch und unrichtig ist oder einfach nur unsere gedankliche Einschätzung ist, nur wenn wir, ohne zu bewerten, einfach achtsam und gewahr sind und die Dinge sehen, wie sie sind, dann sehen wir, was wirklich ist. Balken im eigenen Auge sind die Bewertungen, Urteile, Einschätzungen, Vermutungen, Ängste usw. Sie machen einen blind für das, was tatsächlich ist.

Wenn wir diese „Gedanken-Balken" aus unserem Bewusstsein entfernen, sehen wir unter Umständen, dass der andere gar keinen Splitter im Auge hat (gar keinen Fehler, kein Problem etc.), sondern dass es die ganze Zeit über unsere Bewertung der Situation war, die uns das wahrnehmen ließ, was wir glaubten zu sehen.

Da wir aber gelernt haben, alles im Außen als getrennt zu sehen und als „fremd" und „anders", ziehen wir gar nicht in Betracht, dass es etwas mit uns zu tun haben könnte. Wir haben gelernt, alles im Außen so lange zu verändern, bis wir irgendwann einmal innerlich in Frieden sein können. Somit rennen wir unser ganzes Leben lang unseren Wünschen und Träumen hinterher, in der Hoffnung, dass wir so eines Tages „irgendwo da draußen" das Glück finden werden.

Es ist nie genug, und zwar deshalb, weil man niemals auf die Idee kommt, dass es schon jetzt und hier da sein könnte, in uns. Es ist stets irgendwo ganz weit weg oder in der Zukunft.

Selbst wenn jemand alles im Außen erreicht haben sollte, was landläufig als

Erfolg und „Garant zum Glück" angesehen wird, d.h., wenn er viel Geld und alle Reichtümer und Luxusartikel angehäuft hat, dann bleibt immer noch der Gedanke: „Ich hätte vielleicht ein wenig mehr tun können."

Wenn wir die Schule beendet haben, dann denken wir: „Wenn ich das richtige Studium gefunden habe, dann bin ich glücklich." Wenn wir im Studium sind, dann denken wir: „Wenn ich endlich einen sicheren und guten Job habe, dann bin ich glücklich." Wenn der Job da ist, dann denken wir: „Wenn ich den Traumpartner gefunden habe, dann bin ich glücklich" usw.

Oft machen wir es von äußeren Umständen abhängig und knüpfen es an Bedingungen („wenn ich schlank bin, den Traumpartner habe und finanziell ausgesorgt habe, dann bin ich glücklich"). Und selbst wenn alle äußeren Wünsche erfüllt sind, glaubst du wirklich, dass du dann glücklich bist? Nein, denn mittlerweile bist du so darauf trainiert, einem Ziel hinterherzurennen und die Freude über das, was da ist, zu verschieben, dass du dir etwas Neues suchen wirst, dem du hinterherjagen kannst, oder du verfällst in eine innere Leere, eine Leere darüber, dass du nun nichts mehr zu tun hast, da du ja bereits alles erreicht hast. Und was gibt es dann noch zu tun?

Dann bleibt uns nur noch die Flucht zu uns selbst. Die Flucht nach innen, denn im Außen haben wir alles bereits versucht. Und dann können wir endlich erleben, dass wir all die Zeit über bereits das in uns trugen, wonach wir uns so sehr gesehnt haben, und dass das Einzige, was uns davon abgehalten hat, das zu sehen, das Glauben eines Gedankens war, wie z. B: „Ich bin nicht vollkommen, ich bin nicht richtig."

In dem Moment, in dem man versteht, dass man *auch* der Körper ist, aber nicht nur, dass man Gedanken wahrnehmen und glauben oder nicht glauben kann, in dem Moment, wo man sein wahres Wesen ausdehnt und Körper und Verstand liebevoll und dankbar als Diener annimmt, in dem Moment kann man das Leben voll und ganz genießen, ohne Angst zu haben, ohne die Angst, etwas zu verlieren, ohne die Angst zu sterben, ohne die Angst vor Ablehnung oder nicht geliebt zu sein, denn man ist Liebe. Angst ist die Abwesenheit von Liebe. Im Aufblühen des wahren Wesens in der Liebe schwinden alle Schatten. Angst ist Illusion. Angst besteht immer in einer Fantasie von etwas oder jemandem, das oder den man verlieren könnte, oder dass einem etwas zustößt. Jetzt, in diesem Moment ist man sicher. Die Angst existiert nur in der Vorstellung. Die Vorstellung ist Fantasie, Gedanken, die kommen und gehen. Somit ist die Angst auch ein Gedanke, der kommt und geht. Wahrheit, Freiheit und Liebe jedoch sind immer hier.

In Freiheit kann man sich mit jedem Gegenstand und mit jedem Menschen intensiv verbinden, ohne die Angst zu haben, dass man den anderen oder den Gegenstand verliert, denn das Einzige, was ewig Bestand hat, ist das, was man ist.

8.

Die Zeit: Vergangenheit, Gegenwart, Zukunft

Zeit ist ein Konstrukt des Verstandes, um Dinge linear erfassen, verstehen und beschreiben zu können. In Wahrheit gibt es nur einen Moment des Lebens, das Hier und Jetzt. Du befindest dich immer hier und jetzt, niemals im Gestern oder Morgen. Wenn du in den Spiegel schaust, dann zeigt er dir nur, wie du jetzt gerade aussiehst, nie, wie es gestern war oder morgen sein wird. Es gibt nur diesen allgegenwärtigen Moment, der die verschiedensten Formen annimmt, sich verändert, Erlebnisse finden statt, Gedanken und Gefühle erscheinen und versiegen wieder, aber alles ist immer jetzt. Die Vergangenheit ist Erinnerung, ein Bündel an Gedanken, die Zukunft ist ebenfalls ein Verstandeskonstrukt. Man kann nicht von hier ins Gestern oder Morgen springen. Du bist immer jetzt. Die Erkenntnis dieser Wahrheit bedeutet Befreiung von den Lasten der Vergangenheit und den Ängsten vor der Zukunft.

Gedanke und Zeit gehören zusammen. Ohne Gedanken und das Konzept von einer linearen Zeit existiert keine Zeit. Zeit ist nicht linear, sondern abhängig von den Gedanken, Zeit ist sozusagen psychologisch.

Es gibt die lineare Zeit, die wir in Jahren, Tagen, Stunden, Minuten und Sekunden messen, und es gibt die gefühlte Zeit *(kshana* in der vedischen Tradition*)*. Ein kshana ist der Abstand zweier Gedanken. Unsere lineare Zeit ist dieselbe, aber mein kshana und dein kshana können unterschiedlich sein.

(Viele Gedanken = langes Zeitempfinden, wenig Gedanken= kaum Zeitempfindung).

Beispiel:
Wenn man mit einem Menschen zusammensitzt, mit dem man eine Herzensverbindung hat, mit dem man sich verbunden fühlt, auf einer Wellenlänge ist, dann vergeht die Zeit wie im Flug. Man schaut nach 4 Stunden auf die Uhr und fragt sich, wie die Zeit so schnell vergehen konnte. Einfach deshalb, weil man im Hier und Jetzt ist, bewusst, im Sein und nicht so sehr im Denken.

Oder aber man sitzt mit jemandem zusammen, den man nicht wirklich versteht, mit dem man keine Verbindung spürt, und die Zeit scheint nicht zu vergehen. Man schaut vielleicht auf die Uhr, wahrscheinlich sehr häufig, immer wieder, und vermutet vielleicht sogar, dass sie stehen geblieben ist. Einfach deshalb, weil man viel nachdenkt, viele Gedanken geschehen: „Wann ist es endlich fertig, ich fühl mich gar nicht wohl hier, hoffentlich komme ich hier schnell wieder weg" etc.

Das Einzige, was Gültigkeit und Wahrheit in sich birgt, ist die Gegenwart. Mein derzeitiger Bewusstseinszustand (das „mentale Setup", die Gedanken, die ich über mich und das Leben glaube) bestimmt meine Sicht der Dinge. Er bestimmt das, was ich sehe und höre, und daraus resultieren meine Erfahrungen.

Ich bin immer nur ‚jetzt'. Ich war nie ‚jetzt' und ich werde nie ‚jetzt' sein. Ich bin alles in diesem Moment. Das Sein ist allgegenwärtig. Alles, was in der Vergangenheit war, ist die Rekonstruktion dessen, was ich glaube, was gewesen ist, aber mit meinem jetzigen Bewusstseinszustand. Dieser Bewusstseinszustand wechselt jedoch regelmäßig, ist daher recht unbeständig. Das bedeutet, dass ich die Vergangenheit so sehe, wie ich es jetzt gerade will, und nicht unbedingt so, wie sie sich tatsächlich zugetragen hat. Ich suche mir die Erinnerungen zusammen, die ich jetzt gerade gebrauchen kann, und andere Dinge lasse ich aus. Dazu kommt, dass ich eine Interpretation der Vergangenheit erinnere und nicht die Dinge, die vor sich gegangen sind, ohne Bewertung. Wenn es mir beispielsweise gerade nicht gut geht und ich auf das

Leben zurückblicke, dann kann der Eindruck entstehen, dass mein ganzes Leben ein einziges Leid war und immer nur schlechte Dinge geschehen sind, weil eben in dieser gedrückten Stimmung nur traurige und schmerzhafte Gedanken gesehen werden. Geht es mir hingegen gut und freue ich mich am Sein im Hier und Jetzt und ich würde dann zurückblicken, erschiene mir mein Leben als ein freudiges Leben. Interessanterweise schauen wir in erfüllten Momenten meist nicht auf die Vergangenheit zurück, sondern leben intensiv in der Gegenwart, das Gefühl des Mangels taucht nicht auf.

Genauso verhält es sich mit der Zukunft. Die Zukunft basiert auf der Vermutung, dass sich die Vergangenheit so oder so ähnlich wiederholen wird. Vergangenheit und Zukunft sind immer jetzt. Ich beurteile die Vergangenheit und die Zukunft immer aus meinem jetzigen Blickwinkel, und jedes Mal sieht es ein wenig anders aus. Dachte ich gestern noch, ich würde nie zum Erfolg gelangen, so kann ich mich am nächsten Tag ganz anders fühlen und mit Tatendrang meiner Zukunft entgegenschreiten.

Ich kann also in genau diesem Moment mein Leben verändern. Ich kann hier und jetzt frei wählen, durch welche Bewusstseinsbrille ich schaue, welche Gedanken über das, was ist, ich glauben will oder eben nicht. Ich kann mich genau jetzt entscheiden, ein Leben in Verantwortung für die Ideen, die ich bislang über mich und das Leben hatte, zu leben und in Liebe und Verbundenheit mit mir zu sein, denn nur so kann ich frei und glücklich sein. Entweder man lebt bewusst mit allem, was ist, und erkennt darin die Freiheit, sich von dem selbst projizierten Leid zu befreien, oder man lässt alles unbewusst laufen und fühlt sich als hilfloses Opfer seiner Gedanken und der äußeren Umstände. Zu warten, dass andere mich erfüllen und glücklich machen, zu warten, dass andere mir meine Schmerzen der Vergangenheit abnehmen, zu warten, dass die Welt eines Tages besser wird, ist ziemlich unwahrscheinlich und erfüllt mich nicht wirklich, denn damit nähre ich die Illusion meiner Unfähigkeit und Hilflosigkeit. Lieber schaue ich mir den Balken in meinem Auge ganz genau an. Ich verspreche, wenn man die erste Hürde der Unsicherheit überstanden hat, macht diese Gedanken- und Selbsterforschungsreise einen großen Spaß.

Wir können andere Menschen und die äußere Welt nur bis zu einem gewissen Grad beeinflussen und manipulieren. Wir können einen anderen Menschen nicht genauso machen, wie wir ihn haben wollen, und wir können nicht von jetzt auf gleich Weltfrieden gestalten. Aber was wir tun können, ist, Frieden in uns selbst (in unseren Gedanken) zu schaffen. Dann ist es auch nicht mehr nötig, im Essen, in Drogen, im Alkohol, in übermäßigem Medienkonsum etc. Ablenkung von dem scheinbaren Elend zu suchen.

Hier eine kleine Geschichte:

Die Geschichte von der Heilung der Welt

Es war einmal ein Wissenschaftler, der arbeitete bereits seit mehr als 20 Jahren in seinem Labor, weil er eine Formel erfinden wollte, um die Menschheit und die Welt zu retten, eine Lösung für die Probleme in der Welt. Er verbrachte die meiste Zeit in seinem Labor und sah die Welt draußen beinahe gar nicht.

Eines Nachmittags kam sein fünfjähriger Sohn herein und sagte „Papa, warum bist du denn immer hier drin im Labor und kommst nicht mal heraus und spielst mit mir?"

Der Vater antworte: „Weißt du, meine lieber Sohn, die Welt ist in einer Krise. Überall bekämpfen sich die Menschen, es herrscht Krieg, die Umwelt wird verschmutzt und es bahnen sich größere Katastrophen an. Ich verbringe meine Zeit hier, weil ich nach einer Lösung suche. Ich möchte der Welt helfen, sie heilen, ich möchte eine Lösung für all die Probleme finden."

„Aber Papa, das ist doch genau das, was ich auch möchte. Ich möchte doch auch, dass es allen Menschen gut geht, dass alle glücklich sind und nicht mehr leiden müssen, keine Angst mehr zu haben brauchen und dass es Frieden gibt in der Welt. Kann ich dir nicht helfen?"

Der Vater lächelte milde: „Ich weiß nicht, ob du mir helfen kannst, du bist doch so klein, du weißt doch gar nicht wirklich, was da in der Welt vor sich geht, kennst den Ernst der Krise nicht wirklich." Dann sagte er: „Aber du kannst hinausgehen und mir eine große Weltkarte bringen."

Der Sohn ging hinaus und brachte eine große Weltkarte mit. Der Vater nahm die Karte und zerriss sie in viele Einzelteile.

„So, wenn du mir zeigen willst, dass du mir helfen kannst, eine Lösung für die Probleme der Welt zu finden, dann musst du die Weltkarte wieder zusammenkleben."

„Aber Papa, ich weiß doch gar nicht, wie die Welt aussieht."

Der Vater wusste genau, dass ein Fünfjähriger nicht die Geographie der Welt kannte. Er wollte ihm nur zeigen, wie schwer es für ihn war, eine Formel zur Heilung der Welt zu finden, und dachte, so könne er den Sohn dazu bringen, ihn zu verstehen.

Mit gesenktem Kopf, leicht enttäuscht, dass sein Vater ihn nicht ernst nahm, ging der Junge mit den Papierschnipseln in der Hand aus dem Labor. Doch nach wenigen Minuten bereits kam er wieder zurück. Und in den Händen hielt er die wieder zusammengeklebte Weltkarte.

Der Vater war sprachlos und fragte: „Wie hast du das gemacht, du weißt doch gar nicht, wie die Welt aussieht?"

Der Sohn antwortete: „Ja, das stimmt. Aber auf der Rückseite der Weltkarte war ein Mensch aufgezeichnet. Und den habe ich einfach zusammengeklebt. Und als ich das Blatt umdrehte, war die Welt auch wieder heil."[4]

Wir können die Welt nicht heilen, ohne bei uns selbst anzufangen. Wenn wir uns selbst heilen, heilen wir die Welt.

Seit Jahrtausenden sehen Menschen das Elend in der Welt und immer wieder gibt es sogenannte „Befreiungskriege". Jede Nation, die einen Krieg anzettelt, verspricht, dass dies der letzte Krieg sein wird und dass dieser Krieg Frieden und Freiheit bringen wird. In den letzten 3000 Jahren gab es mehr als 5000 Kriege und noch immer gibt es Elend, Verzweiflung, Hunger und Kriminalität in der Welt.

Es war noch nie möglich und wird nicht möglich sein, die Welt, wie wir sie sehen, in Frieden zu versetzen. Wenn wir darauf warten, dass irgendwann einmal Weltfrieden herrscht, um dann schließlich glücklich sein zu können, dann werden wir wahrscheinlich vergeblich warten. Das ist so, wie wenn jemand am Strand sitzt und darauf wartet, dass die Wellen endlich aufhören, damit er endlich ins Wasser gehen kann. Es wird nicht geschehen.

---

4   Geschichte inspiriert durch Isha. www.isha.com

Die Welt, wie wir sie sehen, wird sich komplett verändern, wenn wir innerlich in Frieden sind. Wenn wir uns selbst heilen und das Bild, das wir von der Welt haben, durch Selbsterforschung entzerren, so nehmen wir zumindest unseren Beitrag von Angst, Sorge, Verzweiflung, Wut usw. aus dem kollektiven Bewusstsein heraus und befreien uns selbst. Und haben wir uns selbst geheilt, dann sieht die Welt schon ganz anders aus. Dann sehen wir, dass es möglich ist, Heilung zu bringen, und können anderen Menschen dabei helfen, sich selbst zu heilen und zu erkennen, dass der Ort der Vollkommenheit und des Heils bereits in ihnen liegt.

Solange wir jedoch das Elend sehen und in uns selbst keinen Frieden haben, können wir alles Mögliche tun und an den verschiedensten Ecken und Enden agieren, aber wir werden niemals frei und können nur so viel beitragen, wie wir selbst erlangt haben. Ist die Befreiung von Leid in uns selbst geschehen, so können wir wahrlich heilen. Dann ist unsere bloße Anwesenheit eine Heilung für andere, denn Frieden, Ruhe und innere Zufriedenheit strahlen von uns aus.

Wenn ich davon spreche, dass man sich nach innen wenden soll, um den Frieden in sich zu erkennen, dann meine ich nicht, dass man sich von all dem Elend in der Welt abkehren und verdrängen soll, was alles in der Welt geschieht. Im Gegenteil. Wenn man Klarheit in sich hat und mit einer Situation konfrontiert ist, in der dringend Hilfe benötigt wird, dann ist man viel freier zu handeln und Hilfe zu leisten, als wenn man daneben sitzt, unfähig, etwas zu tun, da man so sehr mit den Leidenden mitleidet. Liebe und Klarheit bedeuten nicht, dass man mit einem Leidenden mitleiden muss, deshalb seine eigene Klarheit verlässt und somit zwei Leidende da sind. Liebe und Klarheit bedeuten, mit aller Anteilnahme und Liebe im Herzen für den anderen da zu sein und in der Klarheit des Geistes das tun zu können, was jetzt gebraucht wird.

Es hilft der Welt und mir im Hier und Jetzt nicht, wenn ich mit Gedanken der Sorge, Angst und Verzweiflung mich selbst und andere Menschen in meiner Umgebung in die Verzweiflung treibe. Am meisten hilft es mir und allen anderen, wenn ich mit mir selbst in Frieden und im Klaren bin, denn dann stehe ich bedingungslos jedem anderen zur Verfügung, der meine Unterstützung braucht, anstatt mit meinen Leidensgedanken beschäftigt zu sein und somit blind für das zu werden, was um mich herum geschieht.

Beispiel:
Einmal war ich mit meiner Tochter auf dem Weg nach Hause und auf dem Bürgersteig saß ein etwa 9-jähriger Junge. Er hatte Inlineskates an und der Unterarm war offensichtlich in der Mitte gebrochen, in der Form eines Winkels abgeknickt. Es sah erschreckend aus und ich hätte in Panik verfallen und vor Verzweiflung um Hilfe schreien können. Ein anderer Mann kam vorbei und rief den Krankenwagen an, da ich mein Handy nicht dabei hatte, und anschließend rief er die Mutter des Jungen an. Meine Tochter schaute mich an, um zu sehen, ob etwas Schlimmes passierte oder nicht, und da sie bemerkte, dass ich ganz ruhig war, war sie es auch. Ich setzte mich einfach hinter den Jungen und hielt ihn im Arm. Er war sichtlich im Schock. Ich saß einfach nur da und sprach Worte der Beruhigung, streichelte seinen gesunden Arm und seinen Kopf und sagte ihm, dass seine Mama und auch der Krankenwagen gleich kommen würden und sein Arm dann versorgt werden würde. Es war alles in Ordnung. Es war ein ganz friedlicher und besonderer Moment mit diesem Jungen, den ich zuvor noch nie gesehen hatte.

Menschen kamen vorbei und gerieten in Panik, sie diskutierten lauthals, machten sich Sorgen und liefen wie aufgescheuchte Hühner um uns herum. Um nichts in der Welt hätte ich diese liebevolle Präsenz und Ruhe aufgegeben, die meine Tochter, den Jungen und mich umgab. Ich tat nichts. Ich war einfach nur da. Der Mann, der den Krankenwagen und die Mutter angerufen hatte, hatte das Nötige getan und mir blieb nichts zu tun, außer da zu sein. Der Junge, der erst wie ein Häufchen Elend ganz alleine nach seinem Unfall am Straßenrand dagesessen war, entspannte sich zusehends und war schließlich bereit, mit seiner Mutter in den Krankenwagen einzusteigen.

Einige Wochen später sah ich seine Mutter zufällig auf einem Laternenfest. Sie wollte mir dafür danken, dass ich bei ihrem Sohn war, als er seinen Unfall hatte. Ich gab ihr meine Adresse und ein paar Tage später stand der Junge mit seinem Papa vor der Tür und überreichte mir einen wunderschönen Blumenstrauß. Ich wusste gar nicht, wofür er sich bedankte, ich hatte doch nichts Besonderes gemacht. Ich freute mich, ihn so fröhlich und gesund zu sehen.

Die Verantwortung für seine Gedanken zu übernehmen und die innere Verwirrung zu heilen bedeutet also nicht, als Einsiedler zu leben und sich von der Welt abzuwenden, sondern je klarer man die Gedanken sieht, desto mehr fühlt man sich mit der Welt verbunden, desto mehr erkennt man, dass das Äußere das Innere widerspiegelt, und desto mehr kann man gewahr und präsent sein für das, was um einen herum geschieht. Wo man früher nur Gedanken sah wie: „Ich hoffe, ich sehe gut aus, ich hoffe, meine Klamotten sitzen richtig, hoffentlich denken die Menschen nicht, dass ich hässlich bin, hoffentlich werde ich nett behandelt, hoffentlich bekomme ich ein Kompliment, oh, nein, der Verkäufer war unfreundlich, bestimmt liegt es daran, dass er mich nicht mag oder dass mit mir etwas nicht richtig ist, oh nein, die Bahn kommt zu spät, immer passiert das mir, das nervt, ich mag es nicht zu warten" etc., kann man nun endlich das sehen, was ist. Wenn ich all diesen Gedanken in mir zugehört hätte, hätte ich vielleicht nicht einmal den Jungen am Straßenrand bemerkt, sondern wäre so mit meinem inneren mentalen Drama beschäftigt gewesen, dass ich ihn übersehen hätte.

Doch das Leben ist gnädig und es sorgt für uns. Und so wurde für den Jungen gesorgt, indem jemand vorbeigeschickt wurde, der einfach bei ihm war. Ein Krankenwagen wurde organisiert und seine Mutter verständigt und ich hatte die Gnade, mit diesem wundervollen Wesen einen bewussten und besonderen Moment erleben zu dürfen.

Entscheidet man sich also für den Weg des Lernens und bewussten Wachstums in Gewahrsein und Achtsamkeit für das, was ist, dann wird man sehr aufmerksam und hellhörig für die kleinsten Nuancen in den erlebten Ereignissen, denn man weiß, dass jedes Erlebnis eine Möglichkeit für Lernen und Wachstum in sich birgt. Dann reichen oft schon die kleinsten Hinweise des Schicksals, um sich zu ändern.

Entscheidet man sich hingegen, höchstwahrscheinlich unbewusst, für den Weg der Nicht-Verantwortung und verleugnet die eigene Kraft des Bewusstseins, dann werden die Ereignisse im Außen vielleicht heftiger, um einen wachzurütteln.

Was auf meinem Weg im Außen sichtbar wurde, war die Verringerung meines großen Übergewichts. Mir geht es in diesem Buch besonders um das

Aufzeigen der Prozesse im Innern, denn darin liegt der Schlüssel. Zunächst muss man mental abnehmen, bevor der Körper sich wie von selbst den neuen Erkenntnissen anpasst. Im Heilen der inneren Unruhe, der inneren Widerstände zeigen sich unwillkürlich auch Veränderungen im Außen.

Je mehr Bewusstsein für das Leben erwacht, desto klarer werden die Gedanken, Worte und Handlungen.

Zunächst dachte ich, dass es nur ums Abnehmen gehe, doch bald stellte sich heraus, dass es um Selbsterkenntnis ging, um das Verstehen des Lebens, das Verstehen der Funktionen und der Abläufe der Gedanken, des Verstandes, um die Heilung der Verwirrung und der Misskonzepte zurück ins Gewahrsein dessen, was ist. Dann geschieht ein Prozess der Verwandlung vom (mentalen) Übergewicht zum Gleichgewicht.

9.

Benennung des Symptoms: Übergewicht

Genau wie alle anderen Krankheiten Symptome haben, ist auch die Fehlgewichtigkeit ein Symptom. Ein Symptom der fiktiven Krankheit „Getrenntsein vom Ursprung"/Verwirrung.

Auch Schlafprobleme, Aufmerksamkeitsdefizit, Sehnsucht nach Anerkennung, Beziehungsprobleme, Unzufriedenheit, Mangelgefühle, Depressionen, Selbstzweifel, Süchte aller Art, Ungleichgewicht im Innen und Außen sind Hinweise darauf, dass wir uns unserer Verbindung mit dem Ursprung nicht bewusst sind, dass Frieden und Freiheit bereits in uns sind, jetzt.

Wohl sind wir immer und jederzeit mit dem Ursprung verbunden, nur unser Verstand glaubt an Abgrenzung, Verlassen- und Getrenntsein. Das wahre Selbst, der innere Frieden eines jeden Menschen, geht niemals verloren, egal, wie böse, grausam und schrecklich die Dinge sind, die ein Mensch tut oder erlebt. Man kann sich niemals selbst verlieren, auch wenn viele Menschen davon sprechen, sie müssten sich finden, sie hätten sich selbst verloren oder sie wären nicht ganz sie selbst. In Wahrheit sind sie immer hier und immer sind sie Frieden, doch sie glauben die Gedanken, die ihnen erzählen, sie hätten sich selbst verloren. Wie soll das gehen? Ich bin doch immer hier. Wo soll ich denn hingehen?

Es geht also beim Symptom Übergewicht nicht nur um ein paar Kilos, die man ja ganz einfach mit Sport und gesunder Ernährung loswerden könnte, sondern bei extremem Übergewicht handelt es sich auch um ein psychisches oder mentales Ungleichgewicht, das man mit dem Konsum von Nahrung auszugleichen versucht. Es geht um die Suche nach dem wahren Selbst, nach dem Ursprung, nach der Liebe, nach der Freiheit in uns.

Sucht im übertragenen und „esoterischen" Sinne (nicht im medizinischen) ist eng mit „suchen" verbunden, Suche nach Erfüllung, nach etwas, das uns Geborgenheit und Sicherheit schenkt und uns, zumindest kurzzeitig, von dem scheinbaren Stress und der Hektik des Lebens befreit. Fettsucht oder Esssucht, Adipositas wird die ‚Krankheit', die ich hatte, im medizinischen Sinne genannt, wenn ein Körper ein bestimmtes Gewicht proportional zur Körpergröße erreicht. Bei meinem Übergewicht von mind. 50 kg hatten sich so einige unterdrückte und verdrängte Gedanken und daraus resultierende Emotionen angesammelt, die gegen das Aussehen des Körpers kämpften, die dachten, der Körper sei das Problem, er sei nicht schön, nicht gut und ich könne ihm nicht vertrauen. Anstatt all diese Gedanken in Frage zu stellen und das, was ist, zu sehen, verlor ich mich in den Gedanken und Geschichten über das Leid und aß mehr und mehr in der Hoffnung, mir so Trost, Geborgenheit und inneren Frieden verschaffen zu können.

Es gibt die vielfältigsten Möglichkeiten, wie sich psychisches/mentales Ungleichgewicht ausdrücken kann. Die Illusion, getrennt zu sein von der Wahrheit in einem selbst, die Illusion, Glück und Frieden an Bedingungen geknüpft irgendwann einmal in der Zukunft finden zu können, entfachen Emotionen wie Wut, Groll und Angst, die wiederum nach einer Kompensation verlangen, um den Schmerz zu betäuben.

Übermäßiges Essen oder Essen verweigern sind eine kurzfristige Möglichkeit der Kompensation, die weit verbreitet ist. In beiden Fällen, wenn es extrem und krankhaft wird, steht der Tod des Körpers am Ende des Weges. Die Todessehnsucht ist die Hoffnung auf Erlösung.

Auf diesem Weg wird man die Erlösung jedoch nicht erlangen, denn wir wissen ja mittlerweile, dass der Tod nur das Vergehen des menschlichen Körpers bedeutet, nicht aber den Tod des Selbst.

Es gilt also, die Freiheit des Bewusstseins zu erkennen, den inneren Frieden, und das gelingt dadurch, dass wir unsere Interpretation der Welt, die Überzeugungen und Glaubenssätze, die diesen Schmerz in uns verursachen, indem wir sie als „die Wahrheit" annehmen, bewusst anschauen und hinterfragen. Es könnte nämlich sein, dass sich dann eine viel freundlichere Welt für uns zeigt. Und falls all die schmerzhaften Gedanken und Überzeugungen über uns und die Welt doch wahr sein sollten, dann haben wir sie wenigstens überprüft und wissen nun, warum das Leben für uns so schwer ist.

Übergewicht: eine Schutzmauer, ein selbst gemauertes Gefängnis

Ich fühlte mich in meinem Körper wie in einem Gefängnis. Die Fettmassen um mich herum waren mein selbst gemauertes Gefängnis. Der Mörtel war die Illusion, die Steine waren die Überzeugungen, Konditionierungen und Glaubenssätze.

Ich fühle mich wie ein eingesperrtes, aller Freiheiten beraubtes Opfer. Ich sah keinen Ausweg mehr. Ich gab die Hoffnung auf Befreiung auf, die Kraft zum Ausbruch hatte ich auch nicht, so dachte ich. Also fand ich mich mit meiner Situation ab und begann mich in meinem Gefängnis gemütlich einzurichten. So ließ es sich wenigstens darin aushalten. Irgendwann fühlte ich mich sogar richtig wohl und begann die Gitterstäbe zu ignorieren, ich sah sie gar nicht mehr.

Je länger man sich in einer Situation befindet, egal, wie unerträglich sie zunächst zu sein scheint, desto vertrauter wird sie. Man beginnt sich mit ihr anzufreunden, gewöhnt sich an sie und beginnt sich damit zu identifizieren. Irgendwann glaubt man, dass man diese Situation *ist*, dass sie einen ausmacht, sie wird Teil des Selbstbildes, und sie zu verändern oder zu kritisieren käme einem „Selbstverrat" gleich, denn man würde das verraten, was man als großen Teil seines Selbstbildes ansieht. Man beginnt sogar sein Übergewicht zu schützen und zu verteidigen, wenn man für die Körperfülle kritisiert wird, denn man denkt, man ist der Körper, und will sich selbst vor Angriffen schützen.

So sah mein Gefängnis aus, mein nett eingerichtetes, liebgewonnenes, vorhersehbares und sicheres Gefängnis. Es diente mir auch als Schutzmauer zur Abgrenzung. Ich fühlte mich in gewisser Hinsicht sogar geborgen. Ich kannte es ja nicht anders.

Von außen betrachtet scheint es für viele vielleicht nicht nachvollziehbar zu sein, dass jemand einen so übergewichtigen Körper hat und (scheinbar) nichts dagegen unternimmt. Wie kann man sich in einem solchen Körper nur wohlfühlen?

„Mach' doch Sport" und „iss weniger Schokolade" sind die gängigsten Ratschläge. In diesem Falle waren die Ratschläge tatsächlich Schläge, da ich mich mit dem Körper identifizierte und mich somit persönlich angegriffen und verletzt fühlte.

Von der Identität zur Individualität

„Ich muss mich abgrenzen, um mich nicht selbst zu verlieren." Diesen Satz höre ich häufig von Menschen und ich habe ihn früher auch oft benutzt. Aber wogegen? Die äußere Hülle, den Körper, empfand ich auch stets als eine Abgrenzung, eine Schutzmauer. Aber eine Schutzmauer wogegen? Gegen wen oder was müssen wir uns abgrenzen, um uns nicht selbst zu verlieren? Was ist es, vor dem wir uns schützen müssen? Was ist so bedrohlich, dass es uns gefährlich werden könnte? Und was verlieren wir, wenn wir uns nicht abgrenzen?

Wir grenzen uns ab durch Worte, wir grenzen uns ab durch Gesten und Handlungen, durch einen bestimmten Klamottenstil, durch einen bestimmten Lebensstil, um uns von anderen Menschen abzuheben. Um etwas Besonderes zu sein, um herauszustechen, um anders zu sein als die anderen, um uns als eigenständige, unabhängige Persönlichkeiten zu erleben, um nicht so zu sein wie die Eltern oder wie bestimmte gesellschaftliche Gruppen.

In dieser Abgrenzung erfährt man vermeintlich sein wahres Wesen. Es ist jedoch nicht das wahre Wesen, das Selbst, was damit gestärkt und erfahren wird, sondern die Individualität, die Persönlichkeit, das Selbstbild, das Ego. Es kann nur durch Abgrenzungen, durch Getrenntsein, durch Anderssein existieren. Das Wesen des Selbst ist jedoch Grenzenlosigkeit und All-Eins-Sein.

Das, was wir aufrechterhalten wollen, ist unsere Identität, unsere Persönlichkeit, die durch alle mentalen und materiellen Besitztümer, mit denen wir uns identifizieren, gebildet wird. Mentaler Besitz sind Gedanken, Überzeugungen, Glaubenssätze usw. Materieller Besitz sind der Körper, das Haus, das Auto, geliebte Gegenstände usw.

Das Aufrechterhalten der Identität, der Persönlichkeit, des Selbstbildes, ist deshalb so anstrengend, weil dies nicht das wahre Selbst ist und nicht wirklich unserem Wesen entspricht, sondern das Konzept des Verstandes darüber, wer und was ich bin. Dieses Konzept entsteht immer in Relation und Abhängigkeit mit der Umgebung, mit der Gesellschaft. Es beinhaltet alles, was mir jemals über mich und die Welt erzählt wurde und was ich selbst über mich denke. Ich bin nicht so wie der, auch nicht so wie der, sondern mehr wie der und der. Man definiert die Persönlichkeit durch Identifikation mit einer bestimmten Gesellschaftsschicht, einer bestimmten Gruppe von Menschen, mit den Armen, mit den Reichen, mit den Hübschen, mit den Hässlichen. Diese Identifikation beruht auf Abgrenzung gegen andere Gruppen. Ohne die Konservativen gäbe es keine Liberalen, ohne die dicken Menschen gäbe es keine Dünnen, ohne die Armen gäbe es keine Reichen.

„Ich bin dicker als…"
„Ich bin dünner als…"
„Ich bin reicher als…"
„Ich bin ärmer als…"
„Ich bin toleranter und weltoffener als…"
„Ich bin besser als…"

Auf diese Art und Weise grenzen wir uns von anderen Menschen und Gesellschaftsschichten ab, um uns zu definieren, unsere Identität zu etablieren. Die Identität beruht immer auf gesellschaftlichen Standards, immer in Abhängigkeit von gesellschaftlichen Anforderungen, sie beruht auf Lebensstil und Lebensstandard.

Die Identität besteht aus dem, was ich habe oder tue, nicht aus dem, was ich bin. Das habe ich nie verstanden. Ich wusste schon als kleines Kind, dass ich nicht *nur* der Körper bin, und habe mich immer gewundert, dass die Menschen mich nur von außen, mit ihren physischen Augen betrachteten.

„Aha, du bist soundso groß, ziehst die und die Klamotten an, du bist brav oder ungezogen, du hast gute Noten, du hast ein schönes Fahrrad, du hast rote Haare, du bist dicker als…" usw.

Heute ist es dann der Beruf, das Haus, die Kinder, der Ehemann, die Figur, der Lebensstandard, also alles, was man sehen und beschreiben kann, womit Menschen ihre Identität bilden und wodurch sie von anderen eingeschätzt und beurteilt werden.

Aber ist das alles, was du bist? Wer bist du wirklich?

Solange Menschen sich nur mit dem Körper und dem Verstand identifizieren, so lange müssen sie sich abgrenzen, um ihre Identität aufrechtzuerhalten. Diese Abgrenzung ist nötig, um seine eigenen Grenzen zu erfahren, um die Grenzen der Persönlichkeit, der Identität abzustecken.

Solange Menschen sich nur mit dem Körper und dem Verstand identifizieren, so lange laufen sie durch die Welt und suchen sich selbst. Sie gehen in Vereine und Clubs, um mit dem Gedanken, der Philosophie des Clubs ihre Identität zu bereichern. Dann können sie sagen: „Ich bin Mitglied bei soundso", und die anderen Menschen, die mit dem Ruf des Vereins vertraut sind, machen sich sofort ein Bild.

Aber ist es das, was du bist?

Solange sich Menschen nur mit dem Körper und dem Verstand identifizieren, hungern sie nach Beschreibungen ihrer selbst. Sie fragen andere, wie sie einen finden, sie bitten um Beurteilungen bestimmter Handlungen, um Kritiken ihrer Werke, um Noten, um Anerkennungen verschiedenster Natur, immer in der Hoffnung, sich dadurch selbst zu erkennen. Gut, dann kann man sein Selbstbild um einige Urteile, Einschätzungen, Abzeichen und Urkunden bereichern.

Aber weißt du dadurch, wer du bist?

Dann hast du Beschreibungen darüber, wie andere Menschen dich sehen. Dann hast du Abzeichen, Urkunden, Anerkennungen für die Dinge, die du tust. Aber du weißt immer noch nicht, wer du bist.

Und du wirst auch nie von einem Menschen, der sich selbst nicht erkannt hat, die Wahrheit über dein wahres Selbst erfahren. Das ist unmöglich.

Du wirst nur unbefriedigende Antworten bekommen, Einschätzungen und Beurteilungen eines Menschen, der sich in dir widerspiegelt. Er beschreibt sich selbst und kann nur so weit sehen, wie er sich selbst kennt.

Deshalb fühlst du dich verkannt, nicht in deinem Herzen berührt, wenn Lehrer, Bekannte, Juroren, Jurymitglieder jeglicher Art dich einschätzen und beschreiben sollen.

Wenn du wirklich wissen willst, wer du bist, dann wende dich nach innen, in dein Herz, dort liegt die Antwort begründet. Oder suche die Nähe von Menschen, die die Wahrheit und Freiheit in sich erkannt haben und sie leben. Sie sind dein Spiegel. Sie können eine Quelle der Inspiration sein auf dem Weg des Erwachens für dein wahres Selbst, deine wahre Natur.

Selbstannahme ist also keine Persönlichkeitsentwicklung. Selbstannahme ist nicht eine weitere Trophäe, ein weiteres Abzeichen, das du zur Ausweitung deines Selbstbildes, deiner Identität, deines Egos hinzufügst, sondern Selbstannahme ist die Erkenntnis, dass dieses Selbstbild in Gedanken existiert, die in dir auftauchen, die du sehen kannst, derer du dir bewusst bist, aber du bist sie nicht. Somit ist das Sehen ohne die Brille des Selbstbildes das Ende all dessen, die Beseitigung aller Anstrengungen, aller Geschichten, allen Wetteiferns, um besser, größer, schöner zu sein, um endlich zu erkennen, dass man sich die ganze Zeit nach etwas gesehnt hat, das man bereits ist.

Selbstannahme ist die Erkenntnis des wahren Selbst, dass es selbst dieses Schauspiel des Selbstbildes, der Identität, der Identifikation mit allem Haben und Tun gespielt hat, indem es die Welt der Gedanken, des Verstandes als „die „Wahrheit" angesehen hat und dabei sich selbst vergaß. Es vergaß und übersah, dass die Freiheit und Wahrheit, nach denen die Gedanken nun suchten, bereits da sind. Hier und jetzt. Und es erkennt, dass es nicht schlimm ist, dieses Schauspiel als Realität gesehen zu haben, denn es blieb von all dem unberührt. Egal, wie viele Gedankenstürme, Aufregungen und Emotionsdramen sich im Bewusstsein abspielten, das Selbst, unser innerster Kern, blieb stets frei und unberührt. Die Idee, man sei gefangen und unfrei, ist eben auch nur ein Gedanke, der im Bewusstsein auftaucht, und erst, indem wir ihn glauben und als „Wahrheit" annehmen, wird er zu unserer Realität. Das ändert aber nichts daran, dass das nur eine Idee ist und keine Wahrheit.

Das Selbst kann niemals eine Beschreibung, eine Idee oder ein Konzept sein. Die Identität, das Ego, ist klar definiert durch Worte und Beschreibungen, besteht aus Erinnerungen der Vergangenheit, ist ein reines Verstandeskonstrukt. Die Identität basiert auf dem Identifizieren mit dem Körper, aber der Körper selbst weiß nichts von all den Geschichten, die um ihn gebildet werden. Der Körper ist Ausdruck des Lebens selbst, eins mit der Schöpfung und ihren immerwährenden Prozessen.

Das Selbst ist das Leben selbst, das, was wir sind, reines Bewusstsein. Der Körper ist Ausdruck dieses Bewusstseins, aber das Bewusstsein ist auch ohne den Körper. Das Bewusstsein drückt sich als Körper aus und nimmt durch den Körper wahr, aber ohne das Bewusstsein ist der Körper nur eine sterbliche Hülle.

Tod ist das Gegenteil von Geburt, nicht von Leben.

Wie ist es also möglich, mit so einem dicken Körper zu leben? Wie ist es überhaupt möglich, in einem Körper zu leben, da das wahre Wesen doch so viel größer ist und bei weitem über die physischen Grenzen hinausgeht? Wer fühlt sich schon so richtig wohl mit seinem Körper? Wer ist wirklich in Einheit und Verbundenheit mit seinem Körper? Wer ist in bedingungslosem Frieden mit seinem Körper?

Bei mir war es so, dass ich nie ein besonderes Körpergefühl hatte. Ich fühlte meinen Körper nicht und identifizierte mich nicht mit ihm. Ich definierte mich über meinen Geist, meine mentalen Besitztümer, mein Bewusstsein, meine Fähigkeiten und mein Wesen. Das empfand ich als angenehm, herzlich, liebenswert und toll, und ich verstand nicht, warum die Menschen immer so ein Theater um die sterbliche Hülle machten.

Da die Menschen sich mit Hilfe der Gedanken ihres Verstandes von dem Gewahrsein ihres wahren Selbst scheinbar abspalten, indem sie Gedanken des Getrenntseins, des Mangels und des Leids glauben, definieren sie sich mit ihrem vergänglichen Körper, ihrer sterblichen Hülle. Das ist alles, was ihnen bleibt, wenn sie die anderen Ebenen und Möglichkeiten ihres Bewusstseins vergessen und sich nur auf die fünf irdischen Sinne verlassen. Dabei ist der Körper der Tempel des Lebens selbst, das sich selber schmecken und erfahren will, das Instrument, in dem das Leben selbst sich erfahren kann. Und das, was wir sind, ist das Leben selbst, nicht die temporären Erscheinungen in ihm.

Der Körper ist nicht die Ursache unseres Seins, sondern eine Erscheinung im Sein, in dem Sein, das ich bin.

Egal, wie lange wir uns in Gedanken auf diesen Körper und die vorüberziehenden Gedanken reduziert haben, egal, wie lange wir die Idee des „Getrenntseins vom wahren Selbst" geglaubt haben, es ist doch das, was wir sind. Und es ist das, was all diese Ideen in Liebe geglaubt hat.

Die Schöpfung, die Existenz, das wahre Selbst ist wie der Ozean. Und jede kleine Welle darin ist ein Ego, ein Verstand, ein Bewusstsein, das denkt: „Ich bin getrennt von dir."

Doch egal, wie sehr sich die Welle aufbäumt und versucht sich unabhängig zu machen, sich zu beweisen, dass sie mit den anderen nichts zu tun hat, sie war immer, sie ist es in diesem Moment, und sie wird auf ewig ein Teil des Ozeans sein.

Die Gedanken der Verleugnung der Einheit, die Ignoranz darüber, dass alles denselben Ursprung hat, ist zu klein, um die Wahrheit der All-Einheit erschüttern zu können.

Beispiel:
Diese Verleugnung ist wie ein Strohhalm, der auf dem Ozean schwimmt und sich einbildet, dass er, von seinem Standpunkt aus gesehen, den Ozean in zwei Teile teilt. Schaut man aber von weiter weg, dann sieht man die Wahrheit der unendlichen Einheit.

Du bist diese Einheit und gleichzeitig die Form, in der die Einheit sich in der Vielheit zeigt. Du bist das, was immer ist. Immer hier, immer jetzt. Tod gibt es für alles, was Form hat, alles, was in der manifesten Welt erscheint, aber das reine, formlose Bewusstsein, das du bist, kennt keinen Tod, es ist immer. Tod ist das Gegenteil von Geburt, jedoch nicht das Gegenteil von Leben. Das Leben selbst stirbt nie, es ist unendlich.

10.

Die Angst vor der Liebe, vor dem Unbekannten: Die Stille der Gedanken

Hat man sich erst einmal in seiner Lebenssituation eingerichtet, dann ist sie der meist vertraute und sicherste Ort, an dem man verweilen kann. Man kennt ja nichts anderes. Man kennt nur seinen eigenen Blickwinkel: die angehäuften Ideen, Konzepte, Überzeugungen, die man übernommen hat und nun als seine eigenen betrachtet und mit denen man bislang die Welt bewertet und betrachtet hat.

Deshalb ist es nicht verwunderlich, dass wir in unbekannten Situationen unsicher sind und nicht wissen, wie wir uns verhalten sollen. In dem Glauben, getrennt zu sein vom Ursprung, klammern wir uns an alles, was wir bisher in unserem Leben gelernt haben, anstatt uns in die Leere fallen zu lassen, in der uns nichts anderes übrig bleibt, als unserer Intuition zu vertrauen.

Und da es für den ständig nach Erklärungen und Sicherheit suchenden

Verstand nahezu unerträglich ist, ohne Plan und ohne Konzept zu handeln, so präsentiert er uns alle möglichen Konzepte, in der Hoffnung, dass irgendetwas davon nützlich sein könnte und uns davon überzeugen kann, die Gedanken weiterhin als alleinige Wahrnehmungsebene zu sehen. Dass es da eine Weisheit, ein inneres Wissen jenseits von Konzepten und angelerntem Wissen gibt, ein direktes und unmittelbares Sehen dessen, was ist, bleibt dem Verstand verborgen, denn es liegt jenseits seines Fassungsvermögens. Denn nur, wenn wir sprichwörtlich sprachlos sind, wenn wir nicht mehr weiter wissen, wenn wir überwältigt sind von einem wunderschönen oder tragischen Ereignis, wenn wir einfach wunschlos glücklich sind und uns in den Moment hinein entspannen und somit die vertrauten Konzepte nicht mehr greifen, dann tritt diese innere Weisheit zutage, dann ist da auf einmal ein unmittelbares intuitives Wissen, das durch keinen Zweifel des Verstandes erschüttert werden kann.

Eine dieser Schocksituationen habe ich erlebt, als ich ca. 16 Jahre alt war.

In diesen außergewöhnlichen Situationen können ungeahnte Kräfte in uns freigesetzt werden, da die alltäglichen Denkmuster nicht mehr greifen. Das Denken setzt aus und macht Platz für die unbegrenzte und allwissende Intelligenz des Lebens selbst. Wir handeln, ohne zu denken.

Beispiel:
Ich war mit meinem 12 Jahre jüngeren Bruder allein zu Hause. Wir spielten. Er rannte kurz in sein Zimmer, um etwas zu holen. Ich hörte ein lautes Geräusch aus seinem Zimmer, so, als würde ein Stuhl zu Boden fallen. Dann kam mir mein kleiner Bruder fröhlich entgegengerannt. Er sagte, er sei hingefallen. Sein Gesicht und sein weißer Pullover waren blutüberströmt. Er hatte sich gestoßen, aber bemerkte das Blut gar nicht. Geistesabwesend handelte ich. Ich schnappte ihn mir und wir gingen sofort in die Arztpraxis meines Onkels, die zum Glück nicht weit entfernt war. Dann kann ich mich an nichts mehr erinnern. Ich weiß nicht mehr, wie wir zur Praxis gekommen sind, ob mein Bruder genäht wurde etc. Ich weiß nur, dass seine Augenbraue kaputt war und die Haut ein Stück herunterhing. Er sah grauenhaft aus, blutüberströmt. Ich hätte schreien, heulen können, denn ich hatte Todesangst um meinen kleinen Bruder.

Doch bevor ich zusammenbrechen konnte, setzte mein Verstand aus. Alle bisherigen Muster für Verhaltensweisen griffen nicht mehr. Für eine solche Situation war in meinem System noch kein Ordner angelegt. Kein Gedanke griff mehr und ich handelte einfach. Irgendwie landeten wir beim Arzt, und heute hat mein Bruder eine Narbe an der Augenbraue, die ihn markant und einzigartig macht.

Ich handelte einfach, ohne nachzudenken, bzw. ‚es' handelte durch den Körper hindurch. Heute weiß ich, dass der Schock so groß war, dass sogar die Bestrebungen des Egos nach Selbsterhaltung aussetzten, denn solch eine Situation war noch nicht im Verstand abgespeichert und deshalb konnte er keine vergangenen Referenzen als Anhaltspunkt nehmen, um diese Situation zu meistern. Also setzte er komplett aus und gab Raum für die Intelligenz des Lebens selbst. Dadurch war weises Handeln jenseits der Grenzen des Verstandes möglich. Ich hatte an die Ereignisse, nachdem ich ihn blutüberströmt gesehen habe, keine Erinnerung mehr. Ich dachte nicht nach über das, was geschah, sondern das Handeln geschah von selbst.

Nur wenn der Verstand die einzelnen Schritte einer Handlung kommentiert, interpretiert und bewertet, dann bildet sich eine Erinnerung. In diesem Falle jedoch geschah dies nicht. Die Bewegungsabläufe geschahen automatisch und erst aus Erzählungen anderer Menschen im Nachhinein konnte ich rückschließen auf das, was dort wohl geschehen war.

Wenn wir noch an die Zweifel und angelernten Ideen über das Leben glauben, wenn uns die Stimme unserer mahnenden Erziehungsberechtigten noch im Ohr klingt und wir deren Worte einfach glauben, ohne in uns hineinzuspüren, um zu fühlen, ob sich das Gesagte für uns wahr anfühlt, dann überhören wir diese Impulse aus unserm Innern, denn der Gedankenlärm ist stärker.
Bemerken wir jedoch einen Gedanken, der uns Stress und Schmerz bereitet, und erinnern uns daran, dass wir die Möglichkeit haben, ihn zu befragen, anstatt ihn einfach zu glauben, gewöhnen wir uns langsam daran, unsere Wahrheit ins Leben einziehen zu lassen.

Je häufiger wir die schmerzhaften Gedanken in uns erkennen und uns wagen, sie unter die Lupe zu nehmen, desto mehr sehen wir, dass sie alle ziemlich ähnlich sind und häufig ihren Ursprung in Sätzen wie: „Ich bin nicht richtig, wie ich bin, ich bin nicht liebenswert etc." haben. Und wir bemerken mit der Zeit, dass nicht das, was wir sind, nicht liebenswert oder unfreundlich oder nicht richtig ist, sondern die Gedanken über uns, die Welt und andere ziemlich unfreundlich und nicht gerade liebenswert sind.

Unter all diesen Ideen, mit denen wir uns die Welt und uns selbst ziemlich zum Feind machen, liegt eine tiefe Sehnsucht nach Wahrheit, eine reine Unschuld. Nur in absoluter Unschuld und Liebe kann man derart schmerzhafte Gedanken glauben. Ansonsten würde man sie anzweifeln und in der Luft zerreißen. Doch wir haben im Laufe des Lebens so viele Überzeugungen angesammelt, die uns glauben lassen, wir seien klein und unwert und nie genug, egal, was wir alles machen, dass wir irgendwann den Blick oder den Sinn für die Wahrheit in uns verloren haben.

Eines Nachts hatte ich die Gnade, diesen Zustand des Seins ohne Gedanken in all seiner Intensität und Reinheit schmecken zu dürfen.

Zu diesem Zeitpunkt hatte ich jedes Wort meines Lehrers in mir aufgenommen und erkannt, dass ich in Wahrheit nichts wirklich weiß, dass meine Gedanken das Leben nicht in der Hand haben und dass ich im Gegensatz zu meinem Lehrer, der absoluten Frieden und innere Freude ausstrahlte, alles andere als glücklich war. Ich wollte diesen Zustand, in dem er zu sein schien, auch erleben. Ich hörte seine Worte, las seine Schriften, probierte die empfohlenen Meditationen und hatte wundervolle und glückselige Erlebnisse, doch ständig liefen Gedanken im Kopf ab. Aus den Worten meines Lehrers hatte ich vernommen, dass in der Gedankenstille die absolute Klarheit liegt. Und das wollte ich nun erleben. Doch je mehr ich versuchte, keine Gedanken zu haben, desto mehr Gedanken tauchten auf. Nun sehe ich, dass dieses „Ich", was Gedanken loswerden wollte, selbst ein Gedanke war, und, solange es nicht die Kontrolle aufgab, es keine Chance gab, die Stille jenseits der Gedanken zu erleben. Nachdem ich nun sogar bemerkte, dass ich nicht in der Lage bin, Gedankenstille zu erzeugen, gab ich all diese Versuche auf und lebte nur noch in der Hingabe an das Sein. Ich sah, wie der Körper aufstand, Zähne putzte, frühstückte, sprach und durch alle Bewegungen des Alltags mit Leichtigkeit hindurchging, ohne jegliches Zutun meines Verstandes. Somit fasste ich mehr und mehr Vertrauen in die Kraft in mir, die diesen Körper am Leben erhält, das Leben selbst. Das Leben machte mehr und mehr Freude, denn die Gedanken von „Ich muss etwas tun, ich muss Entscheidungen treffen, ich muss dafür sorgen, dass alles reibungslos abläuft, ich muss aufpassen, ich muss vorsichtig sein, ich muss planen" etc. wurden immer leiser und leiser, denn ich sah, dass es auch ohne sie ging. Es war leicht und friedvoll ohne sie.

Doch immer noch gab es einige Ideen und Konzepte, die sehr tief im Bewusstsein verankert waren und dafür sorgten, dass die vollkommene Hingabe, das komplette Loslassen nicht geschehen konnten. Doch eines Nachts habe ich erkannt, dass jegliches Festhalten an Konzepten und Illusionen der Kontrolle nur inneren Stress bereiteten, und in den letzten Wochen und Monaten hatten sich viele offene Fragen und Dinge, die so lange Unruhe und Stress im Leben verursacht hatten, verabschiedet. Es war beinahe so, als würde ich mich von einem großen Teil meiner selbst verabschieden, einem Teil, der zu meinem Selbstbild gehörte, aber nicht das war, was ich wirklich bin. Und der Hunger nach Wahrheit war so groß, das Feuer der Wahrheit brannte unentwegt im Bewusstsein und verbrannte sanft und liebevoll alles, was ich nicht bin.

Jenseits von Gedanken ist Stille, ist Klarheit.

Eines Nachts ging ich joggen, in Hingabe an das Sein, an den Guru und die Wahrheit. Ich summte ein Mantra, der Mond schien am Himmel und in meinen Gedanken tauchte der Satz auf „I am walking", also „ich gehe" oder „ich laufe". „I am walking." Immer wieder bewegten sich diese Worte in mir. Plötzlich geschah eine Verschiebung im Bewusstsein, eine Lücke entstand zwischen den Gedanken und mir, ich sah, dass ich nicht die Gedanken war, und erkannte, dass nicht „ich" laufe, sondern dass „*es*" den Körper läuft". Obwohl ich denke, dass es das „Ich" in Gedanken ist, das den Körper läuft, so ist es die Intelligenz der Existenz, die den Körper bewegt, das Leben selbst. Obwohl ich permanent den Gedanken, die in der Vergangenheit und Zukunft herumtanzen, Aufmerksamkeit schenke und in Gedanken überall bin, aber nicht in der

Gegenwart, nicht im „Hier und Jetzt", nicht bei der momentanen Aktivität des Joggens, läuft der Körper trotzdem. In dem Moment verschwand das „Ich" und „Mein" und es war nur noch wunderbare Stille, wenn der Verstand eintaucht in das Sein. Abwesenheit von Gedanken. Stille. Klarheit. Frieden. Freiheit. Sein.

Nicht weil ich denke, laufe ich, sondern obwohl Gedanken permanent ablaufen, läuft der Körper. Es gibt da kein „Ich", das läuft. Dieses „Ich" ist ein Gedanke, der passiert, er ist nicht greifbar. Er ist impotent, er kann nicht handeln. Dieses Ich kann wollen und wünschen und dennoch passiert das Leben selbst so, wie es sich entfaltet. Dass da ein „Ich" ist, was das Leben lebt und kontrollieren kann, ist die größte Misskonzeption überhaupt, die der Kern allen Leids und aller Missverständnisse ist. Es ist eine Konditionierung, ein Konzept, ein Gedankenkonstrukt. Es ist nur einfach das Leben selbst, was all das tut, immer neue Formen und Ereignisse aus sich selbst hervorbringt.

Der Körper lief, ich joggte eine Stunde lang. Das wäre mit meinen Gedanken gar nicht möglich, denn ich hatte noch nie so lange gejoggt und hätte es mir auch nicht vorstellen können. Da war keiner mehr, der lief, da war nur noch reines Laufen. Einssein. Das Sein ist unbegrenzt, jenseits von Limitierungen, deswegen war dies möglich.

Der Körper lief sogar über einen Friedhof, mitten in der Nacht. Das war zuvor meine größte Angst gewesen. Doch in der Stille der Gedanken gab es nichts mehr, was das, was ist, als gefährlich oder bedrohlich bewerten konnte, es war nur noch Sein. Es gab keine Unterscheidung mehr von gut und böse, hell und dunkel, leicht und schwer. Es war nur reines Sein im Moment, ohne Gedanken. Es wurde wahrgenommen, Sehen, Laufen geschahen, aber derjenige, der immer alles moderiert hatte, der Situationen beurteilte und einschätzte, das Ego, das „Ich, Mein, nicht Dein" war nicht.

In dieser Nacht geschah etwas Wundervolles. Ich durfte einfach sein, das reine Sein schmecken, anstatt ununterbrochen mit den Gedankenkommentaren des Egos versorgt zu werden. Ich weiß nicht, wie und warum es geschah, es geschah einfach, in dem Moment, wo gesehen wurde, dass ich nicht das Ich im Kopf bin, das das Leben kommentiert, sondern dass ich einfach nur bin. Gedanken tauchten nur noch als entfernte Wellen auf dem ewigen Ozean des reinen Bewusstseins auf, verschwanden dann in Stille. Alles wurde wahrgenommen, aber ohne es zu bewerten, anzumoderieren, zu unterscheiden, gegen bisherige Erlebnisse abzugrenzen usw.

Es fühlte sich so normal an, so vertraut, die wahre Natur: einfach nur sein, das, was wir sind. Nichts Außergewöhnliches, einfach nur Sein, Selbst-Erkenntnis, Freiheit.

Nach dieser Nacht waren Gedanken sehr rar. Einige Tage sprach ich nur sehr wenig. Ich bemerkte, dass jedes Wort, das diese wunderbare Stille unterbrach, weh tat. Wenn ich Fragen gestellt bekam, die „mich" betrafen, konnte ich nur sehr schwer antworten, denn jede Antwort fühlte sich wie eine Lüge an. Ich hatte doch gerade erst erleben dürfen, dass ich kein Gedanke bin und dass alle Worte und Beschreibungen über „mich" niemals das beschreiben können, was ich wirklich bin. Also vermied ich den Kontakt zu anderen Menschen, solange es ging, und badete in dem, was ich als wahr empfand. Diese Stille, unsere wahre Natur, das reine Sein, war so erholsam, so wunderbar Kraft spendend, so vollkommen, so rein, so klar, dass ich es nicht verlieren wollte. Aber wie kann ich das verlieren, was ich bin? Das war nur ein Gedanke, der im Bewusstsein auftauchte und wieder verging.

Doch genau diese wunderbare Stille, diese Leere, ist es, die uns Angst macht. Paradoxerweise ist es genau das, wonach wir uns sehnen, was wir mit aller Kraft verhindern. Die Erkenntnis, dass wir nichts Besonderes sind, sondern einfach nur Sein, einfach nur Stille, Leere, klares Bewusstsein, ist für den Verstand, für das Ego unvorstellbar. Unser ganzes Leben verbringen wir damit, jemand Besonderes zu sein, außergewöhnlich, anders als die anderen, um Aufmerksamkeit und Achtung zu erlangen.

Wir vermeiden alle Situationen der Stille und Ruhe, da wir dort mit unserer eigenen Unzulänglichkeit, der Einfachheit und Leere konfrontiert werden, der Unzulänglichkeit.

Deshalb füllen wir unseren Alltag mit Musik, mit Lärm, mit Beschäftigung, mit unablässigem Sprechen, Fernsehen, Streiten, Ablenken.

Um jedoch die wunderbare Stille des reinen Seins zu kosten, muss man erst durch den inneren Lärm hindurch, um schließlich Freiheit von Gedanken zu erleben.

Wenn wir in Stille sitzen, dann ist es alles andere als still. Im Außen kann es vollkommen still sein, in uns jedoch geht der Lärm erst richtig los. Sogar mehr als sonst, denn es gibt keine äußere Ablenkung mehr. Alle Arten von Gedanken, Sorgen, Sehnsüchten, Verletzungen tauchen auf. Daher vermeiden wir die Stille.

Wenn man jedoch weiß, dass all diese Gedanken nur ein verschwindend kleiner Teil dessen sind, was wir sind, dann kann man sich mit den Gedanken auseinandersetzen, ohne sie als angenehm oder unangenehm, als gut oder böse zu bewerten, und sie so als das erkennen, was sie sind, und die Irrungen und Wirrungen in Klarheit auflösen. Gedanken selbst sind nicht das Problem. Nur unsere Bewertung, unser Glaube, die Aufmerksamkeit und Kraft, mit denen wir sie aufbauschen, machen sie zu scheinbar greifbaren Realitäten.

Der Gedanke „Ich bin hässlich und niemand liebt mich" war in meinem Bewusstsein ein immer wiederkehrender Geselle. Er war so vertraut und wurde so sehr bemuttert, dass er lange Zeit meine Realität bestimmte. Erst als ich das Interesse an diesem Gedanken verlor und bemerkte, dass er mir in keinerlei Weise half und noch nicht einmal wahr war, konnte er gehen. Er tauchte vielleicht noch ein paar Mal auf, um zu schauen, ob er nicht vielleicht doch wieder in das Repertoire meines mentalen Setups aufgenommen werden konnte, doch irgendwann kam er nicht wieder.

Es ist nicht so sehr das, was im Außen ist, was es zu fürchten gilt, sondern eher das, was in unseren Gedanken, im Bewusstsein abläuft. Wenn wir wissen wollen, wer wir wirklich sind, müssen wir uns erst mit all dem auseinandersetzen, was wir nicht sind. Wir können nur von dem ausgehen, was uns jetzt und hier zur Verfügung steht, und das sind dieser Körper, unsere Gedanken und Emotionen. All dies können wir nutzen, um zu erleben, was wir nicht sind, um dann zu dem zu gelangen, was wir sind.

Das Selbst zeigt sich in reiner und klarer Stille, in der Abwesenheit von innerem Gedankengeschnatter. Dazu müssen wir in der Lage sein, uns nicht von Gedanken hypnotisieren und beeindrucken, sondern sie vorbeiziehen zu lassen, um schließlich zu dem zu gelangen, was dahinter liegt.

Es gibt kaum einen Moment ohne Gedanken in unserem Leben, und selbst wenn, dann ist das so uninteressant, dass wir die Leere schnell wieder mit dem Nachgrübeln über irgendetwas füllen.

Im Ernst, wir schaffen uns lieber selbst irgendein kleines Problem, um den Verstand am Laufen zu halten, anstatt uns der inneren Stille auszuliefern, denn wir vermuten, dass darin schreckliche unbekannte Dinge lauern könnten.

Wenn wir morgens aufstehen, dann geht die Grübelei, das Nachdenken und Planen, Abwägen und Beurteilen, los, und erst wenn wir nachts davon ganz erschöpft sind, schlafen wir ein.

Die Momente, in denen wir Glück empfinden, in denen wir uns befreit fühlen und durchatmen können, sind die Momente, in denen so wenig Gedanken wie möglich da sind. Aber das bemerken wir nicht, denn das ist nicht greifbar. Wenn dieser Moment der Freude beim Betrachten eines schönen Sonnenuntergangs da war, dann denken wir, der Sonnenuntergang war die Quelle der Freude. Wenn der Moment der Freude beim Bergabfahren mit dem Fahrrad da war, denken wir, es ist situationsbedingt, wenn der Moment der Intensität mit unserem Partner beim Spaziergang am Strand da war, denken wir, es liegt am Partner und an der Situation. Natürlich, all diese Situationen lassen uns durchatmen. Aber die Intensität und die Freude entstehen dadurch, dass Gedanken zur Ruhe kommen, dass einfach nur intensiv in der Gegenwart gelebt wird, dass keine Grübeleien die Sicht verschleiern, sondern die Schönheit dessen, was nicht in Worte zu fassen ist, wahrgenommen wird.

Wenn du mit Grübeleien und Sorgen in Gedanken einen Sonnenuntergang siehst, dann kann er noch so schön sein, du wirst es nicht sehen. Wenn du in Gedanken an einen tiefen Schmerz auf dem Fahrrad fährst, kannst du nicht loslassen und genießen. Wenn du unterdrückte Gefühle und Erwartungen an deinen Partner hast und dich verletzt fühlst, dann kann der Spaziergang am Strand noch so schön sein, du wirst es nicht genießen können.

Es ist nicht die äußere Situation, die die Qualität und Intensität, die Freude und Liebe im Augenblick bestimmt, sondern der Zustand deines Bewusstseins, das Gewahrsein und die Achtsamkeit für den Moment.

Freude und Intensität können wir dauerhaft erleben, wenn wir uns mit der Stille und inneren Leere vertraut machen. Diese innere Leere ist nichts Unangenehmes, im Gegenteil. Aus ihr kann alles erwachsen, alles Schöne, wunderbare Inspirationen und Kreativität.

Die meisten Künstler und viele Wissenschaftler hatten ihre intensivsten kreativen Momente in der Stille. Künstler versuchten durch den Konsum von Drogen jenseits der Alltagsgrübeleien zu kommen, um in einen tieferen Zustand des Bewusstseins zu gelangen, aus dem heraus sie schöpfen konnten. Und alle großen Erfindungen dieser Welt erwuchsen aus der Stille der Gedanken. Diese tiefen Erkenntnismomente passierten immer dann, wenn der Wissenschaftler oder Erfinder buchstäblich mit seinem Latein am Ende war, nicht mehr weiterwusste. Plötzlich kam der Lichtblick, der Erkenntnismoment, eine vollständige Visualisierung innerhalb eines Bruchteils einer Sekunde. Diese Visualisierung kommt aus einer tieferen Bewusstseinsebene, aus dieser Stille des Seins, jenseits des bereits bekannten Verstandes Setups/Inhalts. Denn alles, was bekannt ist, war schon. Es ist Vergangenheit. Und wenn man nach etwas noch Unbekanntem strebt, so kann es nicht aus der Vergangenheit kommen, es muss von woanders herkommen, aus dem noch Unbekannten. Wenn der Verstand sich öffnet für Inspiration von einer anderen, tieferen Bewusstseinsebene, dann ist Erkenntnis möglich.

11.

Wenn du dich selbst kennst, dann kennst du die Welt

Alles, was uns Angst macht und uns scheinbar fremd ist, ist das, was wir zugunsten der Erschaffung unserer Individualität, unseres Egos, von uns abgrenzen und abspalten. Das individuelle Bewusstsein, um eine Person zu bilden, mit Charaktermerkmalen, der Identifikation mit der körperlichen Erscheinung als Wurzel, grenzt aus, anstatt alles einzuschließen. Das Selbst hingegen ist allumfassend, anstatt ausgrenzend.

Das Ego, die individuelle Persönlichkeit, die Person, die wir in Gedanken erfinden und zu unserem Lebensinhalt erklären, besteht aus Definitionen, vergangenen Erlebnissen, Erfahrungen, Meinungen, Überzeugungen, Glaubensmustern, Konditionierungen und ist auf den Körper und dessen Umgebung bezogen. Wenn die Grenzen einmal abgesteckt sind und die Person erschaffen ist, dann ist alles andere, was nicht in der Definition der Person vorkommt, fremd und außerhalb der Grenze der Person. Im Extremfall ist alles, was nicht in den Grenzen der Definition der Person liegt, ein Feindbild.

Man erschafft sich sein Selbstbild auf der Basis des eigenen Körpers, seiner Größe, der Haarfarbe, Hautfarbe, Familie, des Geschlechts, der Nationalität usw. und alle anderen Menschen, die diese Merkmale nicht teilen, sind anders. Ja, in der körperlichen Erscheinung ist jeder einzigartig und grenzt sich von dem anderen ab. Anstatt nun aber die Unterschiede zu fürchten, andere zu verurteilen und alles, was anders ist, auszugrenzen, wäre es doch schön, die Vielfalt schätzen zu können, in dem Wissen, dass alles denselben Ursprung hat.

Anstatt jetzt damit zu beginnen, uns selbst dafür zu verurteilen, dass wir über andere Menschen urteilen, schauen wir uns das Wesen des Urteils genauer an und lernen es zu nutzen, um unsere abgespaltenen Aspekte wieder zu integrieren. Es geht darum, dass du deine ganze Kraft nutzt und aufhörst, dir einzureden, du seiest klein und unvollkommen. Es nützt dir nichts, wenn jemand Mitleid mit dir hat. Du willst nicht Mitleid, Anteilnahme, Aufmerksamkeit um jeden Preis, sondern Aufrichtigkeit und wahre Begegnung, so ging und geht es zumindest mir.

Du wirst dich jedoch immer missverstanden fühlen, wenn du dich nicht zeigst, wie du wirklich bist. Hör auf, dich zu verstellen. Stelle dich deiner Wahrheit.

Das innere Ungleichgewicht ist durch Abspaltung der dir eigenen Aspekte entstanden und spiegelt sich nun auch im Außen wider. Alles, was wir verdrängt und weggeschoben haben, ist ins Dunkel gewandert. Dadurch, dass wir unser Licht, unsere Aufmerksamkeit nicht mehr darauf richten, liegt es im Dunkeln und ist zu einem Schattenanteil geworden.

Das Streben der Seele, die größte Sehnsucht der Seele, besteht darin, sich auch auf Erden eins zu fühlen mit dem göttlichen Ursprung, sich als eins zu erkennen, anstatt die Illusion des Getrenntseins in Gedankenkonzepten aufrechtzuerhalten, sich in jedem Moment und an jedem Ort zu Hause zu fühlen und in jedem Menschen, der uns begegnet, egal, ob wir ihn bereits zuvor gesehen haben oder nicht, einen Freund, einen Bruder oder eine Schwester zu sehen – frei zu sein von Angst, von Todesangst. Dies ist nur durch das Transzendieren des Verstandes, das Erschaffen eines Abstandes zwischen dir und dem Verstand möglich. Denn nur im Verstand bestehen Grenzen, nur in Gedanken erschaffen wir Trennung und die Illusion von Alleinsein. In Wahrheit ist alles eins.

In der Natur ist keine Blume wie die andere, kein Baum wie der andere, kein Tier genau dem anderen gleich, und auch die menschlichen Körper sind Teil der Natur. Aber das menschliche Wesen ist das einzige, das sich mit seinem Körper identifiziert, ein Ego entwickelt und dies gegen andere verteidigt.

Tiere haben auch einen Selbsterhaltungstrieb, aber der ist existentiell. Menschen haben dazu einen mentalen Selbsterhaltungstrieb, d.h., wenn eine Meinung kritisiert wird, dann wird diese Meinung, diese Gedankenüberzeugung beschützt und gegen Zerstörung verteidigt. Dabei ist nicht das Überleben des Körpers bedroht, sondern das Überleben des Selbstbildes, des Egos, das eine bestimmte Meinung hat.

Von klein auf lernen wir, wie wichtig Sprache und Denken sind, wir werden gelobt und anerkannt für unsere witzigen Sprüche, unsere schlauen Beiträge, unsere intellektuellen Höhenflüge. Durch die Welt der Sprache und des Verstehens wird der Verstand gefüllt mit dem Basiswissen, dem mentalen Setup, wie ich es nenne, und macht sich so selbständig. Wir gewöhnen uns an den immerwährenden Ablauf von Gedanken und denken, dass es normal ist. Doch zeitweise wird es auch zu viel.

Gedankenprozesse sind stark an den Ort gebunden, an dem wir uns aufhalten, wir entwickeln durch eine Routine im Alltag auch eine Routine im Denken. Es werden immer wieder die gleichen Abläufe gedacht und gelebt und dadurch prägen sich bestimmte Muster sehr tief ein. Deshalb sehnen wir uns nach einer gewissen Zeit nach Urlaub, denn in einer neuen Umgebung sind bestimmte Gedankenmuster nicht erforderlich und wir können loslassen oder aber gelangen zu neuen Einsichten und Erkenntnissen. Aber auch hier kehren nach einer gewissen Zeit die Grundgedanken wieder, die alten Sorgen und Ängste, die alten unerfüllten Wünsche und Hoffnungen.

Reines Gewahrsein ist es, das den Abstand schafft zu dem habituellen Aufspringen auf Gedanken, auch wenn es gerade nicht nötig ist. Selbst wenn Gedanken in Ruhe sind, können wir wahrnehmen. Das ist reines Sehen. Dann gibt es niemanden mehr, der schaut. Wir sind absolut achtsam und gewahr für alles, was geschieht. Wenn nun jedoch ständig Gedanken ablaufen, dann sind wir abgelenkt, „geistesabwesend", in unserer eigenen Welt, aber nicht wirklich hier und jetzt. Dann sind wir unbewusst, beim Spülen fällt uns eine Tasse runter oder beim Fahrradfahren fahren wir in den Graben oder Unfälle passieren mit dem Auto usw.

Der konstante innere Lärm bereitet beizeiten auch Kopfschmerzen. Und doch haben wir uns bereits so sehr daran gewöhnt, dass wir uns nicht mehr vorstellen können, wie es ohne wäre. Die konstanten Sorgen, Beurteilungen anderer Menschen und Situationen, das Anmoderieren eines jeden Schrittes in Gedanken, anstatt einfach zu tun, Hoffnungen, Ängste, Minderwertigkeitskomplexe, aber auch das Kommentieren des Schönen, das In-Worte-Fassen und Konzeptualisieren dessen, was nur jenseits von Worten erfahrbar ist, sind zur lieben Gewohnheit geworden und haben eine Ersatzrealität geschaffen. Anstatt mit dem zu sein, was ist, ist die Welt von Gedankenkonzepten, Überzeugungen und Fantasien zu unserer Realität geworden. Das Offensichtliche, das, was ist, ist dahingegen eintönig. Der Frieden dessen, was ist, scheint nicht real. Im Hier und Jetzt ist Frieden, in diesem Moment, in diesem Ein- und Ausatmen.

In reinem Gewahrsein, in äußerster Aufmerksamkeit und Achtsamkeit kann sich kein Gedanke entwickeln. Deswegen lieben Menschen Extremsituationen, in denen man wachsam sein muss. In diesen Momenten kann jeder überflüssige Gedanke fatal sein. Zum Beispiel beim Klettern an einer Steilwand oder bei einem wichtigen Spiel, egal, in welchem Sport. Aber auch beim Hantieren mit scharfen Messern beim Essenzubereiten oder beim Balancieren auf einem Seil. In diesen Momenten sind reines Gewahrsein und Achtsamkeit, ist das Bewusstsein klar wie der blaue Himmel. Wann immer nun eine Wolke vorbeizieht und die Aufmerksamkeit sich an die Wolke heftet und mit davondriftet, verliert man den Halt, verpasst den Ball, schneidet daneben oder fällt vom Seil. Diese Situationen sind deshalb gefährlich, aber auch erfrischend zugleich, da man absolut in der Gegenwart ist, achtsam für das, was ist.

Die Gedanken sind treue Diener, nur haben wir unseren Verstand lange genug auch mit unbewussten Glaubenssätzen gefüttert, und diese haben einen Selbsterhaltungstrieb entwickelt. Sie scheinen ein Eigenleben entwickelt zu haben und wollen ihre Machtposition nicht verlieren.

Das bemerkt man besonders, wenn man versucht sich in Stille hinzusetzen, um zu meditieren. Man bereitet sich vor, dem Inneren zu begegnen, will in Stille sitzen, aber anstatt der inneren Stille zu begegnen, tauchen die unglaublichsten Gedanken auf. Den ganzen Tag über sind mal heitere, mal düstere Gedanken da, sie wechseln sich ab. Aber wenn wir uns zum Meditieren hinsetzen, dann scheinen sie sich zu verbünden und fahren all ihr Potential auf, um uns abzulenken, um die Aufmerksamkeit auf sich zu ziehen und innere Stille zu verhindern. Es bedarf des absoluten Willens und der Klarheit, sich durch diese Gedanken durchzuarbeiten, ansonsten lässt man sich von den Gedanken ablenken, die einem erzählen, man müsse jetzt ganz dringend die Küche putzen, das Auto waschen oder sonst etwas erledigen. Damit versuchen sich die unbewussten Gedankenstrukturen selbst zu erhalten, denn nur wenn sie in der Dunkelheit unbehelligt schalten und walten können, haben sie Einfluss. Sobald das Licht des Bewusstseins sie betrachtet, werden sie sanft und zahm.

Die Klarheit, die es braucht, um ein Leben in Frieden und Erkenntnis zu leben, ein Leben in Freiheit und Liebe, liegt jenseits von Gedanken. Um sie bewusst zu erleben (sie ist immer hier, nur lassen wir unsere Aufmerksamkeit meist abschweifen zu den fantastischen Geschichten des Verstandes), müssen wir die Natur der Gedanken erfassen, sie beobachten, um nicht mehr so beeindruckt von ihnen zu sein, damit sie statt des tyrannischen Königs der geliebte Diener in uns werden können.

Die Methode, die ich benutzt habe, um die Stille zu erleben, um das Leben sich einfach entfalten zu lassen, die Impulse des Seins zuzulassen, anstatt durch Verstandeskontrolle das Neue und Unbekannte zu verhindern, nenne ich **Gedanken-Schaufensterbummel,** eine alte Meditationstechnik, die auch *vipassana* (Innenschau) genannt wird. Der Begriff ‚Meditation', auch in Abgrenzung zu ‚Konzentration', wird im dritten Teil des Buches genau erläutert.

Gedanken laufen immer ab, kontinuierlich, bewerten, kommentieren, mahnen, warnen, wägen ab, kalkulieren usw. Und doch habe ich in dieser Nacht des Erwachens (Joggen auf dem Berg) sehen können, dass das Leben sich trotz dieser Gedanken entfaltet und nicht wegen ihnen. Die Sicht der Dinge ist durch unsere Verstandesfärbung, unsere Prägung bestimmt, aber ultimativ ist das Leben, selbst der Schöpfer des Lebens, selbst.

Wann immer also Zukunftsängste oder Sorgen auftauchten, nahm ich sie nicht mehr ernst, da mir klar war, dass sie mir nicht halfen, da sich das Leben unabhängig von ihnen entfaltet, also stand ich wie vor einer Glasscheibe, einem Schaufenster, ließ die Gedanken geschehen, aber ging nicht mehr hinein, um sie einzukaufen und mitzunehmen, um ein Gedankenkarussell, eine Geschichte daraus zu spinnen.

Diese Methode erwies sich als wundervoll, sie wirkte insbesondere auch dann, wenn mich jemand anfuhr, kritisieren oder verurteilen wollte, denn derjenige saß hinter der Glasscheibe im übertragenen Sinne, ich konnte mir in Ruhe und Gelassenheit anhören, was er zu sagen hatte, aber es verletzte nicht mehr. Ich konnte mich sogar für die Worte bedanken, denn sie halfen mir bewusster zu werden.

Gedanken bewusst anschauen, sehen, ob sie nützen im Hier und Jetzt, ansonsten loslassen. Dies war die Methode, die sich natürlicherweise in den Alltag einfügte.

Beispiel:
Ich war auf dem Geburtstag einer Freundin eingeladen. Ich hatte am Abend zuvor noch kein Geschenk, und dazu feierte sie gemeinsam mit einer anderen Freundin, der ich dann auch gerne eine Kleinigkeit mitbringen wollte.

Bereits Tage zuvor ‚zerbrach ich mir den Kopf' darüber, was ich ihnen schenken könnte. Es sollte ja etwas Tolles sein. Das nächste Problem war, dass ich noch nicht wusste, wie ich dorthin kommen sollte.

Meine Freundin wohnt ca. 80 km von hier entfernt, ich hatte kein Geld für ein Zugticket und konnte mir kein Auto leihen. Noch am Abend vorher saß ich da. Ich hatte keine Ahnung, ob ich sie besuchen würde, und wenn ja, was ich ihr mitbringen würde. Ich wollte unbedingt zu ihr, mir fiel aber nicht ein, wie.

Irgendwann war ich so verzweifelt, dass ich dachte: „Egal, wenn es so sein soll, dass ich sie besuche, dann wird sich schon eine Möglichkeit auftun, die Gedanken der Sorge, des Ungewissen helfen mir jetzt nicht. Und vielleicht begegnet mir ja hier in der Wohnung etwas Schönes, was als Geschenk zu ihr will."

Kaum hatte ich die alten Gedanken der Sorge und des Planens losgelassen, da klingelte das Telefon und ein alter Freund, von dem ich seit einem Jahr nichts mehr gehört hatte, sagte, dass er zu meiner Freundin zum Geburtstag fahren wolle, und bot mir an, mich mitzunehmen. Ich freute mich.

Gleichzeitig hatten sich schon Gedanken der Resignation eingeschlichen, die besagten, dass ich eh nicht zu ihr hinfahren würde, und die wollten nun am Leben bleiben und rebellierten dagegen, dass das Loslassen von Sorgen sich bezahlt gemacht hatte. Sie lieferten eine bunte Vorstellung, sehr beeindruckend. Bis zum nächsten Morgen glaubte ich nicht daran, dass ich zu ihr fahren würde. Doch dann stand der gemeinsame Freund vor der Tür und holte mich ab.

Die Geschenke waren wunderschöne Bücher, die mir sehr am Herzen lagen und die ich zu Hause hatte. Sie wurden liebevoll verpackt. Wir verbrachten eine tolle Geburtstagsfeier mit vielen wundersamen Begebenheiten, die geschenkten Bücher kamen genau zur rechten Zeit und der Verstand war vollends verwirrt.

In Urteilen über andere Menschen und die Welt steckt ein Schlüssel zur Vollkommenheit, wenn man sie zur Selbst-Erkenntnis nutzt. Wenn man anerkennt, dass der andere, egal, wie unsympathisch er mir ist, ein Spiegel meiner Gedanken über mich selbst ist, und ich an diesem Punkt genau hinschaue, dann kann ich dies zum inneren Wachstum nutzen.

Ich sehe mich in dem anderen wieder und habe so die Möglichkeit, all die Gedanken zu enttarnen, die mich daran hindern, in Liebe und Frieden mit mir selbst zu sein. Alles, was ich an negativen Gedanken über den anderen habe, spiegelt meine Gedanken über mich selbst wider.

Wann immer das Gegenüber ein starkes Gefühl in mir auslöst, wie Wut, Angst, Traurigkeit etc., sehe ich mich in dem anderen wieder. Es geht um mich, denn ich verspüre das starke Gefühl, die Emotion, in mir. Der andere kann ganz ruhig und gelassen sein, aber ich stehe da und tobe innerlich. Diese Wut, die das Gegenüber in mir auslöst, kann durch einen Blick, eine Gebärde ausgelöst werden. Oft reicht es, einen bestimmten Menschen bloß aus der Ferne zu sehen oder nur an ihn zu denken, und schon fahren unsere Emotionen Achterbahn.

Wenn also noch nicht einmal die physische Anwesenheit des anderen notwendig ist, um uns in ein inneres Drama zu stürzen, dann ist dies der Beweis dafür, dass dies ein Prozess ist, der nur in uns stattfindet und in Wahrheit gar nichts mit der anderen Person zu tun hat. Sie erinnert uns nur immer und immer wieder an einen Punkt, mit dem wir in uns selbst in Unfrieden sind.

Und selbst wenn die andere Person allen Urteilen entspricht, die wir über sie haben, so geht es nun nicht mehr darum, Recht zu haben, sondern mit uns selbst und somit auch mit der anderen Person in Frieden zu kommen.

Wenn du mit dir selbst in vollkommenem Frieden und vollkommener Harmonie bist – kannst du dir vorstellen, dass es irgendetwas gibt, was dich aus der Ruhe bringen kann? Irgendein Spruch, irgendeine Geschichte oder Geste? Nein, denn du ruhst in dir und weißt, dass es nichts gibt, über das es sich aufzuregen lohnt. Denn dein wahres Selbst ist vollkommene Stille und Harmonie, Ruhe, Vollkommenheit, Weisheit, Liebe.

Es geht nun nicht darum, das Verhalten anderer Menschen zu billigen, egal, was sie tun, nicht handeln und sagen zu dürfen, wann es zu viel ist, sondern es geht darum, dass du für deine Gedanken, Gefühle und Handlungen die Verantwortung übernimmst, denn darin liegt der Schlüssel zur Freiheit.

Um diesen Zustand zu erreichen, ist es nötig, Frieden zu schließen mit unserer Gedanken- und Emotionswelt. Es ist wichtig zu wissen, was Emotionen sind, warum wir Emotionen haben, es ist wichtig zu erkennen, dass es keine ‚negativen' oder ‚positiven' Emotionen gibt, und es ist wichtig, die Angst vor ihnen zu verlieren.

12.

Die Botschaft der Emotionen
– Rund um den Lärm herum ist Stille.

Eine **Emotion** (v. lat.: *ex* „heraus" und *motio* „Bewegung, Erregung") ist ein psychologischer Prozess, der durch die mentale Bewertung eines Objekts oder einer Situation ausgelöst wird und mit physiologischen Veränderungen, spezifischen Kognitionen, subjektivem Gefühlsleben und einer Veränderung der Verhaltensbereitschaft einhergeht.[5]

---

5 Quelle: www.wikipedia.org

Jeder Emotion liegt ein Gedanke zugrunde. Eine Emotion ist die Widerspiegelung des Gedankens im Energiesystem des Körpers. Wann immer du eine starke Emotion wie Wut oder Angst hast, dann bist du nicht präsent und klar in der Gegenwart, sondern lauschst den Gedanken, die die gegenwärtige Situation bewerten, beurteilen oder ihr widerstreben.

Emotionen entstehen, wenn ein Gedanke geglaubt wird, aufgenommen wird und sich dann als Emotion im Energiesystem des Körpers niederschlägt. Angsteinflößende Gedanken können in unserem Bewusstsein geschehen, wir können sie wahrnehmen, wie hinter dem Schaufenster, aber sie nur aufnehmen, wenn wir sie glauben.

Wenn ich früher mitten in der Nacht über einen Friedhof gegangen wäre, dann hätten sich in Gedanken allerlei Gruselgeschichten abgespielt, allerlei Angst einflößende Gedanken, ich hätte Dinge und Bilder wahrgenommen, die gar nicht da gewesen wären, und wäre wahrscheinlich schnell weggerannt, vor meinen inneren Vorstellungen weggerannt. Nun können die Gedanken einfach wahrgenommen werden, sie bleiben Gedanken und schlagen sich nicht mehr als Sensation (Angst) im Körper nieder, sondern ziehen wieder vorüber. Nur wenn wir aus dem reinen Gewahrsein des Gedankenbeobachtens heraustreten und den Gedanken glauben, ihm mit Aufmerksamkeit Kraft geben, dann schlägt er sich als Sensation im Körper nieder.

Manche Ängste sind Überlebensmuster. Sie laufen automatisch ab. Wenn so eine Angst im Körper aufsteigt, dann kann sie einfach beobachtet werden und sie vergeht ganz schnell wieder. Wehren wir uns jedoch dagegen, indem wir dieses unangenehme Gefühl vermeiden wollen, dann wird es noch stärker und nimmt uns vollends die Klarheit des Gewahrseins.

Emotion enthält das Wort „Motion", was Bewegung/ Erregung heißt. Eine Energiebewegung findet im Körper statt. Bewusstsein in uns ist in Bewegung. Der ganze Körper ist ein Konstrukt aus Molekülen, aus Bewusstseinsmolekülen, die in permanenter Schwingung und Bewegung sind. Sie unterliegen der Regierung der Gedanken. Gedanken beeinflussen die Schwingung des Systems, bis in die Muskeln und Knochen hinein. Der Körper allein ist vollkommen natürlich und eins mit dem Leben selbst. Durch die Macht der Gedanken können wir ihn verändern und formen.

Der Körper ist immer im Hier und Jetzt. Das Herz schlägt jetzt, der Atem geschieht jetzt, Blutzellen werden neu gebildet und abgebaut, die Leber arbeitet jetzt. Der Körper ist in ewiger Hingabe an den gegenwärtigen Moment. Nur in Gedanken können wir uns wehren, weigern, verneinen, leugnen und Widerstand leisten gegen das, was ist. Das, was ist, ist unvermeidlich. Es ist das Offensichtliche, die Realität. Nur die Interpretation der gegenwärtigen Situation durch den Verstand als angenehm oder unangenehm, als nützlich oder schädlich führt zu Akzeptanz oder Weigerung in Gedanken.

Die Suche in Gedanken nach Halt in der Vergangenheit oder das hoffnungsvolle Sehnen in die Zukunft, genauso wie die resignierende und aussichtslose Erwartung der Zukunft, rufen Emotionen in dir hervor. Diese Emotionen entstehen in dir, da es die Eigenschaft des Verstandes ist, Dinge immer verstehen zu wollen und erklären zu können, und darum sucht er in bereits vertrauten und bekannten Situationen aus der Vergangenheit und gleicht sie mit der Gegenwart ab. Dein individuell geprägtes Wesen reagiert unbewusst auf Ereignisse, die ihm so, oder so ähnlich, schon einmal begegnet sind. Dadurch lebt der Verstand gedanklich in der Vergangenheit und nicht in der Gegenwart. Die einzige Realität ist jedoch die Gegenwart. Du bist immer jetzt.

Beispiel:
Wenn wir eine Rose sehen und sie anschauen, dann kann man gut beobachten, wie die Gedanken sich von dem Moment in der Gegenwart fortbewegen: Zunächst sehen wir die Rose und riechen daran, und dann erinnern wir uns daran, wer uns zuletzt eine Rose geschenkt hat und zu welchem Anlass das war, dann kommen Bilder aus der Vergangenheit hoch, von welchen Menschen wir bereits eine Rose geschenkt bekommen haben oder wem wir schon eine Rose geschenkt haben und welche Reaktion wir als Antwort bekommen haben. Die vielfältigsten Bilder tauchen auf. Vielleicht werden wir auch daran erinnert, dass wir einem bestimmten Menschen eine Rose schenken wollen, oder nehmen uns vor, wen wir anrufen wollen, um uns mit ihm zu treffen, um mit ihm einen besonderen Tag zu verbringen usw. In jedem Fall sind wir innerhalb weniger Augenblicke mit der Aufmerksamkeit weit weg von der Rose. Wir sehen die Rose nicht so, wie sie ist, wir nehmen sie nicht wahr, sondern

wir schauen durch einen Schleier von Gedanken. Und so ist es mit beinah jeder einzelnen Situation unseres Lebens, bis wir Selbsterkenntnis erlangt haben.

Vollkommenheit, Frieden, Liebe, Urvertrauen, Klarheit und Wahrheit gibt es nur in der Gegenwart, nicht in der Vergangenheit und nicht in der Zukunft, die Gedankenkonstrukte sind. Und all diese Dinge sind keine Emotionen, wie wir später noch sehen werden, sondern die natürlichen Seinszustände des Selbst, des Seins.

Emotionen weisen uns immer wieder darauf hin, dass es Gedanken in uns gibt, die an der Einheit von Verstand und Intuition, an der Einheit von Kopf und Herz, an unserer Vollkommenheit zweifeln. Und wenn wir uns gegen die Gefühle, die in uns auftauchen, wehren, dann nähren wir diese Zweifel. Nehmen wir hingegen die Gefühle als Hinweis und Helfer an, um die Gedanken des Getrenntseins loszulassen, dann schreiten wir stetig voran auf dem Weg zur Selbsterkenntnis und Selbstverwirklichung.

Solange wir abhängig sind von Gedanken, solange wir sie als einzige Quelle der Wahrnehmung und Interpretation sehen, solange wir denken, dass die Geschichten des Verstandes das sind, was uns ausmacht, so lange befinden wir und in einer ‚Launen-Schaukel'. Gedanken sind so unbeständig und wechselhaft. Wenn wir uns nach ihnen ausrichten, dann verändert sich unsere Stimmung täglich mehrfach. Morgens wachen wir gut gelaunt auf, vielleicht hatten wir einen schönen Traum. Im Laufe des Tages kommen die üblichen Sorgen und Ängste und unsere Laune ändert sich, dann ruft vielleicht der Liebste an und sagt ein liebes Wort, dann ist wieder Überschwang im Gemüt, dann zerbricht unsere Lieblingstasse daheim und die Launenschaukel schlägt wieder in die andere Richtung. Gedanken sind nach außen orientiert. Wenn wir uns nach ihnen richten, machen wir uns abhängig von äußeren Situationen und reagieren automatisch. Wissen wir jedoch um unsere wahre Natur, das reine Gewahrsein, in dem Gedanken und Gefühle ständig auftauchen und vergehen, dann können wir die traurigsten und erheiterndsten Gedanken geschehen lassen, ohne das Verankertsein im reinen Gewahrsein, im Frieden zu verlieren.

Es geht also nicht darum, deinen Emotionen gegenüber ehrlich zu sein, um herauszufinden, wer du bist, ihre Ursache zu ergründen und somit noch weitere Gedankenverstrickungen zu produzieren, sondern zu wissen, dass sie ein Zeichen für Unbewusstheit im gegenwärtigen Moment sind und dein klares Gewahrsein verschleiern. Erkenne an, dass sie da sind und lass sie gehen. Du *hast* Emotionen, du *bist* nicht die Emotion. Du erlebst die Gefühle in dir, aber du kannst sie auch wieder gehen lassen. Sie tauchen als Energiewellen in dir auf und gehen wieder. Sonst würdest du heute noch die Traurigkeit oder Angst spüren, die du letzten Monat erlebt hast. Emotionen sind Produkte des Verstandes/des Denkens, der Erlebnisse emotionalisiert und dich so davon abhält, die wahre Schönheit, das wahre Wesen, die wahre Lektion in der gegenwärtigen Situation zu erkennen. Emotionen sind an den Verstand gebunden und somit an den Körper. Hier befinden wir uns wieder bei der Orangenschale und nicht bei der Frucht selbst.

Die „Frucht" selbst ist in der Lage, die Emotionen, die an die „Schale" gebunden sind, zu beobachten.

Beispiel:
Vielleicht kennst du das: Während einer Frustsituation, in der Wut in dir aufsteigt, bist du in der Lage, genau zu beschreiben, was in diesem Moment in dir vorgeht. Du merkst die Anspannung im Körper, der Herzschlag geht schneller und Hitze steigt auf. Oder aber du beschreibst, dass dein Körper „völlig erschöpft" ist nach getaner Arbeit.

Die Schlussfolgerung daraus ist, dass es eine Instanz in dir gibt, die in der Lage dazu ist, dich und alles, was du tust und sogar denkst, zu beobachten. Das bedeutet auch, dass du nicht die Wut bist, die da in dir passiert, das bedeutet auch, dass du nicht der Körper bist, der völlig erschöpft ist. Denn du (das reine friedvolle Gewahrsein) kannst diese Prozesse alle von einer Distanz beobachten und beschreiben.

Alle Gedanken und Emotionen sind Bewegungen. Um Bewegung zu beschreiben und wahrzunehmen, muss es eine Sphäre, einen Raum in dir geben, der absolute Ruhe ist.

Denn nur in der Abgrenzung von der Ruhe ist Bewegung beschreibbar. Dieser Raum der Ruhe, dieses Bewusstsein, in dem Gedankenbewegungen und Gefühlsbewegungen stattfinden, ist der Raum, der nicht beschrieben werden kann, das reine formlose Gewahrsein, das du bist. Er ist der Raum, der „space", in dem alle Bewusstseinsbewegungen stattfinden, in dem das ganze Universum „stattfindet". Dieser Platz ist der Beobachter, der selbst nicht beobachtet werden kann, das „Ich bin", das wahre Selbst.

Du ordnest also Dinge, die dir passieren, blitzschnell ein, bewertest sie und fühlst dich dementsprechend, anstatt offen zu sein und wahrhaft anzunehmen, was da gerade geschieht. Der Verstand ist sehr schnell und reaktiv, ununterbrochen tauchen Gedanken auf und versiegen wieder, und du identifizierst dich mit ihnen, nimmst sie auf, denkst sie weiter, machst sie groß, anstatt sie einfach sein zu lassen, was sie sind: Bewegungen im Bewusstsein, die wie ein Schleier das verdecken, was „jetzt" ist. Im „Jetzt" sind keine Gedanken möglich, denn „jetzt" ist schon vorbei, wenn der Gedanke fertig gedacht und der Augenblick vergangen ist.

Es geht darum, der Wahrheit in dir zu lauschen und somit das zu ergründen, was wirklich deine Wahrheit ist und nicht die mentale Bewertung einer Situation, denn darin liegen der Frieden und die Freiheit, nach denen wir uns so sehr sehnen. Dazu ist es notwendig, dass du den Unterschied von Emotion und Seinszustand – deines wahren Selbst – kennst. (Dazu werde ich weiter unten eine Tabelle zur Orientierung geben.)

Nun gebe ich aber das Beispiel der Liebe. Denn Liebe wird sehr häufig missverstanden und emotionalisiert. Jeder Mensch glaubt die Liebe zu kennen, und jeder kann zu diesem Thema etwas beitragen. Aber kennen die Menschen die Essenz der Liebe wirklich?

Liebe

Liebe ist keine Emotion. Liebe ist nicht das Gegenteil von Hass, wie sie „veremotionalisiert" in der Gesellschaft gelebt wird, sondern Liebe in ihrer reinen Essenz ist ein Seinszustand, ein anderer Name für die Lebenskraft, für das wahre Selbst. Liebe ist ganz sanft und ruhig, genauso wie Schönheit und Glückseligkeit.

Beispiel:
Wenn eine Mutter ihr Neugeborenes im Arm hält und es voller Liebe betrachtet, dann ist sie ganz ruhig. Sie lächelt selig, sie atmet ruhig und der Friede in ihrem Herzen ist unendlich groß. Sie ist in Liebe und Verbundenheit mit dem neuen Leben. Das ist ein Seins-Zustand und keine Emotion.

Die Mutter sitzt nicht vor dem Neugeborenen und ruft: „Oh, wie schön! Wow, ist das toll, oh, das fühlt sich so extrem an! Wahnsinn, so was habe ich ja noch nie erlebt!"

Nein! Sie ist einfach in Liebe, ganz zart, ganz sanft, ganz behutsam.

Die Anhaftung an Emotionen und Gefühlen und die Nicht-Kenntnis deines wahren Seins-Zustands bringen dich dazu, von einem sensationellen Gefühl in das nächste zu gehen, immer auf der Suche nach der inneren Mitte. Und in gewisser Weise kommst du deinem inneren Gleichgewicht immer näher, denn wenn die Gefühle dich „übermannen" und unerträglich werden, dann kommst du in den Zustand der Verzweiflung, und in der Verzweiflung gibt man sich, als allerletzte Möglichkeit, nachdem keine Verstandesmuster mehr greifen, der inneren Wahrheit hin. Man hört auf, den aufkommenden Gedanken Glauben zu schenken, denn man sieht, dass sie einem nicht nützen. Alle Emotionen sind immer Hinweise darauf, dass dein Verstand abschweift und du ihm all deine Aufmerksamkeit gibst, anstatt in der Gegenwart präsent zu sein.

Da wir unseren natürlichen Seinszustand bislang nicht bewusst erkannt haben, wir uns aber nach Intensität und Lebendigkeit sehnen, geben wir uns mit der Launenschaukel zufrieden, anstatt den Frieden und das Sein des Selbst zu schmecken. Die Intensität des Selbst hat nichts mit Sensation und extremer innerer Unruhe, Erregung zu tun, sondern sie steigt auf aus den Tiefen eines unendlichen Friedens, einer unendlichen Liebe.

Beispiel:
Beobachte dich einmal selbst. Wie reagierst du, wenn du wütend bist? Wenn du dich mit deinem Partner oder mit einem engen Vertrauten streitest, dann habt ihr, wenn ihr nicht gerade zum ersten Mal streitet, schon eine gewisse „Routine" in euren Aussagen und Argumentationen. Vielleicht geht es um eine ganz banale Sache, aber die Gedanken schweifen ab in die Vergangenheit, finden einen ähnlichen Streit, der auf eine bestimmte Art und Weise vor sich gegangen ist, und auch diesmal wird wieder genauso vorgegangen. Das sind unbewusste Gedankenmuster und Erwartungen, die automatisch greifen, da die Gedanken nach Halt und Sicherheit suchen und dies vermeintlich in der vergangenen Situation finden. Ja, sie finden Halt, aber ist das unbedingt zu unserem Vorteil? Wir reagieren in altbekannter Weise, schweifen in unbewusste, konditionierte Verhaltensmuster ab und bemerken nicht, dass die gegenwärtige Situation vielleicht gar nichts mit den Erwartungen und Erlebnissen des Vergangenen zu tun hat.

Wenn wir stattdessen einmal nicht sofort reagieren, sondern uns bewusst einige Momente zurücknehmen, uns in den gegenwärtigen Moment einfühlen würden, einfach nur mit dem sind, was ist, und Raum schaffen für eine neue, nie dagewesene Resonanz auf den Moment, anstatt einer alten, unbewussten Reaktion, dann können Wunder geschehen.

Reaktion ist geboren aus innerer Unruhe und Unbewusstheit. Sie geschieht automatisch und reaktiv. Eine Resonanz ist geboren aus innerer Ruhe und Stille. Unser Alltag ist so hektisch, so stressig, so laut, so schnell, dass unsere Gedanken und Reaktionen sich diesem Wandel automatisch anpassen.
Um einen neuen inneren Raum aufzumachen für neue Resonanzen, für das Erwachsen einer neuen Qualität im Hier und Jetzt, sei ruhig. Sei leise. Sei einfach mit dem, was ist. Dann wirst du, anstatt alles zu zerreden und reaktiv eine Konditionierung nach der anderen abzuspulen, die gegenwärtige Situation so wahrnehmen können, wie sie tatsächlich ist, und nicht so, wie du denkst, dass sie ist. Sei einfach ruhig, wenn eine emotionale Situation aufkommt, und schau, was ist. Dann wirst du beobachten können, wie Worte

gesagt werden, darauf folgen dann starke Gefühlsbewegungen im Körper, vielleicht wird der Kopf warm, es kribbelt den Rücken hoch und runter, und dann geht es wieder. Doch du, das reine Gewahrsein, wirst davon nicht berührt. Du bist einfach nur der innere, offene, unbegrenzte Raum, in dem all die Spannung, all die Bewegung stattfindet. Du bist die Stille, in der der Lärm stattfindet. Die Stille umgibt den Lärm.

Emotion ist einfach Energiebewegung, Spannung, Kribbeln im Körper, weder positiv noch negativ. Erst durch die Bewertung des Denkens wird sie angenehm oder unangenehm. Aber finde das für dich selbst heraus, beobachte dich selbst. Vielleicht hast du ein anderes Erleben davon oder eine andere Art, es zu beschreiben?

In diesem Sinne können wir unsere Emotionen und Gefühle als Lehrer annehmen, denn sie wollen uns auf den Frieden in uns hinweisen und zeigen uns immer wieder die Möglichkeit auf, die Stille und den unbegrenzten Raum, in dem all die Bewegung und Unruhe stattfinden, zu entdecken und als unsere wahre Natur zu erkennen. Emotionen weisen uns untrüglich darauf hin, dass wir nicht aus unserem Selbst heraus handeln, sondern dass Gedanken, Wort und Handlung nicht im Einklang sind. Mit anderen Worten, wenn die widersprüchlichen Gedanken nicht wären, die permanent in der Vergangenheit oder Zukunft herumschwirren, dann könnten wir mit Achtsamkeit den gegenwärtigen Moment vollkommen wahrnehmen und aus der Ruhe unseres Seins heraus handeln. Wie wir da hinkommen bzw. wie wir diesen Seinszustand, diese Qualität der inneren Ruhe entfalten, darum geht es in diesem Buch.

Geankert sein in der Stille bedeutet nicht, dass wir von nun an nur noch als stumme, leblose Gestalten unser Leben fristen, im Gegenteil. In dieser stillen und bewussten Präsenz des Seins kann endlich eine tief empfundene Freude und ein ekstatisches Zelebrieren des Lebens erwachen. Diese Stille singt, ist Ruhe und birgt gleichzeitig alle Möglichkeiten des Universums in sich, in jedem Moment das hervorzubringen, was du brauchst. Was zuvor wie Lebendigkeit und Aufregung empfunden wurde, all die Gefühlsdramen, die Verzweiflung, die Wut, Verwirrung und Enttäuschung werden nun von einer tiefen Freiheit abgelöst, sich so auszudrücken, wie man wirklich ist. All die verzweifelten Emotionen deuten darauf hin, dass das Selbst, die innere Mitte, nicht erkannt ist.

Unterschied von Emotionen und wahrem Seinszustand

Wenn eine Emotion in dir auftaucht, hat dein Verstand das Bedürfnis nach Halt und Sicherheit, und deshalb ist es sein natürliches Vorgehen, dass er jede Situation, in der du dich befindest, mit Hilfe von Mustern, Rastern und Emotionen aus der Vergangenheit abgleicht und bewertet, in der Hoffnung auf das Gefühl von Sicherheit. Einfach nur sein, einfach in Stille und Gewahrsein sein, ist für den Verstand unmöglich. Er will stets verstehen und begreifen, einordnen und kategorisieren. Er möchte dir helfen und für dich sorgen. Nun entdecken wir, dass es einen Raum in uns gibt, der unabhängig von Gedanken ist, in dem Gedanken stattfinden und auch genutzt werden, um mit der Welt in Kontakt zu treten und um uns in ihr zu bewegen, aber wir reagieren nicht mehr unbewusst, sondern handeln achtsam.

Im Reagieren aus dem Repertoire des konditionierten Verstandes heraus, dem mentalen Setup, kommen dir bestimmte Situationen vertraut vor, obwohl du sie so noch nie erlebt hast, da das Repertoire aus der Vergangenheit ist. So entsteht ein oberflächliches Gefühl von Sicherheit, das aber gleichzeitig die Möglichkeit der spontanen und neuen Resonanz mit dem Moment verhindert, da sie aus der Vergangenheit kommen. Handelt man aus alten Verstandesmustern heraus, dann erwartet man auch automatisch den Ausgang der Situation von damals, ob er nun positiv oder negativ war, und wenn dem in der gegenwärtigen Situation nicht so ist, dann ist man frustriert, unsicher und es entsteht Wut.

Beispiel:
Jedes Mal, wenn ich einen Mann kennen lernte, lief es nach dem gleichen Schema ab. Die Situationen des Kennenlernens waren ähnlich, das Aussehen der Männer war ähnlich, ebenso ihre berufliche Situation, ihre Ideen über das Leben und über die Frauen, ihre Charaktereigenschaften, ihre Bedürfnisse usw. Zumindest nahm ich es so wahr. Ich lebte ständig in der Wiederholung einer vergangenen Situation. Ich konnte stets genau

vorhersagen, wie er als Nächstes reagieren würde, was er als Nächstes sagen würde, und ich wusste auch jedes Mal, dass es nach einer gewissen Zeit vorbei sein würde. Es trat stets alles so ein, wie ich es erwartete. Darüber hätte sich mein Verstand ja freuen können, denn er war in Sicherheit. Ein gewisses Gefühl von Sicherheit und scheinbarer Kontrolle war auch stets vorhanden, aber es war eher resignierend: „Na, bitte! Habe ich doch wieder Recht gehabt! Hab ich's doch gewusst, dass er genauso ist wie die anderen!" Und doch war da immer wieder Hoffnung für die Zukunft: „Beim nächsten Mann wird alles anders und viel besser". Aber solange ich dieses alte Verstandesmuster mit mir herumtrage und ich nicht achtsam bin für den Moment, sucht nicht mein wahres Selbst, das immer jetzt und immer lebendig ist, den neuen Mann aus, sondern meine alten Überzeugungen, mein altes mentales Setup, und so war es kein Wunder, dass sich keine Veränderung einstellte. Der Mann konnte noch so toll sein, aber solange ich ihn durch die Brille meiner alten Erlebnisse betrachtete, nahm ich ihn so wahr, wie ich dachte, dass er ist, und nicht so, wie er tatsächlich ist.

Anstatt mein Herz ganz und gar zu öffnen für die neue Situation und für den neuen Mann, klammerte ich mich an vergangene Erlebnisse, um mich der unbekannten Situation nicht hilflos ausliefern zu müssen.
Man kann einer Situation, oder in diesem Falle einem Mann, einem Menschen, nur gerecht werden, wenn man sich ganz auf sie einlässt. Wenn man sich vollkommen für ihn öffnet im Hier und Jetzt. Man kann ihn nur als vollkommen erfahren, wenn man seine Vollkommenheit zulässt. Und seine Vollkommenheit kann man nur erfahren, wenn man sich vollkommen und bedingungslos der Situation hingibt, sich öffnet für die Liebe des Augenblicks und bereit ist, ins Risiko zu gehen, neue Welten zu entdecken. Ansonsten lebt man immer in der Vergangenheit, in alten Mustern und Erfahrungen und begrenzt sich so selbst. Man kann niemals über die bereits gemachten Erfahrungen hinauswachsen, wenn man sich an Altem festklammert. Nur wenn man sich der Liebe im Hier und Jetzt hingibt, kann man neue und ungeahnte Erlebnisse haben, die jenseits der bisherigen Erfahrungen und Erwartungen liegen.

Wenn man es also schafft, sich für die Liebe und Wahrheit in der Gegenwart zu öffnen, ohne in der Vergangenheit nach Vergleichen zu suchen, dann werden sich einem neue Welten öffnen, wunderbare Welten jenseits von Gedanken des Mangels und Gefühlen von Wut und Angst.

Seinszustand **Ursprung: wahres Selbst** → strömt immer von innen nach außen – ist Stille im Sein	**Emotionen** **Ursprung: Verstand/ Ego** → strömt von außen auf uns ein, Gefühl des Ausgeliefertseins – Bewegung
Alle diese Zustände sind auf der Ebene des wahren Selbst vollkommen, grenzenlos und bedingungslos. Sie sind erfahrbar durch vollkommene Hingabe des Verstandes an die Wahrheit und Liebe in der Gegenwart. Sie sind Qualitäten des wahren Selbst.	Interpretation des Seinszustandes durch den Verstand und daraus hervorgehendes Gefühl. Entweder ist der Verstand einverstanden mit dem Seinszustand, will ihn aber einordnen, interpretiert ihn falsch und lebt am wahren Wesen des Seinszustandes vorbei, oder er zweifelt an dem Seinszustand und geht in Widerstand dagegen, verleugnet das wahre Selbst, hält es nicht aus, sich in Liebe und Vertrauen der Situation im Hier und Jetzt hinzugeben, und sucht nach einem „Anker".
In Wahrheit ist es einfach…	Um Unsicherheit zu vermeiden, klammern wir uns, klammert sich der Verstand an bewährte Emotionen. Dabei begegnen ihm u.a.…
Liebe	Unsicherheit
Glückseligkeit	Angst
Frieden, Stille, Ruhe	Wut, Ohnmacht
Freude	Bedürftigkeit
Mitgefühl	Neid, Eifersucht
Urvertrauen	Überheblichkeit
All- Einssein	Verzweiflung, Unzufriedenheit
Vollkommenheit, Schönheit	Wollust, Begierde, Gier,
Barmherzigkeit	Langeweile,
Reines Gewahrsein	Verleugnung,
Bewusstsein	Resignation,
Sein	Traurigkeit, Schuld

Das höchste Ziel ist es also, in jedem Augenblick des Lebens sich in Liebe und Vertrauen an die Wahrheit der Situation hinzugeben, um sie in ihrem wahren Wesen erfassen zu können, im Hier und Jetzt präsent sein. Das setzt die Einheit von Verstand und Intuition voraus.
Nun ist es aber die Natur des Verstandes, zu zweifeln und alles verstehen zu wollen, selbst wenn er es gar nicht erfassen kann.

Um den Verstand darin zu unterstützen, loszulassen, um sich mehr und mehr hingeben zu können, um zu seiner wahren Natur zurückzukehren, ist es wichtig, ihn so anzunehmen, wie er ist. Er ist genau so, wie er ist, richtig. Er muss nur daran erinnert werden, dass er mit all seinen Fähigkeiten auch andere Dinge tun kann, als zu zweifeln, Widerstand zu leisten und Gedanken des Mangels zu erzeugen, um sich stets in seiner Sicherheitszone zu befinden.

Dein Verstand befähigt dich dazu, mit der Welt in Kontakt zu treten, Briefe zu schreiben, Unterhaltungen zu führen, neue Sprachen zu lernen etc. Du hast einen perfekten Verstand. Seine Aufgabe ist es, für dich zu sorgen, die Einheit von Körper und Verstand durch das Leben zu geleiten, indem du mit der Welt in Kontakt trittst und mitteilst, was du brauchst. Er ist der geliebte Diener des Selbst.

Ich denke, also bin ich?

Ich sage: Obwohl ich denke, bin ich. Obwohl ich so viele flüchtige und unstete Gedanken im Kopf habe, obwohl ich fast nie den Augenblick erlebe, wie er ist, obwohl ich gerade hier bin, mein Körper gerade hier ist, ich mit meinen Gedanken in weite Ferne schweife, bin ich. Wenn der Herzschlag oder das Atmen vom Denken abhängig wäre, dann gäbe es nicht viele lebendige Menschen auf diesem Planeten. Die Aussage „Ich denke, also bin ich" stimmt für das Ego, das Bündel aus vergangenen Erinnerungen, Überzeugungen und Erfahrungen, an den Körper gebunden, mit dem wir uns identifizieren, was wir für das halten, was wir sind. Wenn Gedanken aufhören, gibt es kein Ego, keine Person. Dann ist einfach nur Sein, reines Gewahrsein, wie bei kleinen Kindern, bevor sie Sprache entwickeln, so wie im Tiefschlaf. Erst am Morgen wacht das mentale Setup wieder auf und erinnert uns daran, dass wir eine Person, ein Ego sind, das eine Vergangenheit hat.

Da dein Verstand so wunderbare Fähigkeiten besitzt, sollte man sie auch nutzen. Das tust du bereits, und zwar intensiv. Bisher warst du allerdings damit beschäftigt, dir Sorgen über die Vergangenheit oder die Zukunft zu machen, dir auszumalen, ob du liebenswert bist oder nicht, dich zu fragen, warum scheinbar immer nur die anderen Glück haben, warum immer nur dir diese Missgeschicke passieren etc. Und du warst intensiv mit deinen Gefühlen des Mangels, des Verlustes, der Einsamkeit, der Hilflosigkeit, des Opferdaseins, der Schuld etc. beschäftigt.

Nun ist es an der Zeit, dem Verstand eine wahre Hilfe an die Seite zu stellen, und zwar die Wahrheit in dir, die durch die innere Stimme, die Intuition, zu dir spricht. In Zusammenarbeit mit der Wahrheit in dir sind alle Zweifel und alle unangenehmen Gefühle hinfällig. Denn sie offenbart dir dein wahres Wesen. Und dein wahres Wesen ist Liebe, ist Unschuld, ist Sein.

Um den Verstand nun nicht einzuschüchtern – denn er wird Angst haben, Kontrolle zu verlieren, wenn du beginnst dich der Wahrheit in dir hinzugeben – ist es wichtig, geduldig zu sein und alles in Liebe anzunehmen, was er als vermeintliche Schutzmechanismen auffahren wird.

Vielleicht denkst du: „Ja, wer bezahlt denn dann meine Rechnungen, wenn ich Gedanken ruhen lasse, wer sorgt für meine Kinder, wie soll ich denn dann meinen Alltag organisieren?" Dafür ist gesorgt. Du musst nicht darüber grübeln und nachdenken, wie du deine Rechnungen bezahlen kannst, du musst sie bezahlen. Für die Kinder ist gesorgt, denn dein Körper wird vom Leben selbst am Leben erhalten und er weiß genau, was zu tun ist. Und wenn du erst einmal in dieser inneren Ruhe bist, im Selbst verankert, dann erwachsen die nötigen Impulse und Ideen aus einer Ruhe und Tiefe heraus und nicht mehr aus der unsteten Unsicherheit von Gedanken an der Oberfläche des Bewusstseins.

Dein Verstand wird rebellieren, wenn du aufhörst deine alten Muster zu bedienen, den Gedanken des Mangels und des Leids Gehör zu schenken usw., denn es bedroht die Existenz des Ego, der Identität, die du dir als Selbst-Ersatz erschaffen hast. Dieses Ego besteht aus sämtlichen Gedanken des Mangels, aller Überzeugungen, Meinungen, Ängsten, allem, mit dem wir uns identifizieren, all unserem mentalen und materiellen Besitz.

Diese Rebellion wird sich in Gefühlen des Widerstands und der Rechthaberei über „die guten alten Werte" ausdrücken. Nimm diese Gefühle einfach wahr, ohne zu urteilen („ich will jetzt aber nicht, dass dieses Gefühl da ist, das ist schlecht, überflüssig etc.), und lass sie wieder gehen. Du kennst jetzt die Wahrheit über dein wahres Selbst und die Wahrheit über Emotionen und du weißt, dass dein Verstand und dein Ego ganz einfach nur Verlustängste haben.

Sie haben Verlustängste, weil sie spüren, dass das Vertraute geht, und sie kennen das Neue noch nicht. Und wenn du deinem Verstand noch so oft erzählst, dass da etwas Wunderbares auf ihn zukommt, er wird es nicht einordnen können, denn er kennt es noch nicht und er wird Zweifel in dir hervorrufen und sich gegen das Neue wehren. Aber das macht nichts. Denn ein anderer Teil in dir hat bereits mit der Umstrukturierung in dir begonnen. Ganz einfach dadurch, dass du dieses Buch liest. Diese Worte richten sich an dein Selbst, an das reine Gewahrsein, das du bist, und nicht an das Ego. Und das Selbst ist in der Lage das Licht reinen Bewusstseins auf den Verstand zu lenken und ihn so zu durchlichten, dass alles, was Illusion, Schmerz und Mangel ist, wegfällt.

Vielleicht kommen dir während der Lektüre dieses Buches bereits Zweifel und du spürst Widerstand gegen einige Worte, die du hier liest. Das ist ein Zeichen dafür, dass du einen Verstand hast, der einwandfrei funktioniert und der gewissenhaft für dich zu sorgen versucht. Er will das beschützen, was du dir lange so gewissenhaft als Überlebensmuster antrainiert hast. Nun kannst du dich den Zweifeln hingeben und dein Leben weiterhin so führen wie bisher, oder aber du erweiterst dein Bewusstsein und gehst weiter. Du könntest nun z.B. deine Intuition fragen, was sie zu diesen Zweifeln sagt.

Dann lies weiter. Du hast nichts zu verlieren. Neue Gedanken bereichern dich und erweitern deinen Horizont.

‚Positive' und ‚negative' Emotionen

Es ist wichtig alle Emotionen, die in dir auftauchen, anzunehmen und zu akzeptieren, damit sie in Frieden wieder gehen können.

Negative Gefühle sind Gefühle, gegen die ich ankämpfe. Dadurch werden sie schmerzhaft. Wenn ich eine Emotion verurteile und sie nicht haben will, dann mache ich sie zum Feind und sie wird noch bedrohlicher. Daraufhin werde ich diese Emotion fortan noch stärker vermeiden, bekämpfen und unterdrücken, damit ich ihr nicht begegne. Alles, dem ich mich widersetze, bleibt.

Unterdrücken und Ausgrenzen funktioniert aber nicht. Der Schmerz wird immer größer. Und der Verstand bekommt erneut Recht, dass er Angst haben muss, dass er getrennt ist vom Ursprung, dass er nicht geliebt ist und so fort.

Vermeiden löst niemals das Problem. Wenn ich eine bestimmte Person auf der Arbeit meiden will, dann läuft mir garantiert diese Person ständig über den Weg. Wenn ich vermeiden will, Schokolade zu essen, dann werde ich den ganzen Tag an Schokolade denken, und wenn mir jemand sagt, dass ich unter gar keinen Umständen jetzt an einen rosa Elefanten mit grünen Punkten denken soll... Was werde ich dann wohl vor meinem inneren Auge sehen? Einen rosa Elefanten mit grünen Punkten natürlich!

Emotionen sind wie Wasser, das strömen will, wenn es einmal in Bewegung gekommen ist. Wenn ich Wasser staue, dann kann ich das eine gewisse Zeit lang tun. Ich baue einen Staudamm, baue ihn immer größer und stabiler, entwickle Techniken, um ihn noch größer und stabiler zu bauen, doch irgendwann bricht er durch, das Wasser läuft an den Seiten vorbei oder rauscht über den Damm hinweg. Dann bricht alles zusammen. Der ganze Staudamm, die Baumaterialien zerfallen, es gibt eine große Überschwemmung, da die Wassermassen zu groß für das Flussbett sind. Das Ufer wird weggerissen, Pflanzen werden zerrissen. Doch irgendwann geht alles wieder seinen Gang.

Gebe ich der Emotion Raum und lasse sie zu, ohne Widerstand zu leisten, ohne sie zu unterdrücken oder zu vermeiden, dann kann der Fluss in seiner Bahn bleiben, munter vor sich hinplätschernd. Die Emotion taucht auf und vergeht wieder. Ich muss sie noch nicht einmal ausagieren, sie zum Ausdruck bringen, sondern einfach nur wahrnehmen, dass sie da ist, und im Gewahrsein beobachten, wie sie wieder versiegt. So bin ich im Einklang mit dem Fluss des Lebens.

Es gibt keine negativen Emotionen, da jede Emotion leicht ist, wenn ich sie zulasse. Dann kann sie auch wieder gehen. Festhalten und Widerstand bereiten (emotionalen) Schmerz.

Es ist wichtig, die Emotionen in ihrem Wesen zu erfassen, damit du in Frieden und Freiheit mit ihnen sein kannst.

Die meisten Menschen sind mit ihren Emotionen überfordert. Sie werden völlig unerwartet von einem Gefühlsstrom übermannt, die Gedanken setzen aus und man wird schlimmstenfalls handlungsunfähig („blind vor Wut", „rasend vor Wut", „gelähmt vor Angst").

Es ist ab jetzt nicht mehr nötig, überfordert und übermannt zu sein von dem, was in deinem Leben geschieht, denn du weißt nun, dass du das reine Gewahrsein bist, in dem all die Bewegung, all die Gedanken und Emotionen stattfinden, aber dass das, was du bist, von all dem unberührt bleibt. Das gilt auch für den Fall, dass jemand anders seine Wut oder Angst oder Traurigkeit bei dir abladen will. Du kannst einfach klar und präsent sein, anstatt zu reagieren und somit auf die Ebene der reaktiven Emotionalität zu gehen. Dann sind zwei Menschen mit ihrer Aufmerksamkeit auf schmerzhaften Gedanken und keiner ist mehr präsent. Bleibst du jedoch in liebevoller Klarheit, dann hat der andere die Chance, auch klar zu sehen, und muss nicht mehr unter seiner Emotion leiden.

Du bist nicht die Wut, die Verzweiflung oder die Angst, sonst könntest du sie nicht beschreiben. Du kannst nach einem Wutanfall jemand anderem beschreiben, dass du Wut in dir gespürt hast, dass du sie ausgelebt oder unterdrückt hast. Man kann sich während eines Wutanfalls oder, während man in der Angst ist, selbst beobachten. Und doch scheint es so, als würde die Wut oder die Angst uns übermannen und vollkommen von uns Besitz ergreifen, denn wir sind nicht mehr in der Lage, klar zu denken. Es ist, als würde die Emotion eine eigenständige Persönlichkeit bilden, und wir geben ihr allen Raum in uns, um sich auszubreiten. Deshalb neigen wir dazu, uns mit dieser überwältigenden Emotion zu identifizieren, sie ist aber nur ein Phänomen von unbewussten Verstandesmustern, die Raum einnehmen können, sobald das reine Gewahrsein, das Licht des reinen Bewusstseins Erlaubnis gibt.

Die Kraft von Ja und Nein

Das einzige, was das Leben schwer macht, sind unsere Zweifel, ist unser Widerstand, unser Nein dem Leben gegenüber. Das ist so, wie wenn man sich entscheidet, stromaufwärts zu schwimmen. Wenn man mit dem Strom fließen würde, dann gäbe es keinen Widerstand, kein Leid und keinen Schmerz. Das Leben bewegt sich immer weiter. Es kennt keinen Stillstand. Das Leben ist in stetigem Wandel, in ständiger Ausdehnung und die Kräfte von Werden und Vergehen arbeiten und wirken ohne Unterlass. Das, was ich hier „Sein" nenne oder „wahres Selbst", ist identisch mit „Leben" oder „Lebenskraft". Das Leben selbst, diese immense Bewegung, versucht der Verstand zu verstehen und ordnet es daher in bestimmte Kategorien ein.

Es gibt Tag und Nacht, die Sonne ist da und geht weg, das wird dann in Tage, Wochen und Monate eingeteilt, Man bewegt sich von hier nach dort, Handlungen finden statt, und das bezeichnet man dann als Arbeit, Kinder gehen in den Kindergarten, es gibt Studium, Ausbildung etc.

All dies sind Sachverhalte, die in der Gesellschaft vereinbart wurden, damit man miteinander leben kann, damit es bestimmte überschaubare Regelabläufe gibt. Und doch gibt es immer wieder Momente, in denen trotz all der Planungen und Regeln das Leben ganz unerwartete Wendungen nimmt. Das kommt daher, dass nicht das Leben selbst all diese gesellschaftlichen und sozialen Regelungen vereinbart hat, geschweige denn vorgibt, sondern der Mensch, der Verstand das vereinbart hat. Das Leben selbst, die Lebenskraft ist sich all dieser Regelungen nicht bewusst. Das Leben geht seinen perfekten Gang, so wie es für jede Form individuell ist, so wie jeder Mensch, jedes Tier ein individueller Ausdruck dieser Lebenskraft ist, so bewegt sich die Lebenskraft in ihm, durch ihn, individuell.

In den Momenten, wenn „alles aus dem Ruder läuft", sind wir schon so sehr an Regelungen und Routine gewöhnt oder an Ideale und Wunschvorstellungen gebannt, dass wir nicht anders können, als uns gegen die unerwartete Situation zu wehren. Ansonsten würden wir ja das verraten, an das wir glauben, womit wir uns identifizieren, worauf wir bauen, was uns scheinbar Sicherheit gibt.

Das Leben selbst kennt jedoch keine Regeln, zumindest nicht solche, die vom Verstandesdenken gemacht sind. Indem wir unser ganzes Leben planen und uns eine Identität aufbauen, die wir dann gegen andere abgrenzen und verteidigen, da sie sonst keinen Bestand hätte, fühlen wir uns stark und machtvoll, wenn wir „nein" sagen. Nein zu sagen ist herrlich, Man fühlt sich im Recht, man fühlt sich stark oder auch unabhängig und frei.

Kleine Kinder lieben es, „Nein!" zu sagen, denn dann fühlen sie sich groß, erwachsen, besonders. Sie grenzen sich von den anderen ab und bilden so die eigenständige Persönlichkeit, das Ego. Und ehrlich gesagt, den Großen geht es auch noch oft so.

„Ja" zu sagen hat hingegen einen leichten Hauch von „sich selber aufgeben", sich unterwerfen, sich verleugnen, sich klein machen oder Ähnliches.

Und ja, es stimmt! Man gibt sich selber auf, indem man zu allem „Ja!" sagt, indem man zum Leben „Ja!" sagt. Aber das Selbst, das man da aufgibt, ist das Ego-Selbst, alles, mit dem man sich identifiziert, das „ich, mein, nicht deins" denkt und sagt, was glaubt, als separate Entität in dieser großen, weiten Welt einsam und allein, getrennt von allem und allen zu existieren.

Es gibt ein anderes Ja-Sagen und das ist das Kraftvollste, was man tun kann. Indem man voll und ganz „Ja!" sagt zum Leben, alles annimmt, was ist. In dem Moment wird man der Meister des Lebens. Im Widerstand gegen das Leben wird man immer leiden und sich klein und hilflos vorkommen. Im Ja-Sagen zum Leben hat man alle Kräfte des Lebens an seiner Seite, denn sie arbeiten für einen und man stellt sich nicht mehr gegen sie.

„Ja" zu sagen in jedem einzelnen Augenblick, eine hingebungsvolle Haltung dem Leben gegenüber, ist das Großartigste, was man machen kann auf dem Weg zu Glück, Freude und Selbstannahme. Und vor allem ist es der leichtere Weg (wenn man es einmal zugelassen hat).

Also, Ja sagen zu den Gefühlen, dann tauchen sie auf und gehen wieder, Ja sagen zu den Gedanken, denn sie sind da und sie wollen dienen, dann ziehen sie vorüber. Meist sind sie überflüssig, denn das Leben selbst sorgt für sich selbst. Und das Leben selbst, die Lebenskraft, das wahre Selbst ist jenseits von Gedanken.

Ich spreche hier nicht von dem ständigen Ja-Sagen anderer Menschen gegenüber. Es geht darum, dem Leben und dir selbst gegenüber ein bedingungsloses „Ja" auszusprechen. Wenn dann jemand mit einer Bitte an dich herantritt, so fühlst du in dich hinein und spürst, welche Antwort für dich stimmig ist. Wenn die Antwort „Nein" ist, so ist es ein „Ja" dir selbst gegenüber, denn es fühlt sich für dich nicht wahr an, dem anderen ein „Ja" zu antworten. Gibst du dem anderen hingegen ein „Ja" als Antwort, so sagst du es für dich selbst, denn es fühlt sich für dich wahr an. Verleugnet man jedoch dauerhaft das, was sich für einen wahr anfühlt, so verneint man sich und das Leben selbst und es wird unerträglich.

Sag „Ja" zu dir selbst und zum Leben und erlebe, wie leicht es ist.

13.

Wie Emotionen mit den Chakras korrespondieren

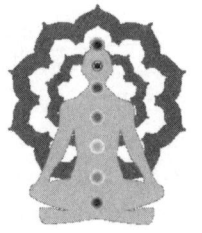

Wenn wir innerlich im Ungleichgewicht sind, das heißt, wenn die Gedanken eine scheinbar undurchdringliche Mauer zu unserem wahren Selbst bilden, dann befinden sich auch die 7 Energiezentren im Körper, Chakren genannt, im Ungleichgewicht, denn Gedanken beeinflussen die Zellen im Körper. Und diese Energiezentren (Chakra: Rad) sind bestimmten Emotionen, den Basisemotionen, zugeordnet. Sie treten immer dann auf, wenn ein Ungleichgewicht in den Chakren herrscht. Wenn alle Chakren erfüllt sind von ihrer jeweiligen Qualität, in einer Lichtsäule übereinander in vollkommener Harmonie und Balance, dann bist du einfach nur. Dann bist du im Sein, erfüllt in vollkommener Ruhe und Stille, Glückseligkeit. Jede Emotion korrespondiert mit einer bestimmten Region im Körper. Und werden bestimmte Emotionen unterdrückt, so können sich sogar Krankheiten in den betroffenen Körperregionen entwickeln.

Diese Chakra-Theorie stammt aus der vedischen Tradition. Sie dient dem Kennenlernen der verschiedenen Emotionen und ihrer Ursachen. Vielleicht erkennst du bestimmte Dinge wieder, die dir in deinem Körper bereits aufgefallen sind, vielleicht entdeckst du Zusammenhänge, die dir noch nicht bewusst waren, und vielleicht achtest du beim Lesen dieser Beschreibung darauf, was in deinem Körper vor sich geht.

Die Chakren, ihre Farbe, ihre Qualität, die Emotion, die sich bei Disharmonie in Gedanken im jeweiligen Chakra ausdrückt, und jeweils eine Affirmation, um sich der vollkommenen Kraft in uns zu erinnern, werden hier von mir erläutert. Wer mag, kann in jedes Chakra einzeln hineinfühlen, die zugehörige Emotion spüren und anschließend die Affirmation laut aussprechen, um die innere Mitte wieder zu finden, sich daran zu erinnern, dass man hier und jetzt bereits im Frieden ist, auch wenn soeben ein kleiner Wirbelsturm von Emotionen durch den Körper hindurchgerauscht ist. Es soll eine Übung sein, Emotionen in ihrem Wesen zu begreifen, um die Angst und Unsicherheit mit ihnen zu verlieren. Sei es, dass sie in dir auftauchen oder du im Außen mit ihnen konfrontiert wirst.

Wurzel-Chakra *(Muladhara Cakra[6])*
Farbe: rot
Qualität: Verbindung zur Erde, Sicherheit, „sicherer Stand im Leben", Vollkommenheit
Emotion bei Mangel: Verlangen, Gier, Sehnsucht, Habenwollen
Affirmation: *Ich bin in Sicherheit.*

Nabel-Chakra *(Svadishtana Cakra)*
Farbe: orange
Qualität: Sakralchakra, Mut, Vertrauen ins Leben
Emotion bei Mangel: Angst
Affirmation: *Ich vertraue dem Leben. Ich vertraue mir.*

---

[6] in Klammern stehen die Sanskritbezeichnungen der Chakren. Cakra: sprich: Tschakra

Solarplexus-Chakra *(Manipura Cakra)*
Farbe: gelb
Qualität: Frieden, Macht, Kraft, Sonnenkraft
Emotion
bei Mangel: Wut, Ohnmacht
Affirmation: *Ich bin im Frieden mit mir und dem Leben.*

Herz-Chakra *(Anahata Cakra)*
Farbe: grün/ rosa
Qualität: Liebe, Heilung
Emotion
bei Mangel: Sehnsucht nach Aufmerksamkeit, nach Liebe, Bedürftigkeit
Affirmation: *Ich bin geliebt.*

Hals-Chakra *(Visuddha Cakra)*
Farbe: hellblau
Qualität: Kreativität, Sprache, Wahrheit, Ausdruck
Emotion
bei Mangel: Neid, Eifersucht
Affirmation: *Ich spreche die Wahrheit des wahren Selbst.*

Drittes-Auge-Chakra *(Ajna Cakra)*
Farbe: indigoblau
Qualität: Wahrnehmung, Inspiration
Emotion
bei Mangel: Ego, Überheblichkeit,
 Das Ego glaubt der alleinige Schöpfer zu sein.
Affirmation: *Ich sehe die Wahrheit in allem, was ist.*

Kronchakra/ Scheitelchakra *(Sahasrara Cakra)*
Farbe: lila/ weiß
Qualität: Spiritualität, Anbindung an den Ursprung allen Seins
Emotion
bei Mangel: Verzweiflung, tiefe Unzufriedenheit
Affirmation: *Ich bin eins mit dem Ursprung allen Seins.*
Ich bin der Ursprung.

Und wenn sich die Gedanken im Ungleichgewicht befinden, dann entstehen die sieben Basisemotionen und spiegeln sich in den jeweiligen Chakren wider: Unsicherheit, Angst, Wut/ Ohnmacht, Bedürfnis nach Aufmerksamkeit, Neid/ Eifersucht, Ego/Überheblichkeit/Glauben, alles zu wissen, und eine tiefe Unzufriedenheit mit sich und dem Leben.

Wurzelchakra: Verlangen, Gier, Habenwollen

Am Anfang einer jeden Unternehmung steht eine Sehnsucht, ein Verlangen danach, etwas zu erleben oder etwas zu besitzen. Diese Sehnsucht und Gier entstehen stets aus einem Mangel heraus, aus einer Unsicherheit, aus einer Unerfülltheit, sonst wäre kein Verlangen da. Irgendetwas fehlt, etwas ist nicht vollkommen.

Dieses Gefühl entsteht, weil im Innern eine tiefe Unsicherheit darüber herrscht: „Wer bin ich? Was ist der Sinn des Lebens?" usw.

Das Verlangen setzt den Menschen in Bewegung. Er wird fortan alles tun, was nötig ist, um dieses Verlangen zu stillen, überall hingehen, um die Gier zu befriedigen, um diese tiefe Unsicherheit nicht spüren zu müssen. Anstatt sich der Unsicherheit auszuliefern und der wahren Wurzel des Mangels zu begegnen, geht man in das Verlangen hinein, denn das setzt einen in Bewegung und man ist beschäftigt. Der Verstand hat zu tun.

Wenn das Ersehnte nicht zu erlangen ist, dann geht man oft über in die Angst. Denn man glaubt, dass man ohne das, wonach man verlangt, nicht existieren kann. Zumindest erscheint das Leben nicht so lebenswert, wie es *mit* dem Ersehnten wäre.

Nabelchakra: Angst

Angst ist nichts anderes als die Abwesenheit von Liebe und Vertrauen. Angst ist immer in der Zukunft. Gedanken, die in der Zukunft herumirren, mit den Erfahrungen der Vergangenheit, verursachen Angst, Zukunftsangst, Lebensangst, Todesangst.

Man denkt, dass man Opfer ist und getrennt vom wahren Selbst, vom Ursprung, und verleugnet somit die eigene Schöpfungsfähigkeit. Angst ist der Motor des Lebens. Ohne Angst gäbe es keine Bewegung in der Welt der Menschen, dann wären alle glücklich und in Frieden und es gäbe nichts zu tun, nichts zu verändern, nichts zu vermeiden. Dieser Motor will uns immer wieder zurücktreiben in die Arme der Liebe: Angst ist auf Dauer ein unerträglicher Zustand und es ist wie ein innerer Zwang in diesem verzweifelten Zustand, Zuflucht in etwas zu suchen, was uns Halt gibt. Der Angst geht oft die Unsicherheit voraus. Denkt man Gedanken der Unsicherheit weiter und weiter, dann landet man in der tiefsten Angst, Existenzangst. Das sind nur Gedanken. Gedanken der Angst entstehen, weil man denkt, „was wäre wenn...", oder man malt sich die Dinge aus, die im schlimmsten Fall passieren könnten. In jedem Falle existiert die Angst nicht real im Moment der Gegenwart, sondern sie entsteht in Gedanken, die von der Vergangenheit in die Zukunft wandern. Immer hin und her. Erst wenn man die Gedanken loslässt und in die Stille des wahren Selbst, der Intuition, der Gegenwart geht, dann ist Liebe und Frieden.

Solarplexus-Chakra: Wut, Ohnmacht

Wut entsteht oft aus Widerstand gegen die Angst. Angst ist so unangenehm und unerträglich, dass wir sie schnell loswerden wollen. Anstatt sie anzunehmen, durch sie hindurchzugehen und die Botschaft zu empfangen, die sie uns über uns mitteilen will, gehen wir in den Widerstand und daraus entsteht Wut. Wut ist die Weigerung, das anzuerkennen, was ist. Stattdessen wünscht man sich eine andere Situation herbei, weil die aber nicht da ist, gerät man in Wut und Verzweiflung. Unter der Wut liegen oft eine tiefe Angst und Traurigkeit darüber, dass man denkt, nicht geliebt zu sein, getrennt zu sein vom Ursprung. In dieser Wut fühlt man sich ohnmächtig, handlungsunfähig.

Herzchakra: Sehnsucht nach Aufmerksamkeit, nach Liebe, Bedürftigkeit

Auf die Wut folgt die Sehnsucht nach Aufmerksamkeit, da man glaubt nicht geliebt zu sein. Man denkt, wenn man Aufmerksamkeit und Zuwendung, eine Liebesbekundung in verschiedenster Art und Weise bekommt, dass dann die Wut und die Angst vor dem Nichtgeliebtsein gelindert sind. Wenn in diesem Zustand jemand kommen und sagen würde, dass er einen liebt, für einen da ist usw., dann kann man es jedoch nicht annehmen, da man sich selbst gerade so wenig liebenswert findet, dass man glaubt, dass der andere nicht die Wahrheit sagt oder irgendetwas von uns will, selber ganz verzweifelt und einsam ist usw. Wenn wir uns gerade selbst absprechen, geliebt zu sein, dann werden wir es auch nicht als Liebe wahrnehmen können, selbst wenn die Liebe in Person vor uns stehen würde. Stattdessen spinnen wir die Gedankenfäden weiter und kommen zu dem Schluss, dass wir so, wie wir sind, nicht richtig sind: nicht schön genug, nicht reich genug, nicht intelligent genug etc. Und dies führt uns zu Neid und Eifersucht auf andere Menschen, die vermeintlich das haben, was wir glauben nicht zu haben.

Halschakra: Neid/ Eifersucht

Neid und Eifersucht sind verwandt mit Angst. Sie beruhen auf Vergleichen mit anderen Menschen, in denen man immer minderwertiger dasteht als der oder die andere. Neid oder Eifersucht entsteht oft aus der Wut, wenn man es nicht schafft, die Wut loszulassen oder durch sie hindurchzugehen, sie anzunehmen als das, was sie ist, und die Lektion zu lernen, die sie uns lehren will. Dann vermutet man, dass man so, wie man ist, nicht richtig ist, und man beginnt sich mit anderen Menschen zu vergleichen in dem Glauben, dass, wenn man so aussieht wie sie, so reich ist wie sie oder sich so fühlt wie sie, man dann glücklich wäre. Man spricht dem anderen etwas zu, was man sich selbst abspricht, und verfällt damit der Illusion, dass man nicht vollkommen ist, dass man nicht liebenswert oder attraktiv ist und dass man Mangel leidet. Man glaubt, dass man getrennt ist von dem wahren Selbst, was all dies ist, was man sich in dem Gefühl der Eifersucht oder des Neids abspricht. Das wahre Selbst *ist* wunderschön, reich, in Fülle und Überfluss, voller Hingabe und Liebe, du bist vollkommen. Aber das ist nur in der Stille der Gedanken, jenseits von der Gefühlsachterbahn zu erfahren.

Drittes-Auge-Chakra: Ego, Überheblichkeit

Meist mischt sich dann das Ego ein, aus Selbsterhaltungstrieb, und verkündet in trotzigem Ton, dass man doch viel toller als die anderen ist und die anderen alle einen nur nicht als das sehen, was man in Wahrheit ist. Man erklärt auf intellektuelle und überhebliche Art, dass man eigentlich viel besser ist als die anderen und die halt einfach nicht in der Lage sind, das zu sehen. Man redet sich selbst ein, alles zu wissen, zu können und zu sehen, nur um sich selbst nicht mit der eigenen Unsicherheit und Hilflosigkeit konfrontieren zu müssen.

Bei Erfolg im Leben schreibt sich das Ego an diesem Punkt das alleinige Verdienst zu und vergisst all die glücklichen Umstände, günstigen Konstellationen und helfenden Hände, die zum Erfolg geführt haben. „Ich alleine hab das geschafft", lautet dann die Denkstruktur. Man sieht die Welt nicht so, wie sie ist, in ihrer Simplizität und Reinheit, sondern verstrickt sich in der Ego-Geschichte und hält sie für die Realität. Doch Realität liegt jenseits von den Gedanken ‚über' die Realität, im reinen Erleben dessen, was ist.

Kronchakra/Scheitelchakra: Verzweiflung, tiefe Unzufriedenheit

Auch wenn man sein Ego schön aufgebauscht hat und glaubt der Beste und Tollste zu sein, sich somit seine eigene Realität gebaut und vielleicht sogar allen materiellen und intellektuellen Besitz hat, dann ist dies immer noch nicht die Erfüllung des reinen Seins, der Selbst-Erkenntnis. Tief im Innern ist da noch immer diese Unsicherheit, auch wenn man mittlerweile Menschen beeinflussen oder bezahlen kann, damit sie einem sagen, wie toll man ist. Und wenn man dies erkennt, dann kommt eine tiefe Unzufriedenheit darüber, dass das Leben nicht so erfüllt ist, wie man es gerne hätte. Dass man sich selbst nicht so lieben und annehmen kann, wie man es gerne täte, dass die Dinge, die man sich erträumt hat, als man jung war, immer noch nicht eingetreten sind usw. Man mag vielleicht alles im Außen erreicht haben, was man sich erträumt hat, doch nicht das, wofür man all die Dinge im Außen erreicht hat: innere Erfüllung, tiefe Liebe und Freiheit. Eine tiefe Unzufriedenheit breitet sich aus, die in eine starke Verzweiflung übergehen kann, und ganz schnell landet man wieder in der Unsicherheit, und die Abfolge der Emotionen beginnt von neuem.

Meist laufen diese Emotionsketten unbewusst ab. Es fängt an mit Gedanken der Unsicherheit und ganz schnell ist die Gefühlspalette vom Wurzel- zum Kronchakra abgelaufen. Genauso wie Gedanken unabhängig voneinander sind, so ist diese scheinbare Kette nicht zusammenhängend. Um von der Unsicherheit in die Angst überzugehen, muss man die Unsicherheit erst loslassen. Um von der Angst in die Wut zu gehen, muss man erst die Angst gehen lassen. Das heißt also, dass zwischen zwei Gefühlen, genau wie zwischen zwei Gedanken, immer eine neutrale Zone ist. Wie bei einer Gangschaltung im Auto muss man, um von dem ersten Gang in den zweiten schalten zu können, erst die Kupplung treten, um in den Leerlauf, einen neutralen Raum, zu gehen, um von dort aus wieder einzukuppeln.

So ist es zwischen zwei Gedanken und auch zwischen zwei Emotionen. Sie sind getrennt und unabhängig voneinander. Sind wir einmal in solch einer reaktiven Abfolge von Gedanken- oder Emotionsketten involviert, dann erscheinen uns diese Ketten als undurchdringliche, verschweißte Kettenglieder. In Wahrheit jedoch ist zwischen jedem Kettenglied ein Abstand. Dieser Abstand, so wie die Wendung vom Einatmen zum Ausatmen oder vom Ausatmen zum nächsten Einatmen, ist der neutrale Raum, in dem reines Sein jenseits von Gedankeninterpretation ist.

Nur sind wir so sehr mit der Atembewegung beschäftigt, dass wir uns der Wendungen in Ruhe, in der Bewegung der Nicht-Bewegung nicht bewusst sind. Wir sind ständig damit beschäftigt, Gedanken aneinanderzureihen, und lassen uns nicht in den Raum des Seins hineinfallen. Solange wir jedoch diese Ketten bilden, diesen Kreis von Unsicherheit über Wut bis hin zu tiefer Verzweiflung, so lange hat die Kette Bestand. Wenn wir einmal den Raum dazwischen bewusst wahrnehmen würden, dann würden die Perlen oder Glieder der Kette auf den Boden fallen und die Kette wäre aufgelöst. Wir wären frei von der Reaktivität und könnten das sehen, was jenseits von sensationellen Emotionen ist, das, was jenseits von unzusammenhängenden Gedanken ist – Sein, Klarheit, Stille.

Von den Kindern lernen

Wir können viel von den Kindern lernen. Beobachte die Kinder, wenn sie z.B. einen Wutanfall haben. Die Wut rauscht wie ein Orkan durch das ganze System hindurch und ist dann auch wieder vorbei. Das Kind wendet sich seinem Spiel wieder fröhlich zu.

Oder das Kind ist ganz furchtbar traurig und verzweifelt in einem Moment, und im nächsten Moment erblickt es etwas, das seine Aufmerksamkeit erregt, und schon ist die Trauer verflogen.

Sie sind in der Lage, etwas intensiv zu erleben, und dann auch wieder gehen zu lassen, denn sie identifizieren sich nicht mit dem Gefühl, sondern es geschieht, es passiert einfach in ihrem System. Es steigt auf und versiegt wieder. Sie machen keinen Widerstand dagegen, und so kann die Emotion ungehindert durch das System „rauschen" und wieder vergehen. Dadurch, dass sie sich nicht mit der Emotion identifizieren, mit dem Erleben des Gefühls, entsteht auch kein Schmerz oder Leid. Leid entsteht erst in der Identifizierung mit der Emotion und dem Festhalten oder Sichwehren dagegen, in deren Verurteilung und Bewertung.

Dieses natürliche Sein des Kindes mit dem, was ist, mit dem, was im Körper und in den Gedanken geschieht, ist natürlich nur so lange so, wie die Erwachsenen ihm erlauben, die Emotionen zu erleben, da sein zu lassen, ohne sie zu unterdrücken oder zu verurteilen. Wir können ihnen vorleben, wie es ist, sich so anzunehmen, wie man ist, mit allem, was eben da ist.

Meist jedoch erleben wir eine Emotion wie Wut und gehen dann damit in Widerstand, indem wir sie zu unterdrücken versuchen, dadurch wird sie nur noch heftiger und wir geraten schnell in den fortlaufenden Kettenkreis.

Dadurch, dass du das wahre Wesen der Emotionen erkennst, kannst du deine Kinder darin unterstützen, ihnen in Wahrheit zu begegnen bzw. gar nicht erst bewertend einzugreifen, sondern in dem Wissen, dass Emotionen als Ausdruck der Lebendigkeit des Menschenwesens auftauchen und wieder vergehen, mit dem zu sein, was ist.

Akzeptiere und liebe dich mit allem, was ist. Wenn du Wut in dir hast, dann ist es nicht nötig, in einem zerstörerischen Anfall von Geschrei oder durch Werfen von Dingen dem Gefühl Ausdruck zu verleihen (ansonsten such dir einen Platz, nimm ein Kissen und lass alle Gedanken und Spannungen im System an ihm aus). Oft genügt es schon anzuerkennen, dass du wütend bist, und schon kann das Gefühl gehen. Jeder unterdrückte Teil in dir sorgt dafür, auf die eine oder andere Weise, dass du dich seiner erinnerst. Er will anerkannt und geliebt werden. Er gehört zu dir und will dir mit seinem wahren Potential dienen, ein Leben in Wahrheit zu leben, ein Leben in Kraft und Fülle.

Schmerz = Widerstand

Aber was ist denn mit all dem Schmerz, den dramatischen Erlebnissen, den durchwachten Nächten, in denen man sich von der einen auf die andere Seite wälzt und sich wünscht, dass dieser unerträgliche Zustand bald aufhört? Was ist mit Leid, mit langem und schmerzhaftem Liebeskummer, mit dem Kloß im Hals?

All das ist Widerstand gegen das, was ist. Indem man sich der Emotion widersetzt, entsteht Schmerz. Dann ist man im Widerstand mit dem Widerstand und man sitzt in Gedanken so richtig fest. Ich betone, man sitzt in Gedanken so richtig fest. Der Widerstand ist ein reines Verstandesprodukt. Das Sein, das Selbst ist in vollkommener Entspannung und im Frieden. Immer.

Wenn man einen geliebten Menschen verloren hat und sich nicht erlaubt zu trauern, wird der Schmerz viel größer, als wenn man der Emotion direkt nachgeben würde.

Oft widersetzen wir uns Emotionen, weil wir sie bewerten. „Eine erwachsene Frau weint doch nicht wegen so etwas", „ein Indianer kennt keinen Schmerz", „Was, diesem Typen trauerst du hinterher?", „Es lohnt sich nicht, sich deswegen aufzuregen"... Das sind z. B. Gedanken, die uns dazu bringen Emotionen zu unterdrücken. Und so bekräftigen wir die Illusion, dass wir, so wie wir sind, nicht richtig sind.

Beispiel:
Ich habe in meinem Leben bereits an einigen Feuerläufen teilgenommen. Dort konnte ich das eben angesprochene Prinzip am eigenen Leib erfahren.

Wenn ich mich dem Feuerteppich hingab und in absolutem Vertrauen hinüberschritt, dann war es wie auf Wolken zu gehen. Hatte ich jedoch Zweifel oder einen anderen Gedanken des Widerstands, dann schmerzte die Hitze und ich holte mir eine Brandblase. Der Schmerz ist der Widerstand gegen die Hitze. Lasse ich den Widerstand los bzw. glaube die Gedanken des Widerstands gar nicht erst, dann ist es leicht.

Mit Emotionen ist es genauso. Kämpfe ich gegen eine Emotion an und versuche sie zu unterdrücken, dann schmerzt es und wird schlimmer. Gebe ich der Emotion nach, dann rauscht sie einmal durch, falls sie nicht schon vorher wieder versiegt, und kann sich auflösen.

Wenn man das Unterdrücken von Emotionen und die daraus resultierenden emotionalen Schmerzen zum Programm macht, dann potenziert sich der Schmerz und muss an anderer Stelle befreit werden. Meist geschieht dies durch Krankheit. Gedanken spiegeln sich in Emotionen im physischen System wider und werden so erlebbar. Jede Zelle des Körpers besteht aus Bewusstsein, Gedanken sind ebenfalls Bewusstsein, sie beeinflussen die Schwingungsfrequenz des Körpers. Launen und Stimmungen schlagen sich im Körperausdruck nieder. Glaubenssätze sitzen tief in den Körperzellen, unterdrückte Emotionen sind meist in den Muskelzellen gespeichert.

Ein Magengeschwür kann z. B. ein Hinweis für jahrelang „runtergeschluckte" Emotionen und Probleme sein. Nierensteine sind verfestigte Ängste und Gallensteine verfestigte, nicht gelebte Wut („Mir geht die Galle über!")[7].

---

[7] sieh dazu die Bücher von Rüdiger Dahlke, z. B. „Krankheit als Symbol"

Je häufiger man sich der inneren Stimme, dem Gefühl im Innern widersetzt, desto mehr gedankliche Blockaden baut man zwischen sich und seine Intuition. Man verliert immer mehr die innere Führung und ist nur noch damit beschäftigt, seinen Emotionen, die auf die Wahrheit hindeuten, auszuweichen. Man weicht allen Situationen aus, in denen diese Emotionen ausgelöst werden, und man wird unfrei.

Anstatt nun diese Emotionen auszuleben, ihnen bewusst zu begegnen (man kann eine über Jahre und Jahrzehnte hinweg angestaute Traurigkeit oder Wut in wenigen Minuten auflösen, indem man ihr Raum gibt), wird der Widerstand immer größer, und somit wächst auch die Angst vor der Emotion. Es tut so weh, diesem Widerstand zu begegnen. Es ist nicht die Emotion selbst, die diese Schmerzen bereitet, sondern der Widerstand, den wir gegen die Begegnung mit der Emotion aufgebaut haben.

Beispiel:
Bei mir war die Angst vor Streit, vor Disharmonie, vor lauten und schimpfenden Menschen, d.h. die Angst vor der Wut, so groß, dass ich alle möglichen Verhaltensweisen entwickelte, um ihr zu entgehen. Ich wollte sie nicht an anderen Menschen erleben und sie schon gar nicht am eigenen Leib spüren.

In meinem Leben war stets eine große Angst vor Wut anwesend. Das Aussprechen von Kritik, das Ausleben von Ärger und Wut waren in meinem Glaubenssystem verpönt. Alle ‚negativen' Gefühle waren unerwünscht und wurden mit großem Brimborium verhindert. Ich schluckte meinen Missmut und meine Sorgen hinunter, zum ‚Wohle der allgemeinen Stimmung'. Die Tatsache, dass unterdrückte Emotionen die Stimmung mindestens genauso verpesten, wenn nicht gar noch mehr, das war mir vielleicht bewusst, aber ich wusste nicht, wie ich es ändern sollte.

Ich schluckte meine ‚unerwünschten' Emotionen eben, in wörtlicher Bedeutung, hinunter. Mit köstlichen Speisen. Oder aber ich veranstaltete ein Brimborium, wenn Wut im Anzug war, und mischte mich laut singend und besänftigende Worte rufend zwischen die Streithähne. Ich wollte es mir nicht anhören.

Als ich die ersten 10 bis 20 Kilo abnahm, hatte ich viele Begegnungen mit Wut und lernte so ihr Wesen besser kennen. Ich hatte das Gefühl, dass in jeder einzelnen Fettzelle Wut gespeichert war, die sich nun endlich entladen durfte. Was für ein Befreiungsschlag! Meine Sofakissen können ein Lied davon singen.

Dieser ‚Zündstoff', der sich entlädt, wenn Wut im Raum ist, ist die Energie, die du als ‚dicke Luft' wahrnimmst, wenn du in eine hitzige Situation hineingerätst. Wenn sich lange unterdrückte Gefühle entladen, dann bewegt sich viel Energie im Raum.

Auf lange Sicht ist es leichter und gesünder, seine Emotionen zuzulassen, wenn sie da sind. Wenn man sie unterdrückt, dann müssen sich die Gefühle andere Wege suchen, um sich auszudrücken. Sie werden auf die eine oder andere Weise ihren Weg an die Oberfläche finden.

Ein Pups, und wird er noch so tief unter Wasser losgelassen, er gelangt doch an die Oberfläche. (Afrikanisches Sprichwort)

Beispiel:
Das ist wie mit einem Kleiderschrank, in den man seine ungefaltete Wäsche hineinwirft. Vielleicht verstaut man auch schnell Sachen darin, die dort eigentlich nicht hineingehören, wenn man zu bequem ist, sie an ihren Platz zu bringen, oder weil man sie in dem Moment schnell aus den Augen haben will.

Vielleicht erwartet man Besuch und möchte, dass alles schön aufgeräumt aussieht. Schranktür auf, Unordnung rein, Schranktür zu.

Je häufiger man nach diesem Muster handelt, desto voller wird der Schrank und irgendwann platzt er.

Man kann diesen Schrank mit dem eigenen Körper vergleichen. Man unterdrückt über lange Zeit alles, was eigentlich gelebt werden will, und frisst es in sich hinein. Doch es kommt der Tag, an dem ‚die Wahrheit' ans Licht kommt.

Es gibt viele Möglichkeiten, die aufgestauten Gefühle und abgespaltenen Aspekte der Persönlichkeit unterzubringen. Es beginnt im eigenen Körper.

Pickel bilden sich (kleine Wutausbrüche), Fettdepots werden angelegt (Stauraum wie der Schrank), Krankheiten entwickeln sich etc.[8]

Doch irgendwann ist das Maß voll. Das Gewicht übersteigt die Grenzen der Gesundheit, der Schrank, der Dachboden, der Keller quellen über. Wann dieser Zeitpunkt für dich kommt und wie er sich zeigt, liegt in dir begründet. Dann ist es Zeit, zu handeln und sich bewusst anzuschauen, was da wirklich vor sich geht, warum es geschieht und wie man zu Klarheit gelangen kann.

14.

Die Einheit von Gedanke, Wort und Tat

Unser Tun, unsere Handlungen spiegeln unser Bewusstsein wider.
Im Bewusstsein des Mangels sehen wir die Welt als unvollkommen, erleben das Leben als hart, ungerecht und wenig lebenswert. Im Bewusstsein der Fülle erleben wir das Leben als reich, wir erleben Fülle. Zwei Menschen können im selben Moment nebeneinander stehen und ein vollkommen unterschiedliches Empfinden der Situation haben. Der eine kann völlig in sich ruhen und die Vollkommenheit des Momentes erleben und der andere, der in innerer Unruhe und Unsicherheit ist, kann sich in Stress und Unwohlsein befinden und alles im Außen als unschön empfinden.

Wenn du glaubst, dass du es nicht wert bist, geliebt zu sein, wirst du die Erfahrung machen, dass sich Menschen von dir abwenden. Vielleicht wollen sie sich gar nicht abwenden, aber in deinem Erleben erschaffst du dir diese scheinbare Realität. Wenn du in Liebe mit dir selber bist, dann werden Menschen sich von dir angezogen fühlen und deine Nähe suchen, andere wiederum, die die Liebe in sich selbst noch nicht entdecken, werden dich als

---

8   Vgl. Thorwald Dethlefsen/ Rüdiger Dahlke, „Krankheit als Weg – Deutung und Be- Deutung der Krankheitsbilder", Verlag Goldmann (ISBN 978-3442215584)

unheimlich empfinden und deine Gegenwart scheuen, obwohl du ihnen ihre innere Sehnsucht widerspiegelst. Aber das kannst du mit Gelassenheit und Mitgefühl sehen, du bist frei.

Es liegt in deiner wahren Natur begründet, dass du Erfahrungen der Vollkommenheit machst. Alles, was nicht vollkommen ist, kommt daher, dass du Gedanken über dich, über die anderen Menschen und über die Welt hast, die nicht vollkommen sind. Wenn du in deinem Sein ruhst, mit Augen der Klarheit und Wahrheit auf die Welt schaust, dann siehst du überall die Schönheit und Vollkommenheit, auch in Situationen, die andere vielleicht als unvollkommen bewerten würden.

Das Selbst, deine wahre Natur, ist frei. Du bist Liebe und Freiheit, grenzenlose Stille und Frieden. Im Gewahrwerden dessen verändert sich der ganze Blick auf die Welt und auf die Menschen in deinem Leben. Entdeckst du das Einssein in dir selbst, das Einssein mit der ganzen Schöpfung, dann gibt es keine Trennung mehr, keine Trennung mehr zwischen dir und der Welt, keine Trennung mehr zu den anderen Menschen, denn der eine wahre Ursprung, das Sein, ist erkannt. Du bist dir der Einheit bewusst und kannst doch die Vielfältigkeit genießen. Jedes Wesen ist einzigartig und doch entstammen alle dem Urgrund des Seins. Trennung gibt es nur auf der materiellen Ebene, der Hemisphäre der Formen, der Gedanken, des Verstandes. Jenseits von Gedanken, von Sprache liegt die Einheit des Seins. Es gibt nur eine Menschheit, einen Planeten Erde, ein Universum, in dem wir hier leben. Innerhalb dieses einen Ganzen gibt es die wunderbarsten verschiedenen Formen, eine Vielfalt an Kulturen und Traditionen, Vegetation und Lebewesen. Die Einheit in all diesem zu erkennen, diese Einheit in jedem Augenblick wahrzunehmen, zu fühlen, zu sein, anstatt sich diese Wahrheit als Verstandeskonzept immer wieder bewusstzumachen, bedeutet Einssein, Frieden, sich überall und mit jedem Menschen zu Hause zu fühlen, denn im Grunde ist alles vertraut. Die Unterschiede bestehen nur in Gedanken. Das Sein jenseits von Gedanken, der Ursprung, ist die Schöpfung selbst und das ist unabhängig von sozialen Unterschieden, Nationen, Kulturen, alles, was Unterschied macht.

In dem Moment, wo der Urgrund allen Seins – das Selbst – erkannt ist, geschieht ein Verschmelzen aller Unterschiede nicht nur in der Wahrnehmung der äußeren Welt, sondern in dir. Die Pole verschmelzen. Alles, was zuvor abgespalten und getrennt zu sein schien, ist eins. Gedanke, Wort und Tat sind eins, du bist authentisch.

Du musst nicht mehr länger planen und abwägen, dein Verhalten üben und trainieren, dir überlegen, wie du in einem Moment vorgehen, was du unterlassen und was du besonders hervorheben solltest, sondern du bist einfach eins in dir. In der Gegenwart, im jetzigen Moment, in Hingabe an die Schöpfung, an den Moment, und die richtigen Worte und Handlungen tauchen im Bewusstsein auf und werden ausgedrückt.

Noch erscheint dies vielleicht absolut weit entfernt und unrealistisch. Zu lange haben wir uns an die Idee des Getrenntseins gewöhnt. Zu lange haben wir geglaubt, dass wir uns durch das Leben kämpfen, unser Selbst suchen, uns wieder verbinden, durch allerlei Leid und Elend gehen müssen, um uns die Einheit mit dem Selbst zu verdienen, anstatt uns an das Leben selbst hinzugeben, anstatt zu erkennen, dass wir bereits das sind, was wir suchen, dass wir bereits alle Qualitäten in uns haben, die wir glauben noch entwickeln zu müssen. Zu lange wurden wir mit negativen Glaubenssätzen und Gedanken des Mangels ‚gefüttert'. Die Befreiung liegt in der Stille der Gedanken, in der Realisierung dessen, was du wirklich bist. Dafür musst du nichts tun, außer für das achtsam und gewahr zu sein, was schon immer da war, jenseits des Verstandeslärms, jenseits aller Glaubenssätze, jenseits aller Konditionierungen: die Unschuld und Reinheit, die du bist, die Wahrheit und Klarheit, die du bist, die Schönheit und Liebe, die du bist, die Stille des Seins.

Erkenne dich selbst!

Das, wonach du suchst, ist bereits das, aus dem heraus du suchst. (That what you are searching for is already what you are searching from). [9]

Das Leben der Menschen ist aufgrund der Verantwortung, des Stresses im Job, der Diskriminierungen, der Kriege und Ausgrenzungen nicht gerade ein

---

9 der Hl. Franz von Assisi, zitiert durch Mooji (www.mooji.org)

Vergnügen. Deshalb muss das Menschsein einen bestimmten Sinn haben, es steckt eine tiefe Sehnsucht des Sich-selbst-Erkennens dahinter.

Ein Tier hat auch ein Ich-Bewusstsein. Es weiß, dass es „ich" ist, dass es existiert und dass andere Tiere getrennt sind von ihm, sonst gäbe es keine Kämpfe um Territorien, ums Fressen etc. Die Tiere haben aber nicht dieses menschliche Verstandes- und Unterscheidungsbewusstsein. Sie folgen den Instinkten und somit dem Leben selbst. Sie wissen nicht, dass in anderen Teilen der Welt ihre Brüder und Schwestern zu Tausenden abgeschlachtet und gequält werden. Und das ist ein Segen für sie.

Der Mensch hingegen hat ein Bewusstsein für das Leid in der Welt, für den anderen, er kann sich in den anderen hineinversetzen und hat sogar die Möglichkeit, zu wissen und zu fühlen, dass er eins ist mit allen, wenn er Selbsterkenntnis erlangt hat.

Selbsterkenntnis, Erwachen, ist das Höchste, was man durch das Bewusstsein im menschlichen Körper erlangen kann. Und ich bin davon überzeugt, dass dies der Sinn des menschlichen Lebens ist. Ansonsten tun wir nichts anderes, als dahinzuvegetieren im Sein, das alles erschaffen hat, den Gesetzen unterworfen, die die Schöpfung verlangt. Der Mensch ist jedoch das einzige Wesen, das sich gegen all diese Gesetze stellen kann, dank des freien Willens. Dies kann zum Heil, aber auch zum Unheil führen. Das ist die Möglichkeit zur Gefangenschaft und Freiheit gleichermaßen. Der Mensch hat mit seinem Bewusstsein die Kraft, das Göttliche zu verwirklichen, und gleichzeitig die Kraft zu zerstören. Der Mensch ist das einzige Lebewesen, das den Planeten, die Erde, die ihn nährt, zerstört, anstatt dankbar für das zu sein, was uns geschenkt wird.

Aufstehen, zur Arbeit gehen, auf Toilette gehen, essen, trinken, schlafen und sich ansonsten ein wenig von all dem Elend ablenken, das ist das, was die meisten Menschen tun.

Warum ist das so?

Um Selbsterkenntnis zu erlangen, um das Licht der Erkenntnis zu erleben, müssen wir anscheinend erst einmal in der Dunkelheit des Vergessens landen. Häufig jedoch vergessen wir, warum wir den Körper angenommen haben, und lassen uns stattdessen auf die Konditionierung der Umwelt und der Gesellschaft ein. Die Gesellschaft hat bestimmte Vorstellungen und Konzepte darüber, was es heißt, zu leben und zu erleben, was es heißt, erfolgreich, anerkannt und glücklich zu sein. Diese Konzepte haben sich zwar noch nie bewährt, denn immer noch rennen die Menschen in der Welt diesen Konzepten hinterher. Egal, wie schön, reich und erfolgreich jemand ist, egal, wie viele Besitztümer er im Außen angehäuft hat, überall herrschen Verzweiflung und Depression. Besonders in den reichen westlichen Ländern ist das so. Die Menschen in den armen Ländern haben wenigstens die Hoffnung, dass, wenn sie reich wären, alles gut wäre. Die Depression des Reichtums und die Hoffnung der Armut. Verrückt!

Denn der Verstand ist glücklich, solange er etwas zu hoffen hat, etwas hat, nach dem er streben kann, auf das er hinarbeiten kann. Wenn jedoch alles erreicht ist, dann gibt es nichts mehr zu tun. Aber mittlerweile ist der Verstand so darauf konditioniert, zu rennen, dass er es gar nicht aushält, ruhig zu sein. Und auch, wenn schon aller Wohlstand erreicht ist, muss es immer noch ein bisschen mehr sein, noch ein bisschen extravaganter usw.

Dabei ist, wenn für das leibliche Wohl gesorgt ist, in Form von Essen und Unterkunft, endlich die Basis geschaffen für das, warum wir hier sind: die Einheit in der Vielheit entdecken durch Innenschau, denn im Außen kennen wir ja nun alles. Die Technologien heute sind atemberaubend gut, für das Wohl des Körpers ist ausreichend gesorgt. Dann ginge es jetzt darum, den Reichtum im Innern zu entdecken.

Dort gibt es noch wahre Königreiche zu erobern. Dort liegt das Königreich der Erkenntnis über dein wahres Sein. Alles, was außen ist, bist du nicht. Alles, was du sehen, berühren, riechen schmecken kannst, bist du nicht. Es kann alles dein sein, zu diesem Körper gehören, dir dienen und dich bereichern, aber du bist es nicht.

Es gibt eine Instanz in dir, die all dies beschreiben kann, eine Instanz, die der Kenner des Gekannten ist, reines Gewahrsein.

Wenn du die Fülle und Liebe in deinem wahren Selbst suchst und wahrnimmst, dann werden viele der materiellen Wünsche verschwinden. Denn die wahre und einzige Sehnsucht ist, in Liebe zu sein, zu lieben, authentisch und sicher mit sich selbst zu sein, frei zu sein und unabhängig von den Urteilen und Gedanken anderer Menschen. Diese Sehnsucht lässt sich nur erfüllen, indem man sein wahres Selbst lebt und verwirklicht, einfach, indem man aufhört, sich gegen seine wahre Natur zu stellen.

Legst du jedoch Wert darauf, dich weiterhin als getrennt vom Ursprung zu sehen, als einsame Insel, kurz: Wenn du die Illusion des Egos erhalten willst, dann wirst du weiterhin die Früchte deiner begrenzten Gedanken ernten.

Öffne dich für das Unbekannte, das Ungekannte, das Unerfahrene, die große Stille des Seins und lass dich vom Leben beschenken mit allem, was es zu offenbaren hat.

Gedichte für dein Selbst:

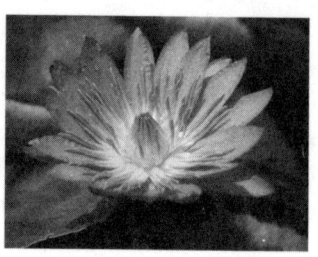

Das Samenkorn

Das Samenkorn so klein und fein
und doch so voller Kraft,
wollt einst ein großer Baum auch sein
und Früchte tragen groß und klein
und strahlen – Ruh und Macht.

Doch traut es sich zu öffnen nicht
und ward ganz arg und bang,
wie es denn vor sich gehen soll
das Wachsen voller Drang.

Es wartete und wartete und schaute sich so um.
Da fand es einen weisen Baum,
der in sich ruhte – Zeit und Raum
empfand er sicher kaum.
Es wagte sich und fragte ihn,
wie es denn vor sich geht
das Wachsen in die Höh.
Der weise Baum, der schwieg.
Doch schließlich kam der weise Klang aus fernen Sphären her:

„Der Samen wartet stets darauf, dass einst der Baum mal werde,
der Baum jedoch, der werden soll, der ruht so lang,
bis dass die Saat sich öffnen mag
und hingibt an die Erde."

Der Tautropfen

Der Lauf des Wassers – wohl bekannt,
doch immer noch verkannt.

Ein kleiner Tropfen nur von Tau
auf einem Grashalm thront.
Er kennt den weiten Weg gar nicht,
er ist es nicht gewohnt.

Er ist ganz einfach rein und klar
und von demselben Quell,
der alles Wasser strömen lässt,
ganz urteilsfrei, ganz hell.

Denn schon ein kleiner Tropfen nur
ist klein und doch vollkommen,
besteht aus gleichem „Material"
wie Mutter Ozean –
Er wird zu ihr zurückgeschwommen!

15.

Das Klick im Kopf: sich für die Weisheit des Herzens öffnen – alte Vorstellungen und Konzepte loslassen

Emotionale Schmerzen weisen dich immer und immer wieder darauf hin, dass du nicht präsent in der Gegenwart bist, sondern den Geschichten darüber, was ist, mehr Glauben schenkst, als der Wahrheit in dir zu lauschen. Du wirst so lange in Extremsituationen geraten, bis du an den Punkt der Verzweiflung gelangst. Erst an diesem Punkt, an dem man an die Grenzen seiner Konditionierungen, seiner Konzepte gelangt ist, ist man gezwungen, sich nach neuen Wegen umzusehen, sich zu öffnen für die Weisheit des Herzens, denn es bleibt einem nichts anderes mehr übrig.

Alle Dinge, die dich in die Verzweiflung treiben, dich an das Ende aller deiner Antworten über das, was geschieht, heranbringen, alle Probleme und Widerstände im Leben sind wahre Lehrmeister, denn sie bringen dich an den Rand deines Verständnisses und fordern dich so heraus, neue Dinge zu lernen, deinen Horizont zu erweitern, dich für das Unbekannte und die bislang verborgenen Lektionen des Lebens zu öffnen.. Schaffst du es, sie als solche anzunehmen, dann ist alles ganz leicht und man entdeckt in jeder Krise eine Chance, die einen bereichert.

Entspannen in der Anspannung lautet die Devise. Um dieses Prinzip zu erleben, ist z.B. Yoga für den Körper eine wundervolle Hilfe. Der Körper wird gefordert, wird diszipliniert und gleichzeitig lernt der Geist sich zu entspannen. Man kommt zu sich, in die Mitte, ins Zentrum des Seins. Auch gibt es wundervolle Meditationen und Übungen, um zu innerer Entspannung und Gewahrsein zu kommen, um einen ausgeglichenen Blick auf sich selbst und das Leben zu haben. (Dazu gibt es einige Anregungen im dritten Teil des Buches.)

Alle Widerstände im Leben sind der Hinweis darauf, dass du dich in einem Teil deines Lebens, ob bewusst oder unbewusst, gegen dein wahres Sein stellst. Schau dir deshalb diese Widerstände ganz genau an.

Anstatt die Menschen zu meiden, die dir unangenehm sind, anstatt die Situationen zu meiden, in denen du unsicher bist, begegne ihnen bewusst, denn dort kannst du am meisten lernen. Gerade wenn man sich den Schwierigkeiten des Lebens bewusst stellt, mit Gewahrsein und Achtsamkeit selbst den unangenehmsten Situationen und Menschen begegnet, wenn man, anstatt innerlich Widerstand zu leisten, sich in eine offene Haltung des Seins begibt, dann merkt man, dass sich die Schwierigkeit meist von allein auflöst. Die Schwierigkeit ist meist nicht die Situation oder die Person im Außen, sondern unser innerer Widerstand, die innere Anspannung.

Durch die Verzweiflung zur Einheit

Bis hierhin habe ich geschrieben über Gedanken, den Verstand, das Ego, das wahre Selbst, die Kraft der Gegenwart und das Annehmen dessen, was ist, die Emotionen, die Anspannung der Unterdrückung im Gegensatz zum Fluss des Zulassens, alle Regungen und Bewegungen im Bewusstsein des Menschen.

Es war mir möglich, über 50 kg abzunehmen ohne ärztliche Hilfe, ohne eine klassische Diät mit Regeln oder ein gezieltes Sportprogramm, da in mir ein Wandel geschah, vom Leben in Unbewusstsein zu einem Leben in Achtsamkeit und Bewusstsein für das, was ist. Es war möglich, weil ich an einem Punkt der Verzweiflung und Hilflosigkeit angelangt war, nicht mehr so weiterleben wollte und konnte wie bislang und ich mich infolgedessen auf den Weg gemacht habe, mir selbst zu begegnen, was auch immer das mit sich bringen würde. Ich war so verzweifelt, dass mir alles recht war zu tun, nur um aus diesem Sumpf des unbewussten und unklaren Bewusstseins, des Gefangenseins in unbewussten Verstandesmustern, herauszukommen. Genau die angesprochenen Punkte, die aufgezeigten Mechanismen des Verstandes, der Gedanken und Emotionen haben in mir den Wandel des Bewusstseins bewirkt. Das Verstehen des Körper-Verstandes Komplexes, das bewusste Beobachten meiner selbst, die Innenschau, das Meditieren, dass ich mich mir selbst gestellt habe, anstatt mich weiterhin durch allerlei Methoden von mir selbst abzulenken, haben die Freiheit von allem Bindenden, allem Ballast sowohl mental als auch physisch bewirkt. Dieser Punkt der Verzweiflung war das Verstehen, dass ich so, wie ich zu dem Zeitpunkt lebte, nicht weiterleben konnte und deshalb das Leben um Hilfe und Unterstützung anflehte. Genau dieser Punkt, genau diese Bereitschaft des Loslassens von altem Bewusstsein, machte Raum für die vollkommene Unterstützung des Universums.

Ich war bereit, mich mit der Wahrheit in mir zu konfrontieren, so grausam sie auch sein mochte. Es ist ja nicht so, dass wir uns nicht gern haben, dass wir nichts auf uns halten, doch vermeiden wir es, allein zu sein, mit uns selbst zu sein, uns selbst zu begegnen, und lenken uns mit Beziehungen und Unternehmungen ab. Für die meisten Menschen ist es eine Schreckensvorstellung, allein in einem leeren Raum mit sich selbst zu sitzen. Aber warum?

Ich hatte große Angst, hatte Sorge, dass ich Seiten in mir entdecken würde, die ich unter keinen Umständen als liebenswert empfinden konnte. Und so war es auch. Allerlei Schreckensbilder und unangenehme Gedanken über mich selbst und die Welt begegneten mir, es fand eine Katharsis (aus dem Griechischen, bedeutet: reinigen, läutern) statt. Der Mut, mich all diesen Gedanken zu stellen, erwuchs aus dem tiefen Bedürfnis, mich aus dem selbst gemauerten Gedankengefängnis zu befreien, das ich mir selbst gebaut hatte. Egal, was ich alles in mir finden würde, ich wollte es bewusst anschauen, bewusst ergründen, um es zu klären. In der Erkenntnis dessen, dass all der Schrecken und das Leid an das mentale Setup geknüpft sind, und mit dem reinen Bewusstsein, das wir sind, nichts zu tun haben, konnte eine Desidentifikation mit all den Gedanken stattfinden, und ich wurde zum Beobachter all dessen, das ich vorher als „Ich" angesehen hatte. Diese Desidentifikation brachte das Licht des Bewusstseins ins Unbewusste und Heilung konnte geschehen.

Erst heute kann ich klar sehen, was da alles vor sich ging, kann ich die Muster und Vorgänge beschreiben und erklären. Damals konnte ich einfach nicht anders. Es war, als sei ich in einen Fluss des Bewusstseins geraten, das Selbst hatte den Ruf vernommen und das Erwachen von der Verwirrung in die Klarheit schritt stetig voran, es geschah wie von selbst.

Ich war in meinem Leben an den Punkt gekommen, an dem ich mit meinen mir bisher ‚erarbeiteten' Mustern nicht mehr weiterkam. Im Gegenteil. Meine Mechanismen führten mich immer mehr bergab. Der Körper wurde immer dicker, keine Diät funktionierte, ich verlor jeden Glauben an die Menschen, verlor jeden Glauben an mich selbst. Ich hatte den Glauben an Gott verloren.

In dieser absoluten Verzweiflung (Illusion des Getrenntseins vom wahren Selbst, von Gott) lag wiederum eine absolute Gnade. Es machte keinen Sinn mehr, an alles Festgefahrene zu glauben. Es war nicht mehr nötig, an vertrauten Mustern festzuhalten.

Ich ließ alles los und war bereit, mich in die Tiefe, ins Unbekannte, in die Leere fallen zu lassen, übers Feuer zu gehen, nur um nicht mehr so weitermachen zu müssen.

Bei den bisherigen Anläufen zum Abnehmen war die Angst vor dem Unbekannten, dem Ungewissen noch so groß, dass ich mich nach kurzer Zeit immer wieder an meine altbekannten Muster klammerte.

Ein Gedanke, der mich dazu brachte, meine Ernährungssituation und damit meine Lebenssituation zu ändern, war: „Falls es mir als schlanker Mensch nicht gefällt, dann kann ich ja wieder zunehmen. Aber ausprobieren kann ich es ja mal. Ich habe nichts zu verlieren. Ich kann nur dazugewinnen."

Falls die neuen Methoden, Muster und Denkweisen sich nicht bewähren sollten, dann könnte ich ja wieder auf bisher Etabliertes zurückgreifen.

Die ersten Schritte in ein neues Leben

Angst zu verhungern:

Zuerst erklärte ich meinem Verstand, dass ich in Mitteleuropa lebe und mit Sicherheit nicht verhungern werde. Es war nämlich häufiger vorgekommen, dass ich ‚auf Vorrat' gegessen hatte. Wenn ich beispielsweise wusste, dass ich den ganzen Nachmittag unterwegs sein würde, und nicht wusste, wo mich meine Unternehmungen hinführen würden, dann aß ich noch rasch etwas, obwohl ich vor kurzem erst gegessen hatte und gar keinen physischen Hunger verspürte.

Unterscheidung von physischem und psychischem Hunger:

Dann lernte ich wirkliches Hungergefühl kennen. Mein Körper hatte dieses Gefühl komplett vergessen, da ich ihn immer mit Essen versorgte, bevor er das Signal geben musste. Ich nahm meinem Körper also das Denken ab. Ich frühstückte und wartete dann ab. Ich war ganz verwundert, dass sich das Hungergefühl, je nachdem, was ich zur letzten Mahlzeit zu mir genommen hatte, erst nach 4, manchmal sogar erst nach 6 Stunden einstellte. Zuvor hatte ich nach Zeitplan gegessen. Morgens Frühstück, mittags eine warme Mahlzeit, nachmittags ein Snack und abends Abendbrot. Ich will nicht sagen, dass ein Essensrhythmus falsch ist. Für mich war es aber wichtig zu erleben, welchen Rhythmus mir mein Körper diktiert. Und der richtete sich fortan nach dem Grad des Hungergefühls.

Ich genoss die Leere im Magen und das leichte Gefühl und bereitete mir eine köstliche Mahlzeit zu, denn ich lernte auch meinen Körper zu fragen, was er denn jetzt brauche. Etwas Warmes oder Kaltes, etwas Süßes oder Herzhaftes etc. Meist waren viel Gemüse und Obst im Spiel. Komisch, denn ich hatte immer geglaubt, dass deftige, fettige, herzhafte Speisen mein Leibgericht seien.

Dann genoss ich das zubereitete Essen, denn ich wusste, dass ich meinem Körper genau die Nährstoffe zuführte, die er brauchte, um wieder zur Tat zu schreiten.

Wenn der psychische Hunger kam, ich mich innerlich leer und bedürftig fühlte, unternahm ich etwas Schönes mit meiner Tochter, rief eine Freundin an und sprach mich bei ihr aus, las ein schönes Buch, meditierte, oder aber, wenn es doch etwas für den Magen sein musste, aß ich einen Apfel oder eine Möhre.

Zu Beginn war ich sehr strikt mit mir, denn ich wollte alle ‚Gefahrenquellen' meiden. Ich verbannte alle Süßigkeiten aus dem Haus. Die ersten drei Monate lang gab es bei mir nur Obst zum Frühstück und keine Schokolade. Andere Menschen schaffen es vielleicht, nur wenig Süßigkeiten zu essen, aber ich kannte mich und wollte mir erst ganz sicher sein, dass ich keinen Rückfall mehr erleide, bis ich mich wieder an diese Dinge herantraute.

Der psychische Hunger war bei mir riesengroß und nicht stillbar. Ich hatte eine große innere Leere in mir und wahnsinnige Angst vor der Zukunft. Ich konnte partout keine Studienrichtung für mich finden. Ich wollte doch so gerne weiterlernen und eine Ausbildung machen, wenn meine Tochter in den Kindergarten käme.

Diese Zeit der Ungewissheit war grauenhaft für mich. Geduld war nicht gerade meine Stärke und ich musste handeln. Ich war schon kurz davor, mich für einen Studiengang an der Uni einzuschreiben, da tauchten immer wieder Flyer und Berichte von Bekannten über eine Heilpraktikerschule auf. Zunächst schenkte ich dem keine Beachtung. Ein paar Wochen später war ich angemeldet und saß in der ersten Unterrichtsstunde.

Ich deckte mich ein mit Lehrbüchern über den menschlichen Körper und über Naturheilkunde und hatte fortan abends keine Langeweile mehr, wenn mein Kindlein schlief. Das war der erste Schritt in Sachen psychische Nahrung, aber noch nicht das Ende.

Die unendliche Weisheit des Körpers

Ich lernte in der Schule, dass das überflüssige Fett an meinem Körper von unendlich vielen Blutgefäßen versorgt wird. Das Herz macht sich die Mühe, in Liebe und Sorgfalt all die Fettzellen mit Blut zu versorgen, so dass sie nicht absterben. Das Herz nimmt diese zusätzliche Belastung an und kümmert sich liebevoll um die überschüssigen Fettzellen.

Als ich das hörte, dachte ich: „Das möchte ich nicht. Ich will doch meinen Körper nicht belasten mit Arbeit, die ihn davon abhält, seine eigentliche Arbeit kraftvoll zu tun. Dadurch schwäche ich ja mein Herz. Das Blut macht extra Umwege und baut Straßen, um das überschüssige Fettgewebe zu versorgen, dabei vergeudet es ja sein Potential." Ich war meinem Körper unendlich dankbar für sein weises Handeln.

Das erinnerte mich daran, wie es sich anfühlt, wenn ich mich mit mehr Arbeit belaste, als eigentlich notwendig wäre. Ich konnte mich mit der Arbeit, die mein Herz so selbstlos übernahm, identifizieren und wollte es ihm künftig erleichtern.

Damit festigte sich meine Entscheidung, abzunehmen.

Das bereits vorhandene Wissen nutzen

*„Nicht, weil es schwer ist, wagen wir es nicht,
sondern weil wir es nicht wagen, ist es schwer."*[10]

Die meisten Menschen kennen die Grundlagen einer gesunden Ernährung, und doch nutzen sie dieses Wissen nicht. Es scheint sie irgendetwas davon abzuhalten. Mittlerweile wissen wir, dass das Hindernis die Gedanken des Mangels, der Unzufriedenheit und des Leids sind. Irgendetwas hält uns davon ab, gut zu uns zu sein. Noch dazu wird uns überall eingeredet, dass es unsagbar schwer ist abzunehmen. Die Gene sind verantwortlich oder Schilddrüsenunterfunktionen oder sonstige Leiden. Dabei sind alle diese Symptome auch nur Hinweise auf inneres Ungleichgewicht. Es macht keinen Unterschied, in welcher Art und Weise sich das seelische Ungleichgewicht ausdrückt. Es geht nicht darum, den Schuldigen zu finden. Dadurch ist dir auch nicht geholfen. Dann bist du in dem Glauben, dass du ja „nichts kannst für die Situation", und verleugnest somit dein wahres Potential. In dem Wissen um dein wahres Selbst gibt es keine Ausreden.

Du erschaffst dir genau das Leben, das du willst. Und du kannst es jederzeit ändern, indem du deine bewussten und unbewussten Gedanken untersuchst und für dich erkennst, was deine innere Wahrheit ist. Man braucht auch keine strikte Disziplin und Kontrolle des Verstandes, Kontrolle der Kalorien, Kontrolle der Nahrungsaufnahme, Kontrolle der Bewegung etc., wenn man sich ganz einfach für das bereits vorhandene Wissen öffnet. Dein Körper sagt dir ganz genau, was und wie viel er braucht, wenn du ihm „zuhörst" und auf seine Signale achtest. Zur Unterstützung des Verstandes können Abnehmprogramme hilfreich sein, um nach und nach ein neues Ernährungsverhalten zu lernen. Wenn man jedoch nur nach Tabelle isst, dann übergeht man wiederum die natürlich vorhandene Weisheit des Körpers und man ist ohne die Tabelle völlig hilflos. Fang also an, deinen Körper anzunehmen und lieb zu haben. Er ist dein Körper. Er ist schon so lange da, und alles, was er will, ist, dass du mit Freude in ihm „wohnst".

---

10 Lucius Annaeus Seneca (Werk: Moralische Briefe an Lucilius (Epistulae morales ad Lucilium), XVII/XVIII, CIV, 26)

Ich lernte also, dass Nahrung nicht der Befriedigung seelischer/ psychischer/ mentaler Bedürfnisse dient, sondern den Körper darin unterstützen soll, seine vielfältigen Funktionen auszuführen. Bereits zuvor wusste ich das, doch ich setzte es nie mit mir in Verbindung, da ich daran glaubte, dass es schwer ist, alte Muster zu durchbrechen. Doch nun saß ich da jede Woche im Klassenzimmer und lernte die Funktionen des Körpers kennen. Da konnte ich nicht mehr leugnen, dass es auch um meinen Körper geht. Ich war bereit, mich aufs Glatteis zu begeben und mein Selbstkonzept zu überarbeiten. Ich wollte meinem Körper, der so viele Jahre lang all das hingenommen hatte, was ich ihm aufgebürdet hatte, entgegenkommen.

Der Körper braucht Kohlenhydrate, Proteine und Fette, um seine körpereigenen Baustoffe zu erhalten. Das heißt, Obst, Gemüse, Vollkornprodukte, Eiweiße aus Milchprodukten, Soja, Getreide oder Fisch.

Es war für mich nicht leicht, mein bisher aufgebautes Lügengebäude einstürzen zu sehen. Eine große Traurigkeit überkam mich angesichts der vielen Jahre, die ich in der Illusion gelebt hatte, ich würde mir etwas Gutes tun, mir „etwas gönnen", so wie ich mich ernährte. Ich trauerte den vergeudeten Jahren hinterher.

Heute weiß ich, dass ich nichts zu bereuen habe. Alles, was ist, ist. Es ändert nichts, wenn man sich aufregt oder bereits Geschehenes bedauert. Noch dazu weiß ich heute, dass es mir ohne dieses große Übergewicht nie möglich gewesen wäre, diese Bewusstseinsprozesse durchzumachen. Dies war meine Lektion. Eine große Lektion, die für mich absolut perfekt war.

Das große Drama um Schokolade, Pizza, Cola etc. war auf einmal nicht mehr nötig. Ein großer Teil meines bisherigen Lebensinhalts brach in sich zusammen. Das machte mich ängstlich und traurig. Doch auch hier würde mein wahres Selbst für mich sorgen. Damals dachte ich noch, dass ich vom Ursprung getrennt und ganz allein auf mich gestellt sei. Doch, ohne es zu bemerken, ging die Bewusstwerdung, der Pfad des Erwachens zur Wahrheit und Klarheit, in mir voran.

Wenn man einmal die Entscheidung getroffen und sich auf den Weg begeben hat zur Wahrheit darüber, wer ich eigentlich bin, wenn alles im Innern schreit nach der Schau der Wahrheit in allem, was ist, wenn selbst der Verstand nach Gott, nach Freiheit, nach Erlösung von den Schmerzen in der Illusion schreit, dann werden alle Weichen dafür gestellt, dann steht der Erkenntnis des Selbst nichts mehr im Wege, denn jedes Hindernis wird durch die absolute Sehnsucht nach Wahrheit überwunden. Auch wenn es zwischendurch so aussieht, als würde nichts mehr funktionieren von dem, was man sich vorgenommen hat, dann geht es doch immer weiter. Solange der Wunsch nach Veränderung und der Glaube an Transformation größer sind als die Ängste und Zweifel des Verstandes, so lange geht die Ganzwerdung stetig voran.

Vermeintliche Selbstzerstörung und Selbstwert

Traurig war ich besonders deshalb, weil mir bewusst wurde, dass ich mich selber schlecht behandelte. Ich unterstützte mich und meinen Körper nicht im bestmöglichen Maße, sondern ich belastete ihn zusätzlich. Jahrelang glaubte ich, ich würde mir mit dem vielen Essen etwas Gutes tun, mir Liebe und Aufmerksamkeit geben, mir „etwas gönnen". Jetzt war mir klar, dass darin eine vermeintliche Befriedigung meiner Bedürfnisse bestand. Es war der Versuch, ein inneres Loch, eine innere Leere zu füllen. Doch auch wenn der Magen übervoll war, war ich immer noch nicht erfüllt. Es war die Suche nach Erfüllung.

Ich erkannte, dass es mein sehnlichster Wunsch war, gut für mich zu sorgen. Ich wollte mich selber endlich gern haben und gut zu mir sein.

Das war also eine weitere Erkenntnis: Ich arbeitete konsequent an der Zerstörung meines Körpers und meines Gemütszustandes, indem ich mich selbst unbewusst manipulierte und sabotierte und somit verhinderte, das zu finden, nach dem ich so verzweifelt suchte. Durch jahrelange Übung und Konditionierung hatte ich mich von meinen natürlichen Instinkten entfremdet. Ich hatte meine innere Stimme immer und immer wieder bewusst überhört, da ich den klugen und beeindruckenden Erklärungen des Verstandes mehr Glauben schenkte. Ich hatte das Gewahrsein für das, was wahr für mich ist, vergessen, denn die Aufmerksamkeit war auf all die spannenden Gedankendramen gerichtet. Und trotzdem war die innere Wahrheit die ganze Zeit über da und hat sich in Form von meiner „inneren Stimme"/ Intuition immer mal wieder ganz zart gemeldet. Ich habe jedoch aus Gewohnheit diese innere Stimme als Spinnerei abgetan und weiterhin auf der Ebene meiner erlernten Verstandeskonzepte gedacht und gehandelt.

Ohne die Unterstützung der Intuition ist der Verstand nur zu sehr begrenzten Handlungen fähig. Und ohne die Unterstützung des Verstandes und die damit verbundenen Worte und Taten ist die Intuition unfähig, sich selbst zu verwirklichen.

Also von Mono auf Stereo umschalten und mit deinem vollen Potential handeln! Wenn der Verstand sich der Intuition hingibt, dann kann er die weisesten Worte sprechen und die rechtschaffensten Handlungen vollziehen. Verwehrt er sich jedoch dieser Schöpferkraft, die eins ist mit dem Göttlichen, so wird er verzweifelt sein, neben sich selbst stehen und ziellos umherirren, auf der Suche nach Anschluss und Erfüllung. Die Erfüllung liegt darin, sich der Intuition, der inneren Stimme zu öffnen. Sonst nichts.

Mitgefühl: In Frieden und Wahrheit Nein sagen – sei ehrlich zu dir selbst.

Immer wieder habe ich an mir beobachtet, dass ich große Angst davor hatte, Nein zu sagen. Und dann tat ich Dinge, die ich eigentlich gar nicht tun wollte, und es entstand Groll in mir auf den Menschen, für den ich gerade etwas tat. Eigentlich war es Groll auf mich selbst, da ich es wieder einmal nicht geschafft hatte, Nein zu sagen. Aber warum fällt es einigen Menschen so schwer, Nein zu sagen?

Man befürchtet, sich unbeliebt zu machen, nicht mehr geliebt zu sein. Vielleicht glaubst du auch als herzlos und egoistisch zu erscheinen, wenn du dich abgrenzt. Hinter der Angst, Nein zu sagen, steht also die Angst, nicht liebenswert zu sein, die Angst vor Ablehnung.

Um ohne schlechtes Gewissen Nein sagen zu können, ist es wichtig zu verstehen, dass jeder einzelne Mensch auf dieser Erde in seiner Essenz das vollkommene Sein der Existenz, der Schöpfung ist. Und somit kann auch jeder Mensch für sich sorgen, für sich schauen, was wahr oder unwahr für ihn ist, und danach handeln. Jeder Mensch ist in der Lage, wenn er es wirklich will, klar zu sagen, was seine Wahrheit ist.

Wir missverstehen Sensitivität, Sensibilität als einen Zustand, in dem man immer nett und freundlich, offen durch die Welt schreitet, immer Ja sagt, auch wenn man es nicht will, niemals seine eigenen Bedürfnisse mitteilt und sich selbst für andere aufgibt. Das hat allerdings nichts mit Sensitivität und Empfindsamkeit zu tun, sondern ist Blindheit und Verleugnung seiner selbst.

Wahre Sensitivität und Empfindsamkeit beginnt bei dir selbst. Wenn du achtsam mit dir selbst bist, dir Pausen gönnst, Dinge tust, die dich unterstützen, dann bist du mit deiner inneren Kraft in Einklang und kannst auch anderen helfen.

Das gleiche gilt für Mitgefühl. Mitgefühl hat nichts damit zu tun, anderen Menschen alle Arbeit abzunehmen, sie so sehr zu unterstützen, dass sie nichts mehr selbst tun müssen, sondern wahres Mitgefühl bedeutet, den anderen so anzunehmen und zu lieben, wie er ist, und wenn er um Hilfe bittet, ihn zu befähigen, für sich selbst zu sorgen. Denn der andere hat, ob er sich dessen bewusst ist oder nicht, alle Fähigkeiten und Möglichkeiten, die er braucht, um das zu verwirklichen, wonach er sich sehnt. Wahres Mitgefühl und Liebe wollen den anderen in seine Freiheit führen und ihn nicht binden.

Das bedeutet nicht, dass du einem Menschen, der sich Hilfe suchend an dich wendet, deine Hilfe verweigern sollst. Im Gegenteil. Wir sind hier auf Erden, um der gesamten Schöpfung zu dienen und somit auch jedem Menschen, der unsere Hilfe braucht. Du kannst Menschen aber nur wirklich helfen und sie befähigen, wenn du für dich selbst sorgst. Du kannst nur aus Kraft, Freude und Überfluss heilen und teilen. Derjenige, der nichts hat, kann auch nichts teilen.

Beispiel:
In einem Absturz gefährdeten Flugzeug ist es Pflicht, zuerst sich selbst die Sauerstoffmaske anzulegen, bevor man jemand anderem hilft. Denn was nützt es den anderen, wenn ich nicht mehr atmen kann? Dann kann ich auch niemanden sonst retten.

Nur wenn ich sichergestellt habe, dass ich in meiner Mitte bin, d.h. mit meinem wahren Selbst in Verbindung bin, dann kann ich die Quelle meiner unerschöpflichen Kraft für diejenigen einsetzen, die Hilfe brauchen. Anders gesagt, wenn du anderen hilfst und danach ein Gefühl der Unzufriedenheit oder des Grolls in dir aufkommt oder du dich gar ungerecht behandelt fühlst und dir ausgenutzt vorkommst, dann ist es an der Zeit, dass du dich um deine eigenen Bedürfnisse kümmerst. Und dieses Bedürfnis wird erfüllt, wenn du dich der Wahrheit in dir selbst stellst, wenn du Gewahrsein lernst für das, was ist, wenn du bewusst im Hier und Jetzt lebst und dich selbst erkennst.

Indem du dich ‚um des lieben Friedens willen' oder aus Bequemlichkeit, aus Anerkennungssucht oder sonstigen Motiven dazu zwingst, jemandem zu helfen, und ihm dadurch seine eigene Verantwortung abnimmst, belastest du dich mit seinen Aufgaben. Indem du dich mit seiner Verantwortung oder seiner aktuellen Lernaufgabe belastest, verhinderst du erstens, deinen eigenen Impulsen und Aufgaben zu folgen, und zweitens verhinderst du, dass der andere sich seiner Lernaufgabe stellt. Eigentlich sprichst du dem anderen die Fähigkeit ab. Du glaubst nicht, dass er selbst für sich sorgen kann, und bestärkst ihn in diesem Glauben. Damit stärkst du eigentlich die Gedanken, die dich daran hindern, in deine Kraft und Größe zu gehen. Sobald du aber die Größe und Fähigkeit, das Selbstvertrauen in dir selbst erweckt hast, erkennst du auch das in dem anderen. Denn du kannst den anderen nur so weit erkennen, wie du dich selbst erkannt hast.

Beispiel:
Einmal wollte mein kleiner Bruder mich ganz unbedingt besuchen. Er wollte mich sehen. Ich wohnte ca. 3 km entfernt. Er musste durch die Felder mit dem Fahrrad fahren, um zu mir zu gelangen. Bisher war es immer so gewesen, dass er gebracht wurde oder ich ihn abholte. Heute fand ich, dass es an der Zeit war, dass er lernte, alleine hierher zu kommen. Er hatte aber Angst, weil er noch nie allein durch die Felder zu mir gefahren war. Mittlerweile war er alt genug und der Weg war auch nicht gefährlich. Also erzählte ich ihm am Telefon ganz genau, wie er wo lang

fahren sollte, und wir gingen jede Kurve und jede Wiese, jeden Baum am Wegesrand in Gedanken durch. Dann sagte ich ihm, dass ich mich auf ihn freuen und vor dem Haus auf ihn warten würde. Ich bemerkte immer noch seine Unsicherheit, und er versuchte auch, mich dazu zu bringen, ihn abzuholen, aber ich blieb diesmal hart. Ich wollte ihm zeigen, dass er es kann. Ich wusste, dass er es alleine kann. Noch einmal ermutigte ich ihn und dann sagte er: „Okay, ich fahr dann jetzt mal los. Aber du musst auch ganz bestimmt vor dem Haus auf mich warten, ja?" 5 bis 10 Minuten später war er da. Er war gesaust wie ein geölter Blitz. Er hatte es geschafft. Er war ganz glücklich und fiel mir in die Arme. Er war so stolz auf sich selbst und so dankbar dafür, dass ich ihn dieses Erlebnis hatte machen lassen. Er hatte gerade festgestellt, dass er über sich selbst hinauswachsen kann.

Du siehst, worauf ich hinaus will? Es geht nicht darum, Hilfe und Unterstützung zu verweigern, wenn jemand sie wirklich benötigt. Es geht darum, das wahre Selbst und die unendliche Kraft und Größe in dem anderen zu sehen und ihn darin zu unterstützen, das Erlebnis dieser ihm innewohnenden Kraft zu machen. Das ist wahre Unterstützung und Befähigung.

Um diese Kraft in jedem einzelnen Menschen sehen zu können, ist es jedoch nötig, dass du es in dir selbst erlebst und wahrnimmst.

Es anderen recht machen wollen:
Sehnsucht nach Anerkennung und Liebe

Es anderen immer recht machen zu wollen ist Ausdruck der Sehnsucht nach Liebe und Anerkennung, nach Erfüllung von außen. Diese Sehnsucht setzt voraus, dass du selbst glaubst, nicht vollkommen zu sein. Und dies ist, wie wir bereits wissen, unwahr.

Solange du an dem Gedanken festhältst, nicht liebenswert zu sein, so lange können Menschen aus allen Richtungen zu dir kommen und dir sagen, wie toll du bist, du würdest es nicht glauben. Man könnte die Stadt mit deinen Plakaten tapezieren und im Fernsehen könnten große Persönlichkeiten Lobreden auf dich abhalten, du würdest es nicht glauben, du würdest diese Größe in dir nicht sehen können.

Das könnte so auch gar nicht geschehen, denn so wie innen, so auch außen. Solange du schlecht über dich denkst und glaubst, dass du nicht liebenswert bist, so lange wirst du auch Erfahrungen machen, die dir diese Glaubenssätze bestätigen.

Wenn du die Göttlichkeit in dir entdeckst, wenn du die Unendlichkeit der Liebe und des Friedens in dir entdeckst, dann werden Menschen dich auch darauf hinweisen.

In diesem Bewusstsein ist es allerdings völlig egal, ob dich jemand anerkennt oder nicht, denn dein Bewusstsein ist nicht mehr Mangel, sondern Überfluss. Dann kannst du all die Komplimente dankbar annehmen, denn du weißt, dass es stimmt, was sie in dir sehen. Und noch mehr wirst du dich freuen, dass sie fähig sind, es in dir zu sehen, denn das bedeutet, dass sie sich diesen Qualitäten zuwenden und das Potential haben, zu ihrer eigenen Grenzenlosigkeit zu erwachen. Denn nur, was du in dir trägst und wovon du schon einen kleinen Einblick hattest, kannst du auch in anderen wahrnehmen.

Oder aber Menschen fühlen sich einfach zu dir hingezogen, auch wenn ihnen nicht bewusst ist, warum. Denn du strahlst die Wahrheit, den inneren Frieden, die innere Klarheit aus und dorthin strebt jedes Wesen zurück, in die Erkenntnis all dessen im Hier und Jetzt.

16.

Die Wahrheit des wahren Selbst

Die Wahrheit in uns wird mit Hilfe der inneren Stimme, der Intuition, übermittelt. Um die innere Wahrheit von den Gedanken, die im Alltagsbewusstsein das Denken beherrschen, abzugrenzen, werde ich nun Beispiele dafür nennen, welche Botschaften *nicht* deinem innersten Wesen entstammen. Diese Gedanken werden dir höchstwahrscheinlich in dieser Art vertraut sein. Später gehen wir genauer auf die innere Stimme, die Intuition, ein.

Es gab Zeiten, da hatte ich Gedanken über mich wie:

Ich bin... ...hässlich, unerträglich, fett, wertlos, unnütz, überflüssig, anstrengend, es nicht wert, unfähig, disziplinlos, beziehungsunfähig, nicht liebenswert.

Ich habe... ...niemanden, der mich wirklich liebt, kein Vertrauen in mich und in keinen sonst, keine Zukunftsperspektive, ...versagt, einen hässlichen Körper.

Ich kann nicht... ...schön sein, mit einem tollen Mann zusammen sein, aufhören zu essen, vertrauen, abnehmen etc.

Ich darf nicht... ...mich so liebhaben, wie ich bin, denn ich merke, dass andere komisch auf mich reagieren, und deswegen ist etwas falsch an mir,
...glücklich und fröhlich sein, erfolgreich sein, große Träume und Visionen haben, denn ich werde eh nur enttäuscht, auffallen, gehänselt und das tut weh usw.

Ich muss... ...mich doppelt anstrengen, um beliebt zu sein, denn mein Äußeres schreckt viele ab, ... besonders nett sein und alles tun, was andere von mir wollen, damit ich Anerkennung bekomme,
...darauf achten, nicht in der Öffentlichkeit zu essen, sonst werde ich verurteilt,
...schwarze Klamotten anziehen, damit ich mein Übergewicht kaschiere,
...mich verstellen und versuchen jemand anders zu sein, denn ich bin nicht gut genug etc.

Und diese Gedanken glaubte ich damals auch und in diesem Bewusstsein nahm ich dann mich und die Welt wahr.

Gedanken dieser Art kennen viele Menschen. Bei diesen Worten kannst du dir sicher sein, dass sie *nicht* aus der Wahrheit in dir kommen. Sie sind Gedankengeplapper, das wir so lange von anderen gehört und schließlich als wahr befunden haben, wir haben so lange depressive Menschen um uns herum gesehen, so viele Menschen, die sich ihres Lichtes nicht bewusst sind, dass wir angefangen haben zu denken, dass das richtig und normal ist. Also begannen wir uns an diese Gedanken zu gewöhnen, uns damit zu identifizieren. Wir haben den Verstand und seinen Inhalt, der uns helfen, aber auch schaden kann, so lange gepriesen und für wichtiger empfunden als das, was wir in Wahrheit sind, dass nun das, was wir sind, dieser Frieden, die Liebe, die Grenzenlosigkeit des Seins, der Feind zu sein scheint. Die Angst vor dem Unbekannten, die Angst vor der Wahrheit in uns, das ist ganz einfach nur eine Gewohnheit, die mit Bewusstsein durchlichtet werden kann, damit diese Glaubenssätze sich verabschieden können. Denn alles, was schwer ist, alles, was verletzt und Kopfschmerzen macht, ist nicht die Wahrheit.

Ich war sehr traurig darüber, als ich erkannte, dass ich solche Gedanken über mich glaubte. Vorher war ich zu sehr im Widerstand mit mir selber und erzählte mir selbst immer wieder die Geschichte, dass ich absolut glücklich und zufrieden damit sei, wie ich war: 130 kg schwer, dick und einsam. Ich wollte mir nicht eingestehen, dass ich verzweifelt war, denn das setzte mich selbst ins Unrecht. Ich musste mich mit der Wahrheit konfrontieren, dass ich durch diese schmerzhaften Glaubenssätze, die ich immer wieder wie Mantren in mir wiederholte, diese scheinbare Realität selbst erschuf.

Mein Gewissen sagte mir angesichts dieser Gedanken, dass das nicht die Wahrheit über mich ist. „Gut, ich denke jetzt so über mich, aber so ist mein wahres Wesen nicht. Ich habe doch eine leise Ahnung davon, dass in mir etwas Besonderes, etwas Einzigartiges steckt, das bislang noch nicht in seiner vollen Größe und Schönheit hervortreten konnte."

Vielleicht hast du auch Gedanken der Fehlbarkeit und des Mangels über dich selbst. Würdest du jedoch über einen Menschen, den du liebst und bewunderst, so denken, geschweige denn sprechen? Nein.

Wo ist dann also die Selbst-Liebe geblieben?

Würden wir uns selbst so behandeln, wie wir einen geliebten Menschen behandeln, dann säßen wir jetzt nicht hier.

Eine kleine Übung zum Selbstwert

Schließe deine Augen und nimm einen tiefen Atemzug. Stelle dir in Gedanken den Menschen vor, den du am meisten liebst und bewunderst. Ist er/ sie nicht schön? Verdient er/sie nicht alles Glück dieser Welt? Würdest du nicht alles dafür tun, dass es ihm/ihr gut geht?
Du bist er/sie!
Von jetzt an wirst du dich selbst mit der gleichen Achtung und Liebe betrachten, wie du es mit diesem Menschen tust. Wann immer wir uns gegen uns selbst stellen und gegen die uns innewohnende Wahrheit handeln, dann meldet sie sich. Zu Beginn vielleicht ganz leise, doch je mehr wir ihr Raum geben, desto kraftvoller und heilsamer kann sie uns unterstützen, unsere Wahrheit nicht nur zu denken, sondern zu leben.

Warum wollen wir diese Stimme zum Schweigen bringen? Warum halten wir sie klein und schieben sie zugunsten von schmerzhaften und stressvollen Überzeugungen beiseite?
Weil wir Angst vor ihrer Kraft haben. Wir haben Angst vor unserer innewohnenden Wahrheit, denn sie könnte all das zerstören, was wir uns bislang aufgebaut haben. Sie könnte Beziehungen zerstören, wenn wir auf einmal wahrhaftig handeln und nicht mehr die Rollenspiele spielen, die bestimmte Beziehungen aufrechterhalten. Diese Gedanken und noch viele mehr laufen im Verstand ab, wenn er sich dem Unbekannten öffnen und das Ruder an die Wahrheit in uns abgeben soll.
Ich glaube, die meisten Menschen sehnen sich danach, ihrer inneren Wahrheit zu folgen, anstatt all die Rollen zu spielen, all die Masken aufzusetzen, um jemand anderes zu sein, in der Hoffnung, Anerkennung zu bekommen, all die Lügen zu erzählen, um bestimmte Effekte zu erzielen, nur um dann immer einsamer zu werden, da man sich selbst verleugnet und nicht zu sich selbst steht und somit auch niemand sonst einen als das erkennen kann, was man in Wahrheit ist. Die meisten Menschen wollen von anderen so wahrgenommen werden, wie sie in Wirklichkeit sind, und wie soll das gehen, wenn wir uns selbst verleugnen? Wir wollen uns sicher fühlen, wir wollen gesehen werden, wie wir sind, wir wollen für das geliebt werden, was wir sind, wir

wollen ehrliche und aufrichtige Beziehungen zu anderen Menschen, wir wollen es leicht haben, wir wollen ohne Stress und Angst in die Welt treten und einfach nur wir selbst sein können. Doch wie soll das gehen, wenn wir anstatt unserer inneren Wahrheit dem Verstandesgeplapper folgen, das wir irgendwo oder irgendwann einmal aufgeschnappt haben? Aus Mangel an Vertrauen in uns selbst, weil wir glauben, wir seien es nicht wert, oder wir seien nicht richtig, wie wir sind, hören wir nicht mehr auf unsere innere Stimme, sondern folgen den angelernten Ideen und Idealen, die nicht aus uns selbst stammen. Und dann wundern wir uns, dass es sich nicht wahrhaftig und erfüllt anfühlt und ständig Ergebnisse liefert, die nicht authentisch sind.

Doch das ist jetzt nicht mehr nötig. Denn wir wissen nun, dass es die Wahrheit in uns ist, die uns erfüllt, und keine angelernte Idee jemals dem gerecht werden kann, was bereits als verborgenes Wissen in uns schlummert.

Wahrheiten über Eltern

Solange wir die Wahrheit in uns nicht bemerken, solange wir uns selbst nicht erkannt haben, so lange suchen wir nach der Vervollkommnung unserer selbst im Außen.

Die Beziehung zu unseren Eltern ist die schönste und die grausamste zugleich. Durch sie erlangten wir diesen Körper. Das Leben selbst hat sich in neuer Form gezeigt und von unseren Eltern lernten wir, dass wir dieser Körper sind, wir lernten Überlebensstrategien, wir lernten Glaubenssätze und Überzeugungen, wir lernten Ängste, wunderschöne Dinge und wir erkannten uns als getrennte Wesen, als eigenständige Personen, die für ihr Glück in der Welt selbst kämpfen müssen. In absoluter Unschuld, Hingabe und Liebe sogen wir alles Wissen auf, was unsere Eltern uns übermittelten, und hofften, dass sie uns alle Fragen des Universums beantworten können. Nach einiger Zeit bemerkten wir vielleicht, dass es in anderen Familien ganz andere Überzeugungen und Gebräuche gibt, wir lernten über die Welt, wir bildeten unsere eigene Meinung, wir verglichen unsere Eltern und befanden, dass sie doch nicht fehlerlos sind, wie wir es vielleicht als kleine Kinder gedacht haben.

Alles, was wir in den ersten 7 Jahren unseres Lebens lernten, bildet die Grundlage für das, was wir später erleben. Und so scheint es gerechtfertigt zu sein, die Eltern dafür verantwortlich zu machen, wenn sie einem etwas beigebracht haben, was sich in unserem Leben später als schmerzhaft und schädlich herausgestellt hat.

Viele Menschen verbringen ihr Leben damit, all ihr Leid, ihre Fehler, ihre Niederlagen mit dem scheinbaren Versagen der Eltern in der Kindheit zu erklären oder zu rechtfertigen. Doch wem hilft das? Deine Eltern werden wahrscheinlich denken, dass sie genau das Richtige getan haben, und du wirst dein ganzes Leben lang darunter leiden, dass du dir immer und immer wieder die Geschichte deiner schrecklichen Eltern erzählst.

Unsere Eltern sind selbst auf der Suche nach Erfüllung und Glück. Und auch sie haben Ideen und Überzeugungen übernommen, die sie zu den Taten bewegen, die sie vollbringen. Sie geben uns das weiter, was sie selbst als richtig erachten, und dann ist es unsere Aufgabe, zu sehen, ob das für uns auch wahr ist oder nicht. Vielleicht bemerken wir, dass viele der Dinge, die wir von den Eltern gelernt haben, uns sehr unterstützen und das Leben, wie wir es sehen, ausmachen und ihm einen tiefen Sinn geben. Oder wir haben Dinge gelernt, die sich für uns als unwahr herausstellen. Das bedeutet nicht zwangsläufig, dass die Eltern falsch liegen. Sie tun eben einfach das, was sie für richtig halten. Und wir wissen jetzt, dass wir die Wahrheit in uns finden und niemand anders für das verantwortlich ist, was wir glauben. All die Kraft liegt in uns.

Menschen werden immer zur rechten Zeit am rechten Ort geboren. Es gibt keine Zufälle oder Fehler. Man landet immer genau da, wo man die bestmöglichen Konstellationen für seine zukünftigen Lernerfahrungen vorfindet. Ob einem die Herkunftsfamilie des Körpers nun passt oder nicht, das ist es nun, was man zur Verfügung hat. Und ich habe festgestellt, dass das Leben immer großzügig ist, mit allem, was es gibt. Man ist hier, um die Wahrheit in sich zu finden, um zu erwachen zu dem, was man ist, und man hat nun genau das, was man braucht, um dies zu erkennen. In jeder Situation, in jeder Begegnung steckt die Chance, für sich selbst zu schauen, was für einen wahr oder unwahr ist. Und Eltern sind großartige Lehrer. Es gibt so viele Idealbilder und Geschichten über Eltern, dass kaum ein Mensch auf dieser Welt sagen kann: Meine Eltern sind perfekt. Durch intensive Innenschau und das Erwachen aus der Verwirrung zur Klarheit in mir, durfte ich erkennen, dass meine Eltern vollkommen sind. Ich habe genau die richtigen Eltern, um genau das zu erleben, was ich brauche, um bewusst leben zu können. Sie sind wunderbar. Sie haben immer genau das Richtige zur richtigen Zeit gesagt und getan und ich durfte und darf daran lernen und wachsen.

Du *bist* nicht deine Eltern und sie sind nicht dazu da, es dir recht zu machen. Sie *sind* einfach. Sie haben einen perfekten Job gemacht, indem sie dafür gesorgt haben, dass du nun da bist, wo du bist, und das ist der perfekte Ort, dich in Liebe als das zu erkennen, wonach du dich schon immer gesehnt hast.

Eure Kinder sind nicht eure Kinder.
Es sind Söhne und Töchter der Sehnsucht
des Lebens nach sich selbst.
Sie kommen durch euch, aber nicht von euch,
und obwohl sie bei euch sind,
gehören sie euch doch nicht...
Ihr dürft euch bemühen, wie sie zu sein,
aber versucht nicht, sie euch ähnlich zu machen.
Denn das Leben läuft nicht rückwärts,
noch verweilt es im Gestern.
Ihr seid die Bogen, von denen eure Kinder
als lebende Pfeile ausgeschickt werden.[11]

In tiefer Dankbarkeit und Freude im Herzen führe ich hier diese wunderbaren und wahren Worte Khalil Gibrans als Beispiel für das an, was ich hier versuche mitzuteilen. Beschreiben sie doch so genau, worum es geht. Wir kommen durch unsere Eltern, aber nicht von ihnen. Du bist nicht deine Eltern, sondern du bist du. Und auch wenn eure Körper aus derselben Herkunftsfamilie kommen, so ist doch jedes Wesen unabhängig und frei. Und in dieser Konstellation, genannt Familie, Vater, Mutter, Kind, habt ihr euch zusammengefunden, um in diesem Leben genau die Erfahrungen zu machen, die es braucht, um die Wahrheit in sich selbst finden zu können.

---

11 aus: Khalil Gibran, „Der Prophet", Verlag Patmos (ISBN 978-3491507142)

Im Grunde sind alle Menschen dieser Welt Suchende nach dem Glück, der Wahrheit, der Freiheit, wie man es nennen mag. Und in diesem Sinne haben alle etwas gemeinsam. Doch viel zu oft verlieren wir uns in den Bindungen und Abhängigkeiten der von der Gesellschaft festgelegten Regeln und Beziehungen, dass wir selten darüber hinauswachsen, um das zu finden, was unser ganz Eigenes in uns ist und nichts mit den Ritualen, Bedingungen und Traditionen unserer Herkunft zu tun hat. Die Traditionen, Bindungen und Rituale können uns bereichern und es ist wundervoll, das in sich zu finden, was frei ist und von nichts abhängig.

Die gemeinsamen Eltern sind Vater Himmel und Mutter Erde, das ruhende und das bewegende Prinzip, das materielle und das formlose Prinzip, alles vereint in uns, dem Leben selbst.

Respektiere und achte deine Eltern in dem Wissen, dass sie Verkörperungen des Lebens selbst sind, Verkörperungen des Lebens selbst, das in der Sehnsucht, sich selbst zu erleben, immer neue Formen hervorbringt, um in der Freude des Seins sich selbst genießen zu können. Wir sind alle Spiegel füreinander und bereichern uns gegenseitig mit dem, was wir in die Welt tragen. Sei es schmerzhaft oder leicht, alles ist ein Beitrag für das innere Wachstum.

Eltern sind die ersten Menschen, denen ein Menschenwesen begegnet. Die Beziehung zu den Eltern bestimmt und prägt alle weiteren Beziehungen deines Lebens. Wenn du Frieden mit deinen Eltern machen kannst, indem du die Wahrheit deines Seins begreifst, heilst du alle anderen Beziehungen in deinem Leben.

Erkenne die Wahrheit: Du bist reines Bewusstsein, du bist Kraft und Klarheit, du trägst die Liebe in dir und bist eins mit dem Leben selbst. Du besitzt in Wahrheit all die herrlichen Eigenschaften, die du dem Menschen zuschreibst, den du am meisten bewunderst und liebst. Du bist ein Ausdruck der Schöpfung und trägst gleichzeitig die gesamte Schöpfung in dir.

Der Beweis dafür, dass du all diese wunderbaren Eigenschaften besitzt, die du dem geliebten und bewunderten Menschen zuschreibst, ist, dass du all diese Eigenschaften in ihm siehst. Du kannst nur Dinge an anderen Menschen wahrnehmen, die du in dir selbst hast.

Die Intuition

Die Stimme der Wahrheit ist wie der Schlägel, der den Gong (dein Herz) zum Klingen bringt.

Diese Selbsterkenntnis hat verheerende Folgen. Wenn du in vollkommener Übereinstimmung mit deiner inneren Wahrheit bist und deiner Intuition folgst, wird in deinem Leben nichts mehr so sein wie zuvor. Wenn du deiner Intuition absolut vertraust und dich ihrer Führung hingibst, dann wird es keine Blockaden und Hindernisse mehr in deinem Leben geben. Denn die Intuition ist immer eins mit dem, was ist. Sie taucht auf in der Stille des Seins und ist immer eine spontane Resonanz mit dem, was ist. Und selbst Situationen, die dir zuvor unangenehm waren oder die du als „Hindernis" eingestuft hast, können nun mit Leichtigkeit und Spontaneität gemeistert werden, denn sie werden als Herausforderungen betrachtet und willkommen geheißen, und man begegnet ihnen mit Selbstvertrauen.

Alles, was man dafür tun muss, die Intuition wahrzunehmen, ist, innerlich zur Ruhe zu kommen und achtsam für das zu sein, was im Herzen ist. Gedanken mögen auftauchen, aber sie vergehen auch wieder, wenn man sie einfach vorbeiziehen lässt. Und dann kann man der inneren Stimme bewusst lauschen und sich mit ihr verbinden. Indem man übt, die Intuition wahrzunehmen, wird sie einem vertrauter, man erkennt, wie leicht und natürlich sich dieses innere Wissen anfühlt, und man kann bald sehr schnell unterscheiden, ob die Gedanken nun Alltagsbewusstsein sind oder aus dem tiefsten Herzen, der Weisheit des Seins kommen. Man wird vertraut mit ihr und man lernt ihr zu vertrauen. Man macht Erfahrungen, die das Vertrauen in die innere Stimme und somit in das wahre Selbst stärken, und man schreitet voran auf dem Weg zur Selbsterkenntnis und Selbstannahme.

Die innere Wahrheit und Weisheit werden dir niemals Befehle erteilen oder dir etwas Negatives über dich selbst oder über andere einreden. Alles, was von deiner inneren Stimme kommt, findet Anklang in deinem Herzen.

Jeder kennt diese innere Stimme. Als Kind war sie sehr lebendig, dann wurde sie nach und nach vom rationalen Verstand übertönt. Doch in besonderen Situationen ist sie immer noch hörbar. Nur vertrauen wir ihr meist nicht mehr, denn wir haben gelernt, den rationalen, intellektuellen Verstand über alles andere zu stellen.

Wir sind Wahrheit und Klarheit, reines Bewusstsein und wir haben den Verstand mit seinen Gedanken als Instrument, um zu wirken und um zu erkennen. Mit der gleichen Kraft und Intensität, in der wir Erkenntnis erlangen können, haben wir nun das rationale Denken gepriesen und gelobt und kultiviert, um nun letztlich Angst vor dem zu haben, was wir sind, da der Verstand es nicht begreifen kann.

TEIL II

1.

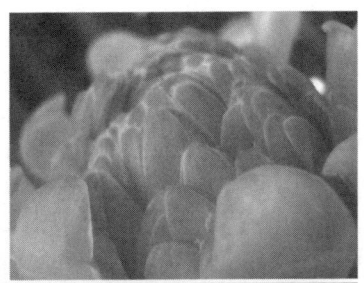

Der Weg zu innerem und äußerem Gleichgewicht

Die ersten 15 bis 20 kg hatte ich noch mit Disziplin und Ernährungsumstellung abgenommen, in dem Wissen, dass ich nichts zu verlieren hatte. Aber ich konnte mir nicht vorstellen, wie ich noch mehr abnehmen sollte. Die Kilos schwanden mal schneller und mal langsamer.

Mit den sichtbaren Ergebnissen meiner figürlichen Veränderung wuchs in mir ein neues Selbstvertrauen. Ich sah, dass es möglich ist, durch den Willen Wunder zu bewirken. Ich kam innerlich wieder zu einem Gefühl der Würde und Achtung mir selbst gegenüber und traute mich nun, mich auch mit den unbewussten Gedanken im Innern auseinanderzusetzen, vor denen ich mich zuvor so sehr gescheut hatte.

Eine der großen Freuden auf dem Weg bestand hauptsächlich darin, die Kilos schwinden zu sehen, sowohl auf der Waage als auch auf Fotos oder anhand der Klamotten, in die ich nach und nach nicht mehr hineinpasste.

Zu Beginn fiel es leichter abzunehmen, zwischendurch stockte die Gewichtsabnahme. Klar, der Körper gerät auch erstmal in eine Art Schockzustand, wenn dermaßen große Veränderungen eintreten. Zunächst verliert man das Gewicht ganz schnell, dann will der Körper sich selbst schützen und hält an den Pfunden fest, für „Notzeiten". Wenn er jedoch bemerkt, dass immer genug Nahrung zugeführt wird und sich die mentalen Prozesse, denen der Körper immer unmittelbar ausgeliefert ist, stabilisieren, dann geht auch die Gewichtsabnahme weiter.

Dieser Prozess der Gewichtsreduktion war eng gekoppelt an meine inneren Prozesse. Jedes Mal, wenn ich eine Verwirrung, ein gedankliches Missverständnis in Klarheit aufgelöst hatte und nun nicht mehr unbewusst reaktiv war, konnten sich auch die Fettpolster auflösen.

Meinem rationalen, von der Vergangenheit geprägten Verstand erschien dieser zu bewältigende Berg an Kilos unfassbar groß. Ich konnte mir nicht vorstellen, wie ich diesen (Fleisch-) Berg jemals bewältigen sollte.

Ich war am 14. Mai 2006 mit 132 kg gestartet und hatte im Sommer bereits 15 kg geschafft. „Toll", dachte ich. Aber ich hatte ein Jahr zuvor, während einer Gruppentherapie im Fitnessstudio, schon einmal 12 Kilogramm abgenommen und mit 17 oder 18 Jahren, während einer Obstdiät, auch. Diese Dimension der Gewichtsreduktion war mir durchaus vertraut. Ich hatte in diesem Bereich Angst davor, dass alles wieder raufgehen könnte. Gleichzeitig war ein Teil in mir, der wusste, dass sich nun alles ganz anders anfühlte als zuvor. Da war eine Gewissheit in mir, dass die alten Überlebensmuster nun hinfällig waren. Und doch tauchten immer wieder Widerstände auf.

Eines Tages ging ich mit dem achtjährigen Sohn einer Freundin spazieren. Diese kleine Geschichte lässt sich wunderbar mit meinem Weg des Verstehens der mentalen Prozesse und somit der Gewichtsreduktion vergleichen, mit meinem Weg zur Erkenntnis dessen, was ich wirklich bin, was wir alle in Wahrheit sind.

Der Weg ist (k)ein Spaziergang – Stationen I bis XVIII

Wir wohnen im Vorgebirge auf halber Höhe. Meine Idee an diesem sonnigen Tag im Frühjahr war es, auf den Berg hochzugehen und dort auf der Höhe all die Tiere zu besuchen, die es da so gibt: Rehe, Pferde, Schafe, Ziegen, Hühner und sogar Alpakas und Kamele. Dort hat sich nämlich eine Tierärztin mit allerlei Getier niedergelassen. Ich bin ihr sehr dankbar dafür.

Die Idee, die Kamele zu besuchen, begeisterte Tobias.

Er freute sich, doch dann fiel ihm ein, dass wir dafür ja den Berg bewältigen müssten. Er nahm sein Fahrrad mit und ich sagte ihm, dass, wenn wir erst einmal auf der Höhe angekommen wären, er die Belohnung für seine

Mühen erhalten würde. Dort oben könne er die Weite genießen und mit seinem Fahrrad überall hinfahren.

Er war einverstanden. Wir machten uns auf den Weg, er mit dem Fahrrad und ich schob die beiden Kleinen, meine damals zweijährige Tochter und Tobias' kleinen Bruder, im Kinderwagen.

I.

Der erste Teil der Strecke war Tobias noch vertraut. Er war ihn schon viele Male zu Fuß gegangen und nun strampelte er auf seinem Fahrrad munter drauflos. Doch als wir an einer Kreuzung nicht die ihm bekannte Richtung einschlugen, blieb er stehen. Anstatt nach rechts den schönen und flachen Weg zu gehen, wollte ich mit allen Kindern steil den Berg hinauf. Er blieb also stehen und schnaufte: „Puh, ich kann nicht mehr, ich brauche eine Pause." Das war 3 Minuten, nachdem wir das Haus verlassen hatten.

II.

Dann erblickte er um die Ecke einen Hund, und die Neugier trieb ihn voran. Er hatte den Hund gesehen und rief mir empört zu: „Boah, der Hund ist da ganz alleine, da ist keiner bei ihm." Als wir die Ecke hinter uns gelassen hatten, sahen wir auch den Hundebesitzer, der hinter der Wegbiegung stand und sich am Zaun fröhlich mit der Nachbarin unterhielt. Er hatte den Hund an einer langen Leine, so dass er frei die Gegend erkunden konnte.

III.

Weitere 20 m den Berg hinauf und Tobias blieb wieder völlig erschöpft stehen. „Oh, nein! Hätte ich bloß das Fahrrad zu Hause gelassen, dann wäre es nicht ganz so schwer, den Berg hochzugehen. Dieses blöde Fahrrad!" Wir standen an einer Feldwegkreuzung. Er deutete auf einen abschüssigen Weg. „Ich würde viel lieber hier lang gehen als diesen blöden Berg hinauf." Ich erklärte ihm, dass der Weg, den er so gerne gehen wollte, eine Sackgasse ist, und bat ihn, weiter mitzukommen.

IV.

Nach weiteren 15 m den Berg hinauf sagte er: „Weißt du, was ich jetzt viel besser fände? Mit dem Fahrrad den ganzen Berg, den wir schon hochgegangen sind, wieder hinunterzufahren." Ich überhörte sein Verstandesgeplapper und schritt fröhlich weiter den Berg hinauf. Ich hatte das Ziel vor Augen und sagte zu ihm: „Weißt du, wenn du einfach den Berg hoch gehst, ohne zu meckern, dann würdest du einfach nur den Berg hochgehen und es wäre ganz leicht. Wenn du aber weiter schimpfst und von anderen Wegen und Dingen träumst, die im Moment nicht da sind, dann wird es schwer. Versuch mal einfach nur den Berg hochzugehen, ohne zu reden." Das tat er dann und er bemerkte, dass es leicht ging.

V.

20 m weiter kam am rechten Wegesrand ein alter Holzschuppen, auf dem in großen Lettern SEX gepinselt war, ein Wort, das Tobias unter Altersgenossen sehr häufig hört. Er hat bereits die Erfahrung gemacht, dass ihm das Aussprechen dieses Wortes sehr viel Aufmerksamkeit beschert. Besonders Erwachsene reagieren sehr emotional und verbieten ihm dieses Wort zu sagen, da es unanständig sei.

In der Erwartung, auch mich in emotionaler Höchstform zu erleben, fragte er erwartungsfroh: „Was ist das?" Ich wusste, dass es seinem Verstand mal wieder darum ging, sich in einer Ablenkung zu verbeißen, um das Ziel zu vergessen und um vielleicht auch mich von dem eigentlichen Ziel abzubringen. Ich erklärte ihm ganz nüchtern, dass sex auf Englisch Geschlecht heißt und bezeichnet, ob es sich um einen männlichen oder um einen weiblichen Körper handelt. Im Deutschen benutze man dieses Wort auch als Bezeichnung für ‚miteinander schlafen'. Tobias hatte nicht damit gerechnet, dass sich dieses Thema so schnell und ohne peinliches Gekicher und ohne ihm zu sagen, er solle so etwas nicht sagen, erledigt, und er ging, sichtlich verwirrt, weiter.

VI.

Kurz hinter dem Holzschuppen war wieder eine Weggabelung. Ein Weg ging von unserem Weg ab. Dieser Weg war nicht ganz so steil wie unser Weg, sondern er stieg sanft bergan. „Ach, ich würde ja so gern hier lang gehen und nicht den steilen Berg hinauf."

„Ja, mach das", sagte ich. Ganz verwundert schaute Tobias mich an, denn er hatte gehofft und erwartet, dass ich mit ihm gehe. Da ich aber den anderen Weg gehen wollte, schlug ich vor, dass er den Weg gehen könne, den er gehen wollte.

Ich wusste, dass besagter Weg zwar zunächst flacher geht, aber dann eine scharfe Linkskurve macht, wieder steiler wird, um schließlich wieder auf unseren Weg zu treffen. Er kannte den Weg nicht, aber ich schickte ihn los und versprach ihm, dass wir uns weiter oben am Berg wieder treffen würden. Ich wollte mit den beiden anderen Kindern weiter unseren Weg gehen. Ein wenig misstrauisch sah er mich an, aber die Verlockung des flacheren Weges war so groß, dass er schließlich doch losging.

VII.

Ich war mit dem Kinderwagen schon am vereinbarten Punkt angekommen, da sah ich ihn den Berg hochkommen. Bevor er mich sehen konnte, sah ich ihn ganz gewissenhaft und tapfer das Fahrrad den Berg hochschieben. Als er mich bemerkte, war er sichtlich erleichtert. Ich hatte mein Versprechen gehalten und wir trafen uns wieder. In der gleichen Sekunde ging sein Gemecker wieder los, denn er wollte nicht zugeben, dass es ihm Spaß machte: „Boah, ich kann nicht mehr, jetzt reicht es echt. Ich habe keine Lust mehr!" Und er schmiss sein Fahrrad zu Boden.

Hundegebell ertönte hinter einer 3 m hohen Hecke und Tobias war abgelenkt von seinem Unmut. Seine Wut und sein Widerstand richteten sich nun gegen die nicht sichtbaren Hunde. Er beschimpfte sie und warf einen Stock in die Hecke.

VIII.

Gerade wollte er wieder anfangen mit mir zu diskutieren und mir die Gründe aufzählen, weshalb er unter gar keinen Umständen weitergehen könne, da führte ich ihn um die Ecke und zeigte ihm, dass der Weg nun eine Senke machte. Es ging ein kurzes Stück bergab, bevor der Weg, nach einer noch uneinsehbaren Biegung, wieder bergauf ging. Tobias freute sich. Er sah die

Senke und wollte drauflos. Er hatte den Widerstand mit dem Wurf des Stockes in die Hecke von sich geworfen und gleichzeitig war er von dem Erlebnis gestärkt, dass er auf mein Wort vertrauen konnte.

Ich erklärte ihm, dass es nun ein kurzes Stück bergab gehe, aber dann wieder hoch. „Oh nein! Aber vielleicht kriege ich ja so viel Schwung, dass ich das letzte Stück Berg auch noch hoch schaffe", sagte er zuversichtlich. Er fuhr voraus.

IX.

An der nächsten Kreuzung wartete er. Wir hatten es beinahe bis rauf auf den Berg geschafft. Von nun an ging es noch 70 m sanft bergauf. Tobias kannte sich jetzt wieder aus. Wir waren oberhalb seines Elternhauses angelangt. Es wäre auch möglich gewesen, einen weniger anstrengenden Weg bis zu dem Punkt, an dem wir uns nun befanden, zu gehen. „Aber warum sind wir nicht bei uns zu Hause vorbeigegangen, sondern diesen schrecklich steilen und anstrengenden Weg hoch?", fragte er. „Damit du erlebst, dass du es kannst", entgegnete ich. Zunächst verwundert, aber dann wissend und dankbar verstehend lächelte er in sich hinein.

X.

Wir standen an einer Stelle, an dem unser Weg bergauf weiterging, aber auch ein toller und breiter Weg ins Tal führte. „Rate mal, was ich am liebsten mag: bergauf, gerade oder bergab?", fragte Tobias. „Bergab, natürlich", sagte ich. Er hatte gehofft, mich auf indirekte Weise dazu zu bewegen, nun endlich bergab mit ihm zu gehen. „Was magst du denn am liebsten?", fragte er mich, in der Hoffnung, mich auf seine Seite zu ziehen. „Bergauf", sagte ich. „Da kann man so schön seine Kraft testen und ich werde jedes Mal stärker, wenn ich einen Berg hochgegangen bin. Aber ich mag auch gerade und bergab." Er schien irritiert, war aber zufrieden mit der Antwort.

XI.

Von nun an trat Tobias motiviert in die Pedale. Wir hatten den Berg erklommen und waren auf der Höhe angelangt. Nun erstreckte sich eine große Ebene vor uns mit Brombeerbüschen, Obstbäumen, Wäldern und Viehweiden.

Tobias befragte mich nun über die Schöpfung. Wir kamen an einem Kreuz vorbei, das einem Menschen zu Ehren dort aufgestellt wurde, der dort sein Leben gelassen hatte. „Im Kreuz liegt Heil" stand in altdeutscher Schrift darauf. Ich las es ihm vor, denn er wollte wissen, was da geschrieben steht.

XII.

Tobias fand allmählich Gefallen an unserem Spaziergang. Er fuhr durch Pfützen, spielte Weitwurf mit Steinchen, die er in die Pfützen hineinwarf, fuhr voraus und kam uns wieder entgegen.

XIII.

„Wie lange brauchen wir denn jetzt noch?", fragte er nach einer Weile. „Bis wir da sind", sagte ich. „Was ist denn das für eine doofe Antwort", sagte er und fuhr murrend weiter, denn er bemerkte, dass von mir keine weiteren Worte kamen. Ich wusste ja wirklich nicht, wie lange es brauchen würde. Und ihm eine Schätzungsangabe in Minuten zu geben, würde ihm nicht helfen, denn er konnte die Uhr noch nicht lesen und Zeitabstände nicht einschätzen. Ehrlich gesagt geht es mit genauso. Ich weiß, dass es immer jetzt ist, aber das mit den Zeiten und Woche und Tag und Stunden werfe ich häufig durcheinander. Also gab ich meine ehrliche Antwort.

XIV.

Auch in der Flachebene gibt es einige Unebenheiten. Wir kamen an eine Stelle, an der der Weg eine kleine Senke macht. Da kam wieder ein Kommentar von Tobias: „Weißt du, ich finde es ja toll, dass es hier oben jetzt flach ist, und auf dem Rückweg müssen wir ja nur noch bergab, und ich finde es auch gut, dass ich diesen kleinen Hügel jetzt runterfahren kann, aber dann muss ich den ja auf dem Rückweg auch wieder hoch. Und das finde ich doof." Ich überhörte diese Worte mit einem Lächeln. All diese kleineren und größeren gedanklichen Widerstände würden nichts daran ändern, dass wir den Weg weitergingen, hier und jetzt.

XV.
Nun war es für Tobias wieder herrlich zum Fahrradfahren. So ganz konnte er es dann doch immer noch nicht genießen. Er fand allerlei Ablenkungen und wollte auch mich vom Wege abbringen und in seine kleinen Weigerungen, Widerstände und Ablenkungen einbeziehen.

XVI.
Schließlich erblickten wir dann die ‚Kamelfarm'. Die Tiere waren aber nicht auf der Weide, sondern im offenen Stall, der für den Besucher nur aus der Ferne zu betrachten ist. „Und dafür sind wir jetzt hergekommen? Boah, wie ätzend, das lohnt sich ja gar nicht. Wir können die ja nicht mal richtig sehen", ließ Tobias verlauten.

Wir sahen uns die Pferde, Rinder und Alpakas an und Tobias testete alle Zäune auf Elektrizität.

XVII.
Dann kam der Heimweg. „Ich gehe aber nur mit, wenn wir auf dem Rückweg eine Abkürzung nehmen", sagte Tobias. Der Weg war ihm nun bekannt und er befürchtete Langeweile. Wettrennen war angesagt. Er forderte mich heraus. Ich rannte mit den zwei Kleinen (die im Übrigen alles einfach urteilsfrei genießen konnten, was auf diesem Abenteuerspaziergang geschah) im Kinderwagen und er fuhr auf seinem Fahrrad. „Bis zu der großen Pfütze!", rief er. Ich war schneller. Tobias war beeindruckt. Die nächsten angepeilten Ziele erreichte er zuerst. Er triumphierte.

XVIII.
Dieses Siegesbewusstsein verhalf ihm zu einem Höhenflug und der Rückweg gestaltete sich wesentlich leichter. Tobias hatte richtig Spaß. Als wir die Ebene hinter uns gelassen hatten und ins Tal blickten, sagte Tobias: „Weißt du, bergauf macht mir jetzt auch Spaß. Wenn man nicht hochgeht, dann kann man hinterher ja auch gar nicht runterfahren. Ach, das war ein schöner Ausflug!"

Und nun fuhr er schon mal vor bis nach Hause. Es ging nur noch bergab. Ich ging mit den Kindern zu Fuß weiter und genoss die Aussicht. Er sauste mit dem Fahrrad den Berg hinab, selbstbewusst, zufrieden und um eine Erfahrung reicher.

Wir trafen uns in Tobias` Elternhaus wieder. Dort saß er ganz fröhlich und aß und trank am Küchentisch. Im Rückblick erschien nun alles ganz leicht und selbstverständlich und alle Weigerungen und Widerstände waren vergessen. Nun blieb nur noch die Idee: Ich wollte das und habe es selbst geschafft.

Dieser Spaziergang ist das Gleichnis für meinen Weg zu innerem und äußerem Gleichgewicht durch die bewusste Hinwendung an das wahre Selbst in mir, mein Weg des Abnehmens. Dies ist ein Gleichnis für jeden anderen Weg mit Ziel, für jedes andere Vorhaben.

Ich bin Tobias sehr dankbar für diesen Spaziergang, er war mir ein großer Lehrmeister. Indem er mir permanent die Spielchen eines regen Gedankenstroms vorführte, der immer überall ist, nur nicht hier und jetzt, wo der Körper sich gerade befindet, indem er mir all die Widerstände, die ich auch alle in mir hatte, vorführte, konnte ich mich darin üben, voll bewusst im Hier und Jetzt zu sein, die Gegenwart so anzunehmen, wie sie ist, das tun, was jetzt gerade getan wird, anstatt darüber nachzudenken, was jetzt schöner wäre, wie es sein könnte und anders sein sollte. In dem Fall konnte die Desidentifikation von Gedankengeplapper im Innern geübt werden. Egal, wie viele ablenkende Gedanken im Bewusstsein auftauchen, ich bleibe präsent in der Gegenwart und mit meinem Gewahrsein bei dem, was ist, anstatt meine Aufmerksamkeit ablenken zu lassen von all den Gedanken, die davon erzählen, was jetzt viel schöner wäre oder besser oder anders. Jetzt ist wunderbar und aufregend genug.

Nun will ich dieses Gleichnis gemeinsam mit dir aufschlüsseln und die 18 Stationen des Spaziergangs mit den Phasen vergleichen, durch die ich im Laufe des Jahres gegangen bin, auf dem Weg zu innerem und äußerem Gleichgewicht im Außen und im Innern. Denn anhand dieses Spaziergangs kann man wunderbar erkennen, wie der Verstand funktioniert, wie Gedanken ablaufen, wie sie versuchen, das, was ist, zu sabotieren, schlechtzureden, oder wie sie einfach nur durch ihre immerwährende Anwesenheit die Aufmerksamkeit von der Schönheit und Einfachheit im Hier und Jetzt auf irgendwelche fantastischen, aufregenden Gedankengeschichten lenken wollen, sodass man das, was jetzt ist, gar nicht mehr mitkriegt. Und man kann erkennen, wie befreiend und wunderbar bereichernd es ist, wenn man präsent in der Gegenwart bleibt und dadurch das, was jetzt geschieht, anerkennen und genießen kann, anstatt den Gedanken Glauben zu schenken, die das, was ist, immer „nicht gut genug" finden.

2.
Innere und äußere Prozesse auf dem Weg – Die Welt wandelt sich

I. Die ersten Schritte, Anfangseuphorie

Den ersten Teil der Strecke kannte ich noch. 10 bis 15 kg abzunehmen war mir vertraut. Das hatte ich schon drei- bis viermal in meinem Leben geschafft.

II. Zweifel

Dann kamen bei mir Zweifel und Ängste auf. Ich war mir nicht mehr sicher, ob meine Anfangseuphorie ausreichen würde, um den Weg weiterzugehen. Zu oft hatte ich die Erfahrung gemacht, dass das Gewicht wieder raufging. Doch diesmal war irgendetwas anders. Ich hatte eine innere Gewissheit, dass es funktionieren würde, und dazu war es mir fast egal, ob ich abnehmen würde oder nicht. Ich nahm mich so an, wie ich war, in genau diesem Körper, mit genau diesem Gewicht. Genau dieses Loslassen, diese Hingabe an das, was ist, war der Schlüssel. Mit diesem klaren Bewusstsein, unbeeindruckt von limitierenden Glaubensmustern, und dem Willen, das Leben, so wie es jetzt ist, anzunehmen, anstatt sich gegen das zu wehren, was ist, und von einer besseren Welt zu träumen, war es möglich, alles, an dem ich festhielt, loszulassen. Ich konnte alte Glaubensmuster loslassen, allen alten Ballast, alle mentalen und materiellen Besitztümer, denn das, wonach ich strebte, war der Reichtum im Innern, das, was ich bin, das, was ich niemals verlieren könnte.

An diesem Punkt schenkte ich den Gedanken des Zweifels in mir noch Glauben. Der Verstand hält stets an dem Bekannten fest, da es ihm eine Sicherheit gibt. Diese vermeintliche Sicherheit bedeutet aber auch, dass man sich niemals weiterentwickeln kann, da man gedanklich in den bisher erlernten und erlebten Dingen festhängt. Ich zweifelte, ob ich überhaupt noch abnehmen wollte. Ich bekam Angst vor der neuen, unbekannten Zukunft.

- Wie würden die Menschen mir begegnen?
- Wie würden Männer mir begegnen?
- Was würden die Frauen in meiner Umgebung sagen?
- Wie würde ich damit klarkommen, auf einmal in ‚normale' Kleidergrößen reinzupassen?
- Wie würde es sein, bequem in die Stühle im Café zu passen?
- Wie würde es sein ohne Selbstmitleid und Ausreden für das eigene ‚Anderssein'?

Diese Fragen beschäftigten mich. Doch mit dem Gedanken „Ich kann ja wieder zunehmen, wenn es mir nicht gefällt" blieb ich auf dem Weg.

Ich wurde allmählich sicherer. So wie der Hund doch bei seinem Besitzer an der Leine war, als Tobias um die Ecke schaute, so bemerkte auch ich, dass alles ganz anders war, als mein Verstand es sich ausmalte. Schließlich kannte ich die neuen Dimensionen noch nicht.

Ich nahm in meinem perfekten Tempo ab und meine Bewusstseinsentwicklung der Angleichung von innerer und äußerer Schönheit lief Hand in Hand. Ich sah, dass ich mich auch in den neuen Dimensionen sicher fühlen konnte. Ich sah auch, dass die Unsicherheit nicht nur die Angst war, aus meinem nett eingerichteten Gefängnis, meiner Komfortzone, auszubrechen und mich in die Ungewissheit zu begeben, sondern ich hatte auch Angst vor mir selbst. Ich hatte Angst davor, in dieser Ungewissheit Anteilen von mir zu begegnen, die mir nicht gefallen würden. Instinktiv wusste ich, dass ich all die Jahre Selbstverleugnung betrieben hatte, und ahnte nun, dass diese unterdrückten Aspekte ans Licht kommen würden, wenn ich aufmachte.

III. Sehnsucht nach Veränderung

Diese Angst wurde sehr groß, denn ich wusste, dass sie sich bewahrheiten würde. Ich wollte einen anderen Weg einschlagen, doch bevor der große und ungezügelte (psychische) Hunger kam und ich mich ihm willenlos hingab, wusste ein anderer Teil in mir bereits, dass diese Angst eine Sackgasse war. Auch an dieser Stelle war das Ziel meines ‚Spaziergangs' noch, mich selbst kennen zu lernen. Ich wollte allen angehäuften Ballast von mir abwerfen, um mal eine neue Seite des Lebens zu sehen.

Von der Raupe zum Schmetterling:

Wie eine Raupe, die sich verpuppt, sich also ganz in sich selbst zurückzieht und ihre bisher bestandene Hülle aufgibt, sich verwandelt, bis sie schließlich in neuem und wunderschönem Gewand sich aufschwingt in luftige Höhen, so mussten sich meine Gedanken verwandeln. Die Raupe muss ihren bisherigen Standpunkt komplett aufgeben und bereit sein ‚zu sterben', um neu geboren zu werden. Ist sie bereit, alles, was sie an ihren Raupenkörper bindet, aufzugeben, dann kann sie sich verwandeln. Dann kann sie einen neuen Körper annehmen und sich auf eine ganz neue Perspektive der Welt einlassen.

Ich hatte zu diesem Zeitpunkt immer noch Angst, das Raupenbewusstsein aufzugeben. Es war mir doch so vertraut und ich kannte mich darin bestens aus. Andererseits hatte ich ja nichts zu verlieren. Was sollte schon geschehen? Mir würde nichts passieren. Ansonsten könnte ich ja wieder zunehmen. Eine tiefe Gewissheit, das Richtige zu tun, begleitete mich die ganze Zeit hindurch.

IV. Erweiterung der Möglichkeiten

Mein Verstand tischte mir viele Zweifel, Ängste und allerhand Ablenkungsmanöver auf, um sich nicht auf etwas Neues einlassen zu müssen. Er hatte

Angst zu sterben, denn er konnte hier nichts tun. Die neuen Dimensionen waren ihm nicht vertraut und so machte er sich mit Erinnerungen an vergangene Katastrophen bemerkbar.

Die Möglichkeit, das Potential des Verstandes ist es, frei zu denken und nicht in begrenzenden Glaubenssätzen und Mustern sein Potential zu verleugnen, um damit Fülle und Überfluss in unserem Leben zu manifestieren. Unsere Erfahrungen sind an die Grenzen des Verstandes gebunden.

Wunder geschehen:

Je mehr du dich in dir selbst zentrierst, mit deinem Bewusstsein in deine Mitte kommst und aus der Ruhe deines Seins agierst, anstatt aus der Hektik des Alltagsverstandes heraus reagierst, desto weiter wird dein Bewusstsein und es werden Wunder in deinem Leben geschehen. Es werden neue und unerwartete Dinge geschehen, die du dir mit der Begrenztheit deines von der Vergangenheit geprägten Verstandes niemals hättest ausmalen können. Nur deshalb werden diese Geschehnisse als ‚Wunder' bezeichnet. Eigentlich sind sie völlig natürlich, denn sie liegen in deinem wahren Sein begründet.

Rückfälle und Essanfälle:

Auch wenn ich mal zweifelte und über meine Sättigungsgrenze hinaus aß, dachte ich mir: „Das ist jetzt zwar nicht nötig gewesen, aber jetzt ist es nun mal so. Dann geht es eben jetzt weiter." Früher war es so gewesen, dass mich meine Disziplin nach spätestens drei Monaten wieder verließ. Dann hatte ich einen kleinen Rückfall und warf sofort alles wieder hin. Ich fühlte mich schlecht und schuldig und gab mich selber wieder auf. Diesmal war es mir möglich, dass ich das annahm, was war, und einfach weiter voranschritt. Ich war nachsichtig mit mir und war mir bewusst, dass dieser Essanfall gekommen war in einem Moment der gedanklichen Verwirrung, des Zweifels an mir selbst. Ich war in der Illusion, nicht geliebt zu sein, oder hatte ein anderes emotionales Loch in mir und versuchte es nun, aus alter Gewohnheit, mit Essen aufzufüllen. Andererseits wusste ich nun, dass es nicht stimmt, dass ich nicht geliebt bin, und ich wusste auch, dass es eine Illusion ist, emotionale Löcher mit Essen stopfen zu können. Also sagte ich mir, dass ich zwar diesmal auf vertraute Methoden zurückgegriffen hätte, es aber nun anders werden könne. Ich wollte mir neue Methoden erarbeiten bzw. mich vertrauensvoll dem Fluss des Lebens hingeben.

Die Stimme meiner Intuition wurde immer stärker und das Gefühl und die Gewissheit, dass ich auf dem richtigen Weg war, ebenso. Ich wusste, dass ich den roten Faden meines Lebens wiedergefunden hatte, und war so glücklich und dankbar darüber, dass ich wieder an Wunder, an große Möglichkeiten glaubte und das Vertrauen an die Existenz, das Leben selbst, die Schöpfung wiedergefunden hatte. Für mich war diese Gewissheit wie ein Wunder, ein großes und allmächtiges Geschenk, das ‚nicht von dieser Welt' sein konnte. Es sprengte die Grenzen meiner Vorstellungskraft. Das Erlebnis dieses Wunders führte mich wieder hin zu meinem wahren Selbst, zu einem Menschen, der an die Wahrheit und Göttlichkeit glaubt.

Wann immer Zweifel an diesem Weg aufkamen, wurde es schmerzhaft.

V. Erste sichtbare Erfolge

Mittlerweile waren 20 kg weg und die Menschen in meinem Umfeld begannen es zu bemerken. Ich hörte Worte der Bewunderung und der Anerkennung, und doch waren die alten Zweifel noch da:

„Wer weiß, vielleicht nehme ich das alles ja ganz schnell wieder zu, schließlich habe ich das letzte Mal 10 kg innerhalb von wenigen Monaten zugenommen." Diese Stimme war mein Verstand. Die Stimme der Wahrheit in mir wurde zwar immer lauter, aber in gewissen Momenten verließ ich mich immer noch lieber auf meinen Verstand. Schließlich hatte er mir lange Jahre gedient, ich kannte ihn sehr gut und manchmal folgte ich den aufkommenden Gedanken aus Gewohnheit oder Unbewusstheit.

Selbstzweifel und negative Glaubenssätze waren noch stark vertreten, aber sie bestimmten nicht mehr mein Leben. Ich blieb auf meinem Weg, denn so langsam wuchs da ein kleines Pflänzchen des Vertrauens in meinem Herzen heran. Auch im Außen hatte sich das Vertrauen in die innere Stimme bereits ausgezahlt. Schließlich hatte ich schon 20 kg abgenommen und sah schon ganz anders aus, selbst mein Verstand konnte diese Tatsache nicht leugnen. Also ging es weiter.

VI. Das Vertrauen wächst

Während mein Verstand sich beständig im Kreis drehte und an alten Zweifeln, Ängsten und Geschichten des Versagens festhielt, wuchsen gleichzeitig das Vertrauen und die Liebe zu mir selbst, zur Wahrheit in mir. Ich ließ den Verstand einfach machen und schenkte ihm immer weniger Aufmerksamkeit. Ich las viele spirituelle Bücher von Wundern und erzählte meinem Verstand somit von Dingen jenseits seiner Grenzen. Dadurch konnte er sich beständig und in seinem eigenen Tempo erweitern. Ich wurde mit dem Essen immer sicherer und vertraute meinem Körper immer mehr. Er würde mir schon genau sagen, wann, was und wie viel er braucht.

Mit diesem wachsenden Vertrauen wagte ich mich wieder mehr aus dem Haus als zuvor. Ich hatte Komplexe wegen meines Äußeren gehabt und hatte mich geschämt, so auszusehen, da ich den urteilenden und bewertenden Gedanken des Verstandes geglaubt hatte. Also traute ich mich nicht aus der Haustür bzw. ich war innerlich nicht frei. Ich war sehr unsicher anderen Menschen gegenüber. Mir war es wichtig, dass ich nirgendwo anecke und nicht negativ auffiel. Mir war wichtig, was andere Menschen von mir dachten, und ich vermutete nicht unbedingt das Beste. Also ging ich Begegnungen lieber aus dem Weg.

Daheim fühlte ich mich sicher. Zu Hause hatte ich alles schön eingerichtet, alles war an seinem Platz, ich wusste, wo ich hingehen muss, um das zu holen, was ich brauche, und im Kühlschrank waren auch nur die Dinge, die mir nicht „gefährlich" werden konnten.

Die ersten Schritte hinaus aus dem selbst gemauerten Gefängnis

Unterwegs war ich mir noch sehr unsicher. Nach den ersten 20 kg wuchs jedoch das Selbst- Bewusstsein und es ging hinaus in die große, weite Welt. Ich besuchte im Sommer Festivals, Kulturevents und Kinderfeste. Die Veranstaltungen dauerten ein bis drei Tage lang. Manchmal vergaß ich eine Mahlzeit oder ich kriegte kaum etwas hinunter, da die neuen Eindrücke und die vielfältigen Begegnungen mit Menschen aller Kulturen und Glaubensrichtungen mich absolut erfüllten.

Die Kilos schwanden im Sommer nur so dahin. Das gab mir Kraft und Selbstvertrauen und ich wurde von Tag zu Tag sicherer auf meinem Weg.

Auch wenn es Tage des Zweifels gab und ich vom Weg abkam, um dann doch noch mal in alten Gewohnheiten herumzuschnuppern, ich kam immer wieder auf meinen Weg zurück. Der rote Faden ging mir nicht mehr verloren.

VII. Freude an der Bewegung

Ich hatte also, auch wenn ich im Außen neue Wege eingeschlagen hatte, meinen inneren Pfad entlang des roten Fadens nicht verlassen. Im Gegenteil, die neuen Erlebnisse trugen zu meinem Wohlbefinden bei.

Alles muss leicht gehen!

Alles musste leicht gehen! Ich verbrachte im Frühling und Sommer die meiste Zeit an der frischen Luft. Wege, die ich sonst mit der Bahn oder mit dem Auto zurückgelegt hatte, ging ich nun zu Fuß oder ich fuhr mit dem Fahrrad. Ich entdeckte neue Wege, neben den mir bereits bekannten, und fand einen Weg, auf dem ich mit dem Fahrrad schneller zur Schule komme als mit der Bahn. Keine Ausreden mehr.

Alle alltäglichen Gänge, die ich zu erledigen hatte, nutzte ich, um mich zu bewegen. Und es machte mehr und mehr Spaß, denn der Körper, den es zu bewegen galt, wurde immer leichter und flexibler.

Das Gefühl für meinen Körper wurde immer positiver und ich war mir mittlerweile sehr sicher in der Unterscheidungskraft von psychischem/mentalem und physischem Hunger. Ich fand zum Beispiel heraus, dass, wenn ich frustriert und ärgerlich war, es mir ungemein gut tat, mich auszupowern. Ich nahm mein Kindlein, setzte es in den Kindersitz am Fahrrad und strampelte mit ihm die Berge hoch.

Ich strampelte sehr oft die Berge hoch, denn es hatte sich so viel Wut in den prall gefüllten Fettzellen angesammelt und die wurde nun frei. Endlich hatte ich einen produktiven Katalysator für all diesen emotionalen Stress und Müll gefunden! Ich geriet so richtig außer Atem und schwitzte ordentlich. Oh, wie tat das gut! Wenn ich all die Wut von mir gestrampelt hatte, dann ging es wieder nach Hause und unter die Dusche. Da wurde der ganze seelische Ballast dann noch mal gründlich abgewaschen.

Früher wäre ich nie auf die Idee gekommen, dass ich jemals Spaß an Bewegung haben könnte. Für mich war auch dieses Erlebnis wie ein Wunder.

Reue über das Leben bisher? Nein!

Im Angesicht dieses neuen Lebensgefühls entwickelte sich ein großer Widerstand in mir. Ein Widerstand, der sich gegen mich selbst richtete. Ich war richtig wütend auf mich, dass ich mich selbst bisher von jeglicher Lebensqualität abgeschnitten und meine Zeit lieber mit Selbstzweifeln und herabwürdigenden Gedanken über mich und meine Unfähigkeiten verbracht hatte. Anstatt an mich zu glauben und voller Tatendrang voranzuschreiten, hatte ich mich lieber im Selbstmitleid gesuhlt. Ich bereute zutiefst, verurteilte mich für mein destruktives Handeln. So wie es Tobias tat, als er ganz erschrocken über sein Handeln war, nachdem er voller Wut den Stock nach den Hunden geworfen hatte.

Doch ich wusste auch, dass es nichts zu bereuen gibt, denn alles ist, wie es ist. Ohne diese Prozesse hätte ich nicht die Gnade meiner neuen Erkenntnisse haben können. Ich hätte nie aus dem Dunkeln erwachen können und das wunderbare Gefühl der sich lichtenden Welt erfahren, wenn meine Gedanken zuvor nicht im Dunkeln gewesen wären über ihr wahres Wesen.

Es ist, wie es ist, ob ich mich nun aufrege und schuldig fühle oder auch nicht.

VIII. Aufräumarbeiten

Ich sehe und bewerte all die Erfahrungen meines Lebens durch meine Gedanken, besonders Gedanken aus vergangenen Erfahrungen. Die Gedanken sind bestimmt durch die Grenzen des Bewusstseins. Also spiegeln die Erfahrungen meines Lebens, d.h. meine Kreationen, meinen Bewusstseinszustand wider.

All die Erfahrungen waren perfekte Erfahrungen für mich, sonst hätte ich andere Erfahrungen gemacht. Alles, was ich bisher in meinem Leben wissen und lernen musste, habe ich durch meine Erfahrungen gelernt. In meinen Gedanken wusste ich bereits sehr viel. Ich bin in einer Familie voller Heiler, Wissenschaftler und Philosophen groß geworden und kannte viele tolle Ideen über die Welt. Doch erst mit meinen eigenen Erfahrungen habe ich sie mir voll und ganz erschlossen.

Wissen kann ich viel, doch erst, indem ich dieses Wissen erlebbar mache, begreife ich es in seinem ganzen Wesen.

Entrümpelung des inneren und äußeren Tempels

Bereits vor einigen Jahren hatte ich eine Botschaft in einer meiner Meditationen empfangen.

„Reinige den Sonnentempel in dir,
dass die Mysterien zu dir zurückkommen
und du den Tempel auch im Außen bauen darfst.
Sei achtsam, genau und geduldig."

Damals empfand ich diese Botschaft als wunderschön, und ich wusste auch, dass sie mir gilt, der Gong der Wahrheit im Herzen erklang beim Vernehmen dieser Worte, doch damals verstand ich den Sinn noch nicht.

Die Reinigung des inneren Tempels bedeutet Gedankenreinigung, Gedankeninspektion, Katharsis und Loslassen aller Gedanken und Konzepte, die nicht aus der Liebe kommen und nicht Liebe und Wahrheit sind.

Ich musste erkennen, dass ich die 100%ige Verantwortung für mein Leben trage und niemand anders ‚schuld' daran ist. Des Weiteren ist diese Reinigung auch die Annahme der Wahrheit meines vollkommenen Wesens. Mein Kern, der untrennbar mit der Schöpfung verbunden ist, ist vollkommen, unverwundbar und ewig. Also ist alles Illusion, was diese Tatsache widerlegen will. Es gibt nichts und niemanden, der diese Wahrheit auch nur im Geringsten beeinträchtigen kann. Es gibt niemanden, der mich verletzen oder mich demütigen und missbrauchen kann. Menschen können mich beschimpfen und herabwürdigende Worte benutzen, aber nur ich habe die Kraft, diese zu glauben und mich somit selbst zu verletzen, oder aber zu spüren, dass es nicht wahr ist, und den anderen in seiner Verwirrung mitfühlend zu betrachten. Auch ermorden kann mich keiner. Diesen Körper können sie verletzen, aber nicht das Selbst. Was kann mir also geschehen? Es gibt nichts, was die Vollkommenheit meines wahren Wesens verletzen kann. Als ich diese Wahrheit annehmen konnte, war es an der Zeit, allen Menschen zu vergeben, von denen ich gedacht hatte, dass sie mich ungerecht behandelt oder mir in irgendeiner Weise etwas angetan hatten. Ich konnte sie nun mit Liebe und einem tiefen inneren Verständnis betrachten. Ich sah, dass sie nicht mich verletzt hatten, sondern sich selbst. Denn es ist unglaublich schmerzhaft, derart leidvolle Gedanken und Urteile in sich zu tragen. Und auch wenn man glaubt, dass sie nichts mit einem selbst zu tun haben, und man glaubt, dass man andere verurteilen kann, ohne sich selbst damit zu verletzen, dann unterliegt man einer Irrung. Ich sah, wo ich andere verurteilte und somit mich selbst. In dieser Klarheit geschah Vergebung von selbst. Ich sah, dass es nichts zu vergeben gibt, denn alles, was mir andere scheinbar antun, tue ich mir selbst an. Ich habe jederzeit die Freiheit und Möglichkeit, das infrage zu stellen, was mir ein anderer als „die Wahrheit" verkaufen will, und ich kann und darf Nein sagen, wenn sich etwas als nicht wahr für mich anfühlt.

Mit Hilfe von Familienaufstellungen betrachtete ich Gedanken- und Beziehungsstrukturen ganz bewusst und löste diese Muster des Grolls und der auf Illusion basierenden Abhängigkeiten auf.

Ich stellte Stellvertreter für alle Menschen auf, die ich innerlich anklagte. Nach jeder Auflösung wurde eine neue ‚Baustelle' zutage gefördert. In meinem Unterbewusstsein hatte sich ziemlich viel angesammelt. Mit genügend Abstand, um die jeweilige Auflösung zu verarbeiten, ging ich die nächste ‚Baustelle' an und wurde von sämtlichen Illusionen und Bindungen gelöst, die nicht Liebe und Wahrheit waren.

Das Trennen einer Bindung zwischen zwei Menschen bedeutet nicht, dass sie sich in Zukunft nicht mehr sehen dürfen oder der andere ‚böse' ist und es deshalb nötig ist, sich von ihm zu lösen. Bei einer Ablösung von einem anderen Menschen oder der Abtrennung sämtlicher Bindungen zwischen zwei Menschen geht es darum, die Illusionen zwischen den beiden aufzulösen, um sie in Liebe und Wahrheit zu verwandeln. An die Stelle von Abhängigkeit und der Illusion „Ich kann ohne den anderen nicht leben" treten Freiheit und

Wahrheit. Oft trennen sich Menschen nach solch einer Ablösung. Andere wiederum entdecken die wahre Verbindung zu dem anderen, und es kann in vollkommener und bedingungsloser Liebe das geschehen, was geschieht. Die Verbindung kann eine neue Tiefe und Ebene von Wahrheit und Liebe erfahren. In jedem Fall entstehen Freiheit und Wahrheit und große Lasten fallen von den Schultern. Dies kann sich sogar in einer neuen Körperhaltung und Ausstrahlung nach außen hin zeigen.

Mir haben diese Ablösungen sehr gut getan, und ich kann den Menschen, gegen die ich Groll hegte, in einer ganz neuen Freiheit und Freude begegnen. Oft erlangt man auch Verständnis für das Handeln des anderen und erfährt die wahren Motive. Durch dieses Verstehen kann die Liebe, die in Wahrheit die ganze Zeit zwischen den Personen ist, sich wieder entfalten.

Nicht zuletzt die Meditationen, die nächtelangen Erforschungen der inneren Gedankenmuster und -strukturen förderten alte Verletzungen, angestaute Vermutungen, Ideen, unterdrückte Sehnsüchte usw. zutage. Ganz einfach im Gewahrsein dessen, in der bewussten Betrachtung des Verstandes, in der Ergründung „Was sind Gedanken, woher kommen Gedanken, welchen Mustern folgen sie, was sind Emotionen und wer bin ich?" fand eine Bewusstseinsveränderung statt, die alles Unterdrückte zutage förderte, heilte und mehr und mehr Raum machte für Klarheit und Wahrheit. Diese Zeit der Meditation wurde die schönste und intensivste Zeit des Tages. Mit mir selbst sitzen und herausfinden, wer ich eigentlich bin, was ich eigentlich bin, mich selbst zu erforschen.

Die Reinigung des äußeren Tempels vollzog sich durch das radikale Ausmisten meiner Wohnung. Nach der inneren Reinigung entstand in mir eine große Sehnsucht nach Klarheit und Ordnung im Außen. Ich sehnte mich nach hellen Farben, nach Weiß und nach Gold. Alle Prozesse gingen Hand in Hand. Durch den festen Entschluss, mein Leben zu verändern, „den Berg zu bewältigen", traten alle hilfreichen Menschen und Ereignisse in mein Leben, um diesen Wunsch zu verwirklichen.

Ich entrümpelte also meine Wohnung[12] und trennte mich von allem, was

---

12 Buchempfehlungen: *Simplify your life*, Küstenmacher, Seiwert, Campus Verlag; und *Heilige Orte erschaffen mit Feng Shui*, Karen Kingston, Lotos Verlag

ich als Ballast empfand. Ich beschäftigte mich zum ersten Mal in meinem Leben mit besonderer Sorgfalt, mit meinem Keller. Der Keller steht für das Unbewusste, das Unterbewusstsein. „Oje, so, wie mein Keller aussieht, will ich aber nicht, dass es in meinem Unterbewusstsein aussieht", dachte ich mir. In mir wurde die Sehnsucht nach Klarheit und Ordnung in meinem Leben immer größer. Ich wusste, dass all die verdrängten und unbewussten Sachen es immer mal wieder schaffen, doch ans Tageslicht zu kommen, und das ist meist weniger angenehm. Im schlimmsten Fall lähmt einen dieser unbewusste Ballast gar im Alltag und man ist nur noch damit beschäftigt, Fluchtstrategien zu entwerfen, um dieser unerträglichen Last zu entfliehen. Ich wollte mich also dem äußeren Müll stellen. Das ging nun leichter, denn einem großen Teil meiner mentalen Abfälle war ich ja bereits begegnet.

Definition von Ballast:

- Alles, womit du unangenehme Gefühle und Erinnerungen verbindest.
- Alles, was du nur hast, weil es dir ein besonderer Mensch geschenkt hat. Du magst es nicht, behältst es aber, weil du glaubst, dass der besagte Mensch gekränkt ist, wenn du es weggibst, und fühlst dich jedes Mal schuldig, wenn du besagtes Objekt siehst.
- Alles, was dich an der freien Bewegung in deiner Wohnung hindert.
- Alles, was du länger als 1 Jahr nicht mehr in der Hand hattest bzw. was länger als ein Jahr nicht in Gebrauch war.
- Alles, was keinen festen Platz hat.

Ich trennte mich von vielen Gegenständen. Ich ging auf Flohmärkte oder versteigerte die schönen Dinge auf eBay, um sie in gute Hände zu geben und um mir von dem Erlös neue Möbel zu kaufen. Denn Bett, Schränke und diverse Regale wanderten auf den Sperrmüll. Die Schränke stammten z. B. von den Vormietern und ich hatte sie ihnen für einen völlig überzogenen Preis abgekauft. Jedes Mal, wenn ich etwas aus dem Schrank holte, regte ich mich noch mal darüber auf. Ich begegnete diesem Groll mehrmals am Tag. Der Schrank musste raus! Wenn er noch schön gewesen wäre, hätte ich dafür gesorgt, dass ihn jemand bekommt, der ihn brauchen kann. Bei anderen Menschen haben diese Grollgefühle keine Macht. Sie geben dem Gegenstand ihren eigenen Stellenwert.

Heute weiß ich, dass es nicht nötig ist, die Dinge wegzuschaffen, um nicht den alten Emotionen zu begegnen. Ich kann ganz einfach nur die Identifizierung mit dem Ereignis und den Emotionen loslassen. Damals jedoch war es ein wichtiger Schritt, mich von den Dingen zu trennen, ganz einfach, um die innere Umstrukturierung auch im Außen geschehen zu lassen.

Nach der Entrümpelung wurde geputzt und gewienert und diesmal widmete ich mich auch Ecken, die ich bislang immer vermieden hatte. Schließlich wollte ich ja, dass es überall klar und rein wird. Ich wollte alle dunklen Ecken in mir ergründen und reinigen.

IX. Warum habe ich das nicht gleich so gemacht?

„Hinterher ist man immer klüger", so lautet ein Sinnspruch. Ich hatte an diesem Punkt bereits 30 kg abgenommen und fand meinen Körper mittlerweile ansehnlich. Meine Wohnung war auf dem besten Wege, sich in einen Tempel zu wandeln, und Menschen begegneten mir wohlwollend und erkannten mich für meine Wandlung an. Da kam mir der Gedanke: „Warum habe ich das nicht gleich so gemacht? Warum musste ich erst Umwege gehen, um dann hier zu landen?" Weil ich ansonsten nie die Erfahrung hätte machen können, die ich nun machte. Ich hätte die Lektionen alle nicht bestanden und hätte nie begreifen können, was die Gesetzmäßigkeiten, die ich in Gedanken alle bereits kannte, wirklich bedeuten. Dadurch, dass ich das alles durchlebte, kann ich nun davon berichten. Ansonsten würden die Worte nett klingen, aber so sind sie fundiert und erlebt. Für mich und meine Entwicklung war dieser Weg perfekt. Anders hätte ich meine Lektion nicht lernen können. Es ist, wie es ist.

Ich hätte die Frage, die Tobias an dieser Stelle an mich richtete, auch Gott stellen können: „Ja, aber DU hättest mir doch von Anfang an einen schlanken Körper geben können, oder zumindest nicht ganz so dick. Warum musste denn all dieses Leid und Elend sein? Diese Verzweiflung und dieses Gefühl des Verstoßenseins?" usw.

„Damit du erlebst, dass du es kannst", hätte die Antwort lauten können. Verstehend und dankbar für diese perfekte Lektion lächelte ich in mich hinein. Alles ist vollkommen. Auch dein individueller, teilweise sehr holpriger und steiniger Weg.

X. Das Ego meldet sich

Die Dankbarkeit für diesen grandiosen Lernprozess schlug alsbald in die Einbildung um, dass ich ja ganz toll sein muss, wenn ich solche Erfolge herbeiführen kann. Mein Ego und mein Verstand wollten nun den Applaus dafür in Empfang nehmen, was in Wahrheit mein wahres Selbst mit Hilfe meiner Intuition bewirkt hatte. Der ganze Prozess geschah einfach beinahe wie von selbst, es war das Entfalten des Lebens selbst, was all diese Transformation im Innern und im Außen bewirkte. Wann immer sich Gedanken des Festhaltens an Vergangenem meldeten, dann geschah Schmerz im Jetzt. Es war so wunderbar, sich einfach vertrauensvoll dem Leben hinzugeben, dem Leben selbst das Leben zu überlassen.

Das Ego wollte nun aber Anerkennung dafür haben, dass es sich der Intuition hingegeben hatte. Dabei liegt das in seiner Bestimmung und es ist sein natürlicher Zustand. Mein Verstand war nun der Meinung, dass er genug getan habe und nun sein Tänzchen wie gehabt fortführen könne. Ich könnte ja nun wieder bergab fahren, denn ich hatte genug getan. Zeitweise liebäugelte ich auch damit, mich wieder in alte Ernährungsgewohnheiten zu stürzen, denn ich hatte ja nun lange genug auf die köstlichsten Gaumengenüsse verzichtet. Gleichzeitig wusste ich aber auch, dass es mir nur so gut ging, weil ich mich für einen neuen Weg entschieden hatte. Mit den alten Mustern hätten diese Wunder nicht geschehen können. Ich blieb auf meinem Weg.

XI. Wohlfühlen mit mir selbst im Hier und Jetzt, was auch immer kommt

Ich blieb also auf meinem Weg, da ich den Gewinn für mich aus der neu eingeschlagenen Richtung sah. Ich wurde prompt belohnt: 35 kg waren zu diesem Zeitpunkt gegangen. Ich hatte den Berg erklommen und vertraute nun auf meine neue Lebenshaltung. Sie hatte mich bis hierhin sicher getragen und ich würde mich auch weiterhin vertrauensvoll meiner Intuition hingeben. Ich hatte Grenzen durchbrochen und war an einen Punkt gekommen, wo ich mir schon gar nicht mehr vorstellen konnte, jemals anders gedacht und gehandelt zu haben. Langsam schwand die Angst dahin, dass ich alles über Bord werfen könnte, um wieder zuzunehmen. Mein Denken hatte sich komplett umstrukturiert und ich sah, dass es gut war. Die Gewissheit und das Vertrauen in meinen neuen Weg wuchs, die alten psychischen Löcher waren gefüllt mit der Freude an der Bewegung, dem neuen, leichten Körpergefühl, dem Leben und der Achtsamkeit im Moment, und auch mein Verstand bekam genug Futter, in Form des Studiums von Anatomiebüchern für meine Ausbildung und in Form von Büchern von erwachten Meistern meist aus den östlichen Traditionen des Advaita, Zen, Tao, Vedanta. So geriet er nicht mehr in den Zustand der Leere, um altbekannte Programme von Frust und Langeweile auffahren zu müssen, im Bewusstsein, nicht liebenswert zu sein und es nicht verdient zu haben, frei und glücklich zu sein.

Ich begann mein Leben aus tiefstem Herzen in Freude und Dankbarkeit zu genießen. Es machte nun Spaß zu essen, denn ich aß genau das und in genau der Menge, die mein Körper brauchte. Schuldgefühle und Unwohlsein im Magen gab es fast nicht mehr. Auch die Gewohnheit, Zigaretten zu rauchen, verabschiedete sich in der neuen Bewusstheit, dem Leben zu begegnen.

Immer neue und inspirierende Bücher gelangten auf den wundersamsten Wegen zu mir: spirituelle Bücher, Bücher über Bewusstsein, Erwachen, Erleuchtung, Meditation, und auf youtube (www.youtube.com), einem Internetportal, in dem jeder Mensch seine Videos umsonst hochladen und präsentieren kann, entdeckte ich, dass dort erwachte Meister sprachen über Erwachen, Meditation, das Leben, das Bewusstsein des Menschen, das Ego, den Verstand, Selbst-Erforschung usw. Ohne es zu wissen, hatte ich mich mit dieser Reise des Abnehmens auf die Suche nach spirituellem Erwachen gemacht, der Ergründung der Fragen „Was ist Leben, warum gibt es so viel Leid in der Welt, warum handeln Menschen so, wie sie handeln?", und hier fand ich wundervolle Wesen, die eine Inspiration wurden für weitere intensive Innenschau, Meditationen, Bewusstseinsergründung und Selbst- Erforschung.

Ich fand langsam die Antworten auf all die Fragen, die ich seit der Geburt in diesem Leben in mir getragen hatte. Ich hörte auf die Stimme in meinem Herzen und ließ sie mehr und mehr in mein Leben einziehen. Ich entdeckte das Göttliche in der Welt wieder.

Materieller oder spiritueller Weg?

Das Leben selbst, die Existenz, das Sein, hat eine kraftvolle Art. Es ist alles und in allem, Energie, Sein, Intelligenz, Bewusstsein, wie auch immer du es nennen willst, was das Universum trägt und organisiert.

Es ist so vielfältig, wie die Schöpfungen in der Welt vielfältig sind. Es stellt die höchsten Ansprüche an die Menschen. Es sieht in jedem Menschen die reine göttliche Kraft und deshalb sind die Lektionen sehr kraftvoll. Es schont niemanden, sondern zeigt ihm immer wieder seine Größe auf, indem es ihn an seine Grenzen führt und dann darüber hinaus. Jeder Mensch wird nur so weit geführt, wie er es verkraften kann. Es gibt nichts, was zu groß ist, um es bewältigen zu können. Jeder bekommt die richtige Lektion zur richtigen Zeit. Du brauchst keine Angst zu haben vor dem Moment „Ich kann nicht mehr..." Es geht immer weiter. Vertraue dem Fluss des Lebens.

Meine größte Sehnsucht war es, mich nun vollkommen hinzugeben, um die allgegenwärtige Liebe des Seins zu spüren. Ich war bereit, alles Irdische von mir zu werfen, um dem Leben selbst, um der Schöpfung zu dienen.

Doch meine innere Stimme sagte mir, dass mein Weg durch das Irdische geht.

Das erschien mir zuvor immer ein Widerspruch zu sein. Ich dachte, man könne Gott/Wahrheit/bedingungslose Liebe/Selbsterkenntnis nur finden, wenn man allem Weltlichen entsagt.

Nun weiß ich, dass es völlig ausreicht, den Gedanken zu entsagen, die einem erzählen, dass man noch nicht alles hat, dass nicht alles gut ist, wie es ist, und dass man so, wie man ist, nicht richtig ist und sich verändern muss, um anders zu sein. Die Dinge, von denen wir träumen, von denen wir hoffen, dass, wenn sie da sind, alles besser sein wird, das sind die Dinge, die Leid in uns hervorrufen. Denn das Sehnen nach den Dingen, die hier und jetzt nicht da sind, führt uns weg von unserer Kraft in der Gegenwart, in der wir eins sind mit dem, was ist. Wünsche zu haben bedeutet, im Hier und Jetzt nicht zufrieden zu sein. Diese Wünsche, die Dinge, die jetzt nicht da sind, verursachen das Leid in uns. In der Erkenntnis dessen schwand ein großer Teil der alten Verstandesmuster dahin. Das Sehnen in die Zukunft, das Hoffen auf Veränderung, die Verleugnung der Vollkommenheit jetzt schwand einer tiefen inneren Zufriedenheit im Bewusstsein für das, was ist, jetzt.

Die Frage, ob man den spirituellen oder den materiellen Weg gehen soll, löste sich auf. Nichts ist außerhalb dessen, was Leben ist. In diesem Sinne ist alles spirituell. Man kann jede Handlung in einer spirituellen Haltung ausführen, indem man sie bewusst und achtsam tut. Ein spiritueller Mensch ist für mich jemand, der in Achtsamkeit und Bewusstsein mit sich und der Welt handelt, mit Gewahrsein im Moment. Dann macht es keinen Unterschied, ob er Banker oder Tempelpriester ist.

Ich erkannte also, dass man mit all den weltlichen Annehmlichkeiten leben und sich an ihnen erfreuen kann, ohne an sie gebunden zu sein. Mir macht es Freude, Dinge, die ich habe, zu verschenken. Ich nutze sie, solange sie da sind, denn solange sie da sind, haben sie eine Bedeutung und einen Nutzen. Sobald sie ihren Dienst in meinem Leben verrichtet haben, können sie in Frieden wieder gehen. Ich bin nicht an die Dinge gebunden, sie machen mich und mein Wesen nicht aus, aber solange sie da sind, werden sie bewusst geachtet. Sie sind Diener dieses Körpers, Diener des Seins. Sobald die Zeit gekommen ist, können die Dinge in andere Hände übergehen.

Kein Mensch besitzt die Welt. Es war mir schon immer ein Rätsel, wie Menschen Landesgrenzen festlegen oder Land verkaufen können. Es gehört ihnen doch nicht. Wir gehören der Welt, sind Teile der Schöpfung. Sogar Teile des Mondes werden schon verkauft, habe ich gehört.

Von nun an betrachtete ich mein Leben als eine einzige Lektion. Aus jedem Erlebnis kann ich etwas lernen, denn es zeigt mir jedes Mal einen Teil von mir auf. Und wenn es mal im Leben hakt, ich mich irgendwo anstoße, dann lernte ich in mich zu gehen und zu schauen, wo ich im Widerstand bin. Sobald ich den Widerstand in mir entdeckt hatte, konnte er sich im Außen auflösen. Dann überkam mich jedes Mal ein Gefühl der Dankbarkeit und Freude. Von nun an gab es keinen Weg mehr zurück.

XII. Neue Freiheiten

Ich bewegte mich immer freier und selbstverständlicher in meinem neuen Leben. Ich entdeckte neue Möglichkeiten, die ich mir zuvor im Traum nicht hätte vorstellen können. Und der Körper passte wieder in die Stühle im Café! Ich brauchte keine Sorge mehr zu haben, dass ich, sollte ich irgendwo mit dem Flugzeug hinreisen wollen, nicht in die Sitze passe. Ich konnte mir ganz neue Welten erschließen. Es war herrlich! Die alten Fesseln waren gesprengt, im Innen und im Außen. Die Zeit, die ich sonst mit Grübeleien, abwägen, sich sorgen und ängstigen verbrachte, wurde nun wach im Augenblick gelebt. Die Zeit, die ich damit verbracht hatte, an mir selbst zu zweifeln, mich vor anderen Menschen zu verstecken, schwand immer mehr dahin und ich konnte bisher unbekannten Menschen selbstbewusster und offener gegenüber sein. Die Welt, die Menschen mit neuen Augen entdecken, ohne von Angst, Vorurteilen, und Erwartungen geleitet zu sein, war eine neue, wunderbare Erfahrung und wurde immer mehr zum natürlichen Lebensgefühl.

XIII. Es funktioniert nicht, sein Glück an Bedingungen zu knüpfen

Mein Körpergefühl wurde immer freier und selbstverständlicher und ich kam immer mehr zu mir selbst, in mir selbst an, dadurch, dass ich mich bewusst und achtsam wahrnahm, auf die Bedürfnisse des Körpers und des Verstandes einging und mich somit immer mehr kennen lernte. Nichtsdestotrotz hatte ich mir eine bestimmte Kilogrammzahl in den Kopf gesetzt, und die wollte ich noch erreichen. Bis dahin gab es noch einiges zu tun. Ich dachte, dass ich erst glücklich und mit mir selbst zufrieden sein dürfte, wenn ich diese Zahlen auf der Waage erblickte. Daran hielt ich fest.

Indem ich mir diese Kilogrammzahl zum Ziel setzte, durfte ich ja hier und jetzt nicht glücklich und zufrieden sein, denn ich war ‚noch nicht da', wo ich hinwollte. Indem ich mich aber auf dieses Ziel fixiere, verpasse ich unter Umständen die Schönheit im Augenblick, die meinem Auge verwehrt bleibt, wenn ich mich für das verurteile, was jetzt ist, und immerzu auf ein Ziel in der Zukunft hinarbeite. Ziele sind wundervoll, wenn man dabei nicht vergisst, dass der Weg bereits intensiv und lehrreich ist und so viele schöne Dinge unterwegs geschehen, die uns unterstützen. Ist das Ziel erreicht, dann gibt es nichts mehr zu tun. Wir denken stets, wenn wir am Ziel angelangt sind, dass wir uns gut fühlen und entspannen können, dass wir erfüllt und glücklich sind. Mittlerweile haben wir uns jedoch so an das Laufen auf das Ziel hin gewöhnt, dass wir uns nicht wohlfühlen können, wenn das Ziel erreicht ist. Dann gibt es nichts mehr zu tun – was dann?

Dann ist Leere da, kein Ziel mehr, kein Inhalt mehr, keine Sache mehr, auf die wir hinarbeiten können, die dem Leben einen Sinn gibt. Dann brauchen wir das nächste Ziel.

Die Gedanken waren also auf eine bestimmte Kilogrammzahl fixiert und versprachen, dass erst dann Entspannung eintreten würde, wenn das Ziel erreicht wäre.

Es funktioniert jedoch nicht, sein Glück an Bedingungen zu knüpfen und es auf „morgen" zu verschieben. Glück ist immer jetzt erlebbar, bedingungslos, Gewahrsein und Achtsamkeit im Moment jetzt.

Der Schlüssel ist Selbstliebe

Auch wenn da diese Idee des Ziels in der Zukunft war, war ich bereits einigermaßen zufrieden, fühlte ich mich immer wohler in meinem Körper und ging wieder in ‚normalen' Geschäften einkaufen. Was für ein erhebendes Gefühl! Ich musste mir immer wieder sagen, dass ich mich auch jetzt schon lieb haben durfte, obwohl mein Verstand den Körper als ‚noch nicht perfekt' bewertete. Diese Selbstliebe war die Basis. Es war das Anerkennen dessen, was ist, das vollkommene Annehmen dessen, was ist, ohne zu kämpfen, ohne „Ja, aber", ohne „Es sollte aber so und so sein". Einfach nur sein, mit dem, was ist. In dieser entspannten und offenen Haltung konnte immer mehr Ballast gehen.

Alles, was sich an ‚negativen' Gefühlen und schmerzhaften Erinnerungen in Form von Fettdepots an meinem physischen Körper angelagert hatte, konnte nur gehen, weil ich all dies annahm. Zuvor hatte ich gegen mein Übergewicht angekämpft und mich dafür verurteilt, dass ich so aussah, wie ich aussah.

Erst als ich mich vor den Spiegel stellen konnte und mich ganz genau und liebevoll betrachtete, konnte alles gehen. Die Dinge können sich sofort auflösen, wenn sie in Liebe anerkannt werden. Man kann Liebe nicht an Bedingungen knüpfen. Liebe ist einfach. Annehmen, was ist, das war der Schlüssel. Erst als ich bereit war, alle Seiten in und an mir anzunehmen, konnte sich der Widerstand in Form von überschüssigem Fett auflösen. Auch meine Schattenseiten wollen geliebt sein. Dann lösen sie sich automatisch auf und werden zu einer Qualität, die dem eigenen Wohl dient. Sie kommen ans Licht und gehen ins Licht.

Ich lernte immer mehr in Liebe mit mir und meinem Körper zu sein. Ich war meinem Körper unendlich dankbar dafür, dass er all die Strapazen ertragen und der Belastungsprobe standgehalten hatte. Letztlich war das Zunehmen eine Prüfung, die ich meinem Körper auferlegte. Ich wollte sehen, wie weit er bereit war, mich zu tragen. Er hatte die Probe bei 132 kg bestanden.

Ich begann meinem Körper zu vertrauen. Er würde mich schon zu meinem Glück führen, wenn ich ihn mit Liebe und Vertrauen betrachtete.

Beispiel:
Das verhält sich wie mit einem Menschen, mit dem man zusammenarbeiten will. Setzt man ihn unter Druck, will man ihn kontrollieren und traut man ihm von vornherein nichts zu, dann kann man sich das Ergebnis seiner Arbeit ausmalen. Wählt man ihn jedoch weise aus, verbindet man sich innerlich mit ihm und zeigt ihm, dass man ihm vertraut und ihm Großes zutraut, dann wird er alles geben. Er wird dieses Vertrauen zu schätzen wissen und gerne für dich arbeiten. Indem du das Größte in ihm siehst, wird er dir diese Größe zeigen.

XIV. In Hingabe loslassen

Und wieder einmal rebellierte mein Verstand. Er wollte sich immer noch nicht komplett in Vertrauen hingeben, egal, wie oft ich ihm von seiner Größe und seinen Möglichkeiten erzählte. Ein Teil in mir wollte all dies immer noch nicht glauben. Ich befand mich auf absolut unbekanntem Terrain. Größe 52 war nun lange Zeit die vertraute Kleidergröße gewesen. Als ich in der Pubertät war, so mit 15, 16 und 17 Jahren, hatte ich bei einer Größe von ca.

1,75 zwischen 90 und 98 kg gewogen, ich hatte Kleidergröße 46. Nun bin ich 1,80 m groß, und an dem Punkt meiner Geschichte, an dem wir uns gerade befinden, wog ich schon unter 90 kg. Das heißt, ich hatte über 40 kg abgenommen und trug Kleidergröße 44. Da fühlte ich mich dann doch unsicher. Dieses Lebensgefühl kannte ich noch nicht.

Ich musste meinem Verstand immer wieder beibringen loszulassen, damit er sich im freien Fall hingeben konnte. Ihm blieb nichts anderes übrig. Für diese Körpermaße gab es noch keinen Ordner auf der Festplatte. Das freie Bewegen in der Welt war nur noch mit Selbstvertrauen möglich.

Ich ließ das Verstandesgemurmel kommen und gehen und blieb auf dem Weg.

Heute sind alle Zahlen und Gewichte um meinen Körper herum uninteressant. Ich liebe diesen Körper und bin ihm unendlich dankbar dafür, dass er mich hier auf Erden trägt und schützt. Noch dazu ist durch das Erwachen zum wahren Selbst die Identifikation mit dem Körper-Verstand-Komplex gelockert. Der Körper ist der Ausdruck und Diener des Bewusstseins, das Bewusstsein bleibt aber auch ohne den Körper erhalten.

Gerade diese radikale Veränderung der Form des Äußeren zeigte mir, dass ich nicht nur der Körper bin, denn ich war immer hier, egal, wie sehr sich die äußere Form wandelte. Ich war da, als der Körper sehr dick war, dann gab es den Zustand von Kleidergröße 38, da war ich auch da. Das Bewusstsein, das, was ich bin, war immer da, immer voll funktionstüchtig, unabhängig von der physischen Form. Auch wenn ein Mensch ein Bein oder das Sehvermögen verliert, so ist das Bewusstsein im Körper doch noch vollständig vorhanden. Das Bewusstsein kann den Körper nicht mehr vollständig als Instrument nutzen, denn der Körper ist in seinen Funktionen eingeschränkt, aber das, was wir sind, das reine formlose Bewusstsein, ist vollkommen da.

XV. Begegnung mit dem Schatten: Hol ihn ins Licht!

Und weiter ging es mit dem Abnehmen und dadurch mit den Prüfungen in Selbstvertrauen. Zwischen den einzelnen (18) Stationen kam es immer wieder zu Gewichtsstagnationen. Ich lernte auf meinen Körper zu achten. Ich stellte mich jeden Morgen auf die Waage und beobachtete den Prozess der Gewichtsabnahme.

Ich wusste mittlerweile, dass das Abnehmen damit zusammenhängt, wie sehr ich mich für das Vertrauen in meine innere Wahrheit öffnete. Wann immer ich zweifelte und die zu bewältigenden Probleme mit alten Verstandesmustern zu lösen suchte, kam der Fluss zum Stillstand. Es ging nur im Vertrauen an mich selbst.

Und jedes Mal, wenn ich die gedankliche Blockade erkannt und in Liebe anerkannt hatte, konnte das Gewicht weiter runtergehen und gleichzeitig konnten sich unterdrückte Glaubensmuster und Überzeugungen im Verstand verabschieden. All diese Schattenanteile wollten ans Licht, damit gesehen werden konnte, dass sie nur Illusion waren. Es waren nicht wenige.

Alle ‚Leichen', die ich im Keller vergraben hatte, wollten ans Licht. Ein Katharsisprozess, innere Reinigung, Heilung ins Bewusstsein.

Sei es eine Beziehung, die in Unklarheit und Groll auseinandergegangen war, sei es meine Wut oder ein anderer Teil in mir, den ich verdrängt hatte, wie Neid, Eifersucht, Schuld oder auch schwach und verunsichert sein. Alle diese Teile wollten in Liebe anerkannt werden. Sie wollten integriert werden, um mir als vollständiges Selbst zu dienen.

Es war die Heilung aller Gedanken, mit denen ich mich bislang identifiziert hatte, aber auch der Erinnerungen und besonders der unterdrückten Emotionen. Jeder unterdrückte Gedanke, der als böse, unangenehm, schlecht, verurteilenswert, schmerzhaft eingestuft und aufgrund dessen verdrängt worden war, kam nun ans Licht, wurde mit dem Bewusstsein der Klarheit und Offenheit ohne Bewertung angeschaut, und sobald das Muster dahinter verstanden war, konnte das Konzept, die unterdrückte Emotion oder der Glaubenssatz gehen. Dies geschah durch Meditation und Gewahrsein jetzt.

XVI. Am Ziel. So fühlt sich das also an.

Nun hatte ich bereits 50 kg abgenommen. Ich konnte es kaum glauben. Das war für mich zuvor unvorstellbar gewesen. Ich wog nun 82 kg bei einer Größe von 1,80 m und das sah ziemlich gut aus. Ich trug nun Kleidergröße 40/42.

Ich konnte mich nicht erinnern, mich jemals so leicht gefühlt zu haben. Der Körper sah toll aus und ich gefiel mir.

Wenn ich in ein Modegeschäft ging, um etwas anzuprobieren, machte ich nun die Erfahrung, dass es mir passte und auch gut an mir aussah. Ich freute mich. Ich dachte aber auch: „Ach, so fühlt sich das also in einem ‚normalgewichtigen' Körper an, aha!"

Lange Jahre hatte ich mich danach gesehnt, so auszusehen, und nun hatte ich es erreicht und es erschien mir wenig spektakulär. Ich hatte stets damit gerechnet, dass beim Erreichen des Ziels der Himmel aufgehen würde, ein Feuerwerk der Ekstase würde auf mich herniederprasseln und die Welt würde stillstehen. Aber ich stand hier einfach und es war gut so. Es war nett. Aber die innere Erfüllung war durch die neue Form des Körpers noch nicht erlangt. Das äußere Ziel war erreicht, aber im Innern gab es immer noch Fragen, im Innern war immer noch ein Streben nach Wahrheit, nach Klarheit. Nun hatten sich Inneres und Äußeres angenähert und waren mehr und mehr im Einklang, aber immer noch wusste ich nicht, wer ich wirklich bin. Das Ziel war nun erreicht, ich hatte die ganze Zeit lang ein Ziel, ein messbares, sichtbares Ziel. Nun gab es im Außen erst einmal nichts mehr zu tun.

Eine neue Art der Unsicherheit setzte ein, der Verstand hatte nichts mehr zu tun. An diesem Punkt angelangt, mit so viel Freude am Gewichtverlieren hätte es nun in die Magersucht umschlagen können, denn das Spiel, ein Ziel zu haben und sich stetig anzunähern, war so vertraut geworden und nun war plötzlich alles vorbei. Ich beobachtete meinen Verstand, der nun nichts mehr zu tun hatte, im Außen. Nun konnte die innere Arbeit sich noch mehr vertiefen. Das Ziel verlagerte sich nach innen, auf die vollkommene Reinigung von begrenzenden Gedanken, Gedanken des Leids, des Widerstands usw.

Das Ankommen bei sich selbst, die Selbsterkenntnis, ist absolut unspektakulär und simpel, denn es ist deine wahre Natur. Es fühlt sich vertraut an, du kennst es bereits. Nur hast du es bislang immer verpasst, da du dachtest, du müsstest anders sein, besser werden, etwas dem hinzufügen, was du bist, anstatt einfach innezuhalten und sich dort umzuschauen, wo man steht. Also startet man eine Suche, einen Lauf auf ein Ziel zu, nur um dann dort anzukommen, wo man gestartet ist. Im Außen hat sich sehr viel verändert, viel ist gegangen und hat sich gewandelt, und gleichzeitig wurde im Innern alles immer ruhiger und stiller, bis vollkommenes Einssein im Innern herrschte. Alle Konzepte und Glaubenssätze über die Welt schwanden dahin, und es wurde das gesehen, was ist, im Hier und Jetzt. Anstatt durch den Filter des Verstandes von Hoffung, Vermutung, Wünschen und Urteilen über mich, andere Menschen und die Welt zu schauen, war ich nun mit dem, was ist: ganz simpel, ganz leicht, einfach hier und jetzt. Und tauchten Urteile, Bewertungen, Hoffnungen, Sehnsüchte usw. auf, so wurden sie vom Licht der Wahrheit, das nun im Bewusstsein leuchtete, ganz schnell als das gesehen, was sie waren, und es war nicht mehr nötig, ihnen zu glauben und sie als wichtig zu bewerten.

XVII. Die Unendlichkeit des Seins

Ich war an meinem selbst gesteckten äußeren Ziel angekommen. Von nun an ging alles wie von selbst. Der Grundstein, die Basis, war gelegt. Ich hatte viele Handwerkszeuge, um allen gewohnten und auch neuen Situationen zu begegnen. Und in der Offenheit des Herzens tauchten immer die Dinge in meinem Leben auf, die für weiteres Wachstum dienlich waren.

So langsam kannte ich meinen Körper. Ich mochte ihn und respektierte ihn nun endlich und konnte ihm vertrauen. Schließlich hatte er es bis hierhin geschafft. Nun machte es richtig Spaß. Ich brauchte nicht mehr auf der Hut zu sein.

Das neue Leben war mir nun vertraut geworden und das Angleichen von Innen und Außen lief nun von ganz allein.

Wann immer kleinere und größere Widerstände kamen, war mir nun der Ablauf vertraut. Ein Gedanke taucht auf, versucht gegen das zu rebellieren, was ist, und das Gewahrsein, was ich bin, bemerkt den Gedanken, nimmt ihn an, wie er ist, und lässt ihn wieder gehen, ohne zu widerstreben, zu verurteilen oder festzuhalten. Denn im Hier und Jetzt ist Widerstand nicht nötig. Widerstand ist nur in Gedanken, das Jetzt ist in Einklang mit dem Leben selbst. Das Jetzt ist alles, was ist.

XVIII. Einheit in der Vielheit – das Leben selbst

Das äußere Resultat der inneren Verwandlung ist offensichtlich. Ich habe 50 kg abgenommen. Die inneren Bewegungen, die sich vollzogen haben, sind vielschichtig.

Es begann mit dem Akzeptieren dessen, was ist, dann wurde nach und nach jeder Schattenaspekt ans Licht gespült. Familienaufstellungen, Vergebungsprozesse, aber im Wesentlichen die Meditationen und Kontemplationen jeden Abend, um meine Glaubenssätze und Verstandesmuster zu entdecken und zu erlösen, brachten Licht ins Dunkle, brachten Bewusstsein ins Unbewusste. Das Buch „Der Kurs zum Selbst"[13] war eine große Unterstützung auf dem Weg. Und auch „The Work" von Byron Katie ist eine unglaublich wundervolle Methode, um die Wahrheit in uns zum Vorschein zu bringen, anstatt Gedankenkonzepten, die eher schmerzen als nützen, dauerhaft den Vortritt zu lassen.

Nachdem ich wusste, dass die Welt so, wie ich sie sehe, ein Produkt meines Verstandes ist und alles Leid, alle Widerstände und Schmerzen in mir begründet liegen, wollte ich die vollkommene Heilung von allem, was Leid ist, schaffen. Dafür galt es herauszufinden, wer ich wirklich bin und was jenseits von Gedanken ist.

---

13 von Roger G. Lanphear, G. Reichel Verlag

3.

Die Zeit nach dem Weg des Abnehmens – Wer bin ich?

Nun hatte ich einen schönen und wohlgeformten, attraktiven Körper, aber ich wusste immer noch nicht, wer ich bin.

Ich hatte erlebt, mit einem sehr übergewichtigen Körper zu leben, und nun erlebte ich, wie es ist, mit einem schlanken Körper zu leben. Ich hatte bemerkt, dass ich immer da bin, egal, welche Form der Körper hat, ich bin nicht der Körper, aber wer oder was bin ich dann?

Im Außen hatte ich alles erreicht, was ich mir gewünscht hatte: Der Körper war schön, ich konnte alle Klamotten anziehen, Männer fanden meinen Körper attraktiv und sprachen mich an und dieses Gefühl war wunderbar und nett. Aber die vollkommene Erfüllung, das absolute Ankommen, das Ende der Suche hatte ich noch nicht gefunden . Diese Erkenntnis verursachte Verwirrung, Unsicherheit und Verzweiflung. Ich hatte doch nun alles getan, was ich konnte, mein Ziel war erreicht, warum war das Glück denn jetzt nicht vollkommen?

Ich wusste nun, was ich nicht bin (der Körper, der Verstand), aber immer noch nicht, wer oder was ich bin.

Diese Sehnsucht, dieser Wunsch nach Freiheit und Wahrheit, nach vollkommenem inneren Frieden und dem Gefühl, in mir zu Hause zu sein, wo auch immer ich bin, zu wissen, wer ich wirklich bin, war schließlich der einzige Wunsch, der blieb. Er war stärker als alle anderen Wünsche, die z.B. die äußeren Annehmlichkeiten des Lebens betrafen.

Der Moment, der am tiefsten in meiner lebendigen Erinnerung lebte, war die Abwesenheit von Gedanken beim Joggen in der Vollmondnacht auf dem Berg. Einige Tage später noch war diese absolute Klarheit da und mit der Zeit lernte ich wieder zu sprechen und mit anderen Menschen Gespräche zu führen. Doch zunächst fühlten sich alle Worte wie Lügen an. Wann immer ich „Ich" sagte, fühlte es sich unwahr an, denn ich hatte gesehen, dass es kein Ich im Sinne eines Egos, einer Person gibt, sondern nur das reine Bewusstsein, das ich bin. Das „Ich", das ich zuvor immer benutzt hatte, um das zu beschreiben, was der Körper tat, wo er hinging oder was für Gedanken im Bewusstsein auftauchten, ist ein mentales Konstrukt, ein Hilfsmittel, um Kommunikation zu erleichtern, und nach und nach hat es sich verselbständigt und ist wie zu einer unsichtbaren Person geworden, die in meinem Bewusstsein lebte. „Ich will, ich will nicht, ich denke, ich glaube, ich sollte, ich sollte nicht, ich darf, ich darf nicht" usw. sah ich als Gedanken, die nichts mit dem, was ich bin, zu tun hatten, sondern einfach nur im Bewusstsein auftauchten und wieder vergingen. Wenn ich sie als interessant empfand, glaubte ich sie und sprach sie aus oder fügte sie zu meinem Selbstbild, mit dem „Ich" als Gedankenzentrum, hinzu.

Ich sah, dass dieses Ich das war, was wir in der Kindheit übernommen hatten, um das zu beschreiben, was der Körper braucht oder will. Als Babys hatten wir keine Sprache. Wir waren einfach nur. Ein kleines Bündel Leben, reines Sein mit klarem Bewusstsein, das nicht weiß und nicht bewertet. Später hörten wir immer einen bestimmten Laut, ein bestimmtes Wort und mit der Zeit begriffen wir, dass damit unser Körper gemeint war. Das Wort, das das Bewusstsein in diesem Körper immer wieder hörte, war „Theresa". So bezeichneten meine liebenden Eltern diesen neugeborenen Körper. Der Körper wuchs und das Bewusstsein in ihm, das ich bin, bemerkte, wenn der Körper Hunger hatte, müde war oder auf die Toilette musste. Also deutete das Bewusstsein in diesem Körper auf den Körper und sagte: „Theresa muss Pipi". In absoluter Liebe und Klarheit hatte ich gelernt, dass alle diesen Körper „Theresa" nannten, und nun bemerkte ich, dass der Theresa-Körper auf die Toilette musste, also gab ich dies bekannt.

Irgendwann bemerkte ich dann, dass die Erwachsenen nicht auf ihren Körper zeigten und einen Namen sagten, wenn sie etwas brauchten oder wollten, sondern alle sagten „Ich". Also übernahm ich diese Art der Kommunikation, um dazuzugehören. Von nun hatte ich, das reine Bewusstsein, also ein neues Zentrum des Denkens: das Ich, auf das sich fortan alle Worte, Gedanken und Handlungen bezogen, meine Persönlichkeit, meine Identität, mein Ego.

Dieses Selbstbild war etwas scheinbar Handfestes. Es hatte den Körper als Basis und alle auftauchenden Gedanken, Meinungen, Überzeugungen, Glaubenssätze als markante Eigenschaften auf mentaler Ebene. Erst viele Jahre später erkannte ich, dass dieses Selbstbild eben nur ein mentales Abbild, ein mentales Konstrukt ist und dass das, was ich bin, kein Bild sein kann.

Mein Selbstbild bestand aus der Geschichte über eine übergewichtige, intelligente, unglückliche junge Frau, die ihren Weg durch das Leben litt und kämpfte. Doch irgendwann erwachte da ein Impuls in der Tiefe des Seins, der intuitiv wusste, dass das nicht alles sein kann, und die Reise zurück zum Ursprung begann. Diese Reise zu mir selbst war das Wunderbarste, was mir je geschehen konnte. Und die Impulse für all das kamen nicht aus meinem selbst konstruierten Selbstbild, sondern aus den Tiefen dessen, was ich wirklich bin. Nachdem all dies Körpergewicht gegangen war, wollte dieses Selbstbild all den Erfolg für sich selbst in Anspruch nehmen, und die Geschichte von „Ich habe 50 kg abgenommen" entstand im Verstand. Dieses Ich jedoch hat nicht abgenommen. Dieses Ich konnte den Prozess, der vor sich ging, nicht beeinflussen, denn es ist nur ein Gedanke. Dieses Gewicht ging einfach, ich kann mir nicht erklären wie. Ich habe in diesem Buch versucht zu beschreiben, was vor sich ging, welche Prozesse im Verstand vor sich gingen, und doch kann ich keine Methode zum Abnehmen präsentieren, denn ich habe das, was geschehen ist, nicht geplant. Ich habe mich einfach auf eine Reise durch alle Emotions- und Gedankenwelten eingelassen und am Ende bemerkt, dass die schmerzhaften Gedanken und Emotionen aus einer Verwirrung in Gedanken kommen und nicht in meinem wahren Wesen begründet sind. Das ist alles.

Essen war lediglich ein Mittel, um sich kurzzeitig von der Verwirrung und dem Schmerz abzulenken. Und je klarer ich die Gedankenprozesse sah, desto weniger Schmerz war da zum Betäuben und desto weniger emotionales Essen war nötig.

Nach dem Erlebnis des Seins in der Nacht auf dem Berg kamen nach einiger Zeit die Alltagsgedanken mehr und mehr wieder zurück und ich lernte wieder „Ich" zu sagen, um mich somit besser zu verständigen. Kurz danach konnte ich wie als kleines Kind nur „Theresa" sagen, wenn ich die Handlungen des Körpers oder Meinungen im Bewusstsein wiedergeben sollte, und oft sage ich heute noch „die Theresa", wenn ich den Körper beschreibe, oder „sie", denn das fühlt sich wahrer für mich an.

Mit der Zeit schlichen sich auch die Ideen „Ich will dies, ich will das, ich will jenes, ich muss, ich sollte" teilweise wieder ein und ich sehnte mich zurück nach der Nacht auf dem Berg, in der nur Stille in Gedanken war, nur Klarheit. Diese Sehnsucht wurde der Atem meines Seins, das Zentrum meiner Existenz.

Mit der Zeit tauchten im Außen verschiedene Lehrer auf, die alle den Weg der Erleuchtung gegangen waren, den Weg der Selbst-Erkenntnis. Zu Beginn waren es indische Mystiker – einige hatten den Körper schon verlassen, andere leben heute noch –, deren Bücher ich alle studierte oder deren Diskurse ich im Internet auf wwwyoutube.com ansah[14]. Sie sprachen genau über diesen Moment, den ich beim Joggen auf dem Berg erlebt hatte. Nein, nicht „ich" hatte es erlebt, das Ich war abwesend, und deswegen konnte das gesehen werden, was ist. Sie fassten das in Worte, was ich mir nicht erklären konnte, sie hatten dieses Erlebnis selbst gehabt und konnten genau beschreiben, was da vor sich ging. Ich verbrachte die Nächte mit meinen geliebten Meistern (im PC) oder in Meditation, sitzend oder laufend.

Noch wusste ich nicht, dass ich bereits das bin, was ich suche, dass diese Stille das ist, was ich bin, und dass sie immer da ist, egal, wie sehr ich mit meiner Aufmerksamkeit den lauten, theatralischen, sensationellen Gedankenkonzepten lausche.

Ich meditierte gern und viel, manchmal auch zusammen mit Freundinnen. Yoga machte mir Freude, aber es ging für mich nur darum, dieses Ziel zu erreichen, diese Stille und Freiheit wieder zu schmecken, mich selbst zu erreichen. Doch solange ich etwas zum Ziel erkläre, so lange lebe ich in der Annahme, dass es fern ist, dass es woanders ist, dass es außerhalb von mir ist. Aber wie kann das, was ich bin, außerhalb von mir sein? Dies ist bloß eine Idee, ein Gedanke, der im Bewusstsein erscheint. Wie soll man etwas

---

14 Z.B. Paramahamsa Nithyananda, Ramana Maharshi, Nisargadatta Maharaj, Papaji, Mooji, Eckhart Tolle

finden, was es nicht bereits schon gibt? Nach was suche ich eigentlich? Ich suche mich. Aber ich bin doch schon da! Wer bin ich? Ich weiß es nicht, sagt der Verstand und das ist die Wahrheit. Denn der Verstand kann das, was du bist, nicht begreifen, er ist ein Diener des Seins, er taucht in dem absoluten grenzenlosen Bewusstsein auf, das du bist, aber er kann die Unermesslichkeit dessen, was ist, was du bist, was Non-Dualität (*advaita*) ist, nicht begreifen, denn der Verstand ist ein Phänomen der Dualität.

Ich hatte also das Ziel des Abnehmens erreicht und nun wollte ich diese Stille und Klarheit wieder erleben, um diese Unzufriedenheit und tiefe Unsicherheit in Gedanken zu beenden. Dafür meditierte ich, machte Yoga, summte Mantren (*japa*), doch nichts von alledem brachte mich zur Wahrheit. Manchmal dachte ich: „Wie viele Jahrzehnte und Leben lang soll diese Selbstsuche denn noch weitergehen, wie lange soll ich meinen Körper noch verbiegen wie eine Brezel, wie lange soll ich noch hier in Meditation sitzen und auf Klarheit und Wahrheit warten?" In diesem Moment geschah eine Realisierung. Die Erkenntnis wird niemals in der Zukunft geschehen, entweder jetzt oder nie. Es war der gleiche Zustand wie damals in der Vollmondnacht auf dem Berg, einfach nur sein, jenseits von Gedanken. Es gibt keine Zeit. Alles, was ist, ist jetzt. Die Zukunft ist nur ein Gedanke. Alle Gedanken blieben still.

In der Erkenntnis, dass keine Suche, keine Anstrengung, keine Übungen mich zu dem bringen würden, was ich bin, erfolgte ein großes Loslassen. Ich dachte: Dann lebe ich meine Leben eben so, wie es kommt, in Hingabe an das Sein, und vergesse jetzt das große Ziel der Selbst- Erkenntnis. Ein wenig Wehmut war da, aber auch das Wissen um die Freiheit, kein Festhalten mehr an spirituellen Praktiken, einfach nur sein.

Dann tauchten Worte, Videos und Schriften des Advaita (Non-Dualität, die Lehre von „Nicht- zwei", sondern des Einsseins dessen, was ist) in meinem Leben auf. Jenseits aller Suche, aller Anstrengungen, aller körperlichen Verrenkungen weisen die Worte darauf hin, was ist, was du bist. Zuvor war ich mehr an den spirituellen Mythen und Geschichten, den Wundern und Phänomenen interessiert gewesen, doch nun war ich bereit, diese Worte zu hören.

Advaita

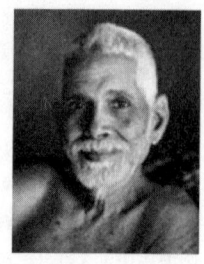

Der Begriff „Advaita" stammt aus dem Sanskrit und bedeutet „ohne ein Zweites" oder „nicht zwei". Im letzten Jahrhundert war der Weise vom Berg Arunachala, Sri Ramana Maharshi (siehe Foto), der große Botschafter des Advaita. Mit seiner Technik „Atma-Vichara", Selbst-Erforschung mit der zentralen Frage „Wer bin ich?", wurde er weltberühmt und bezeichnete eine neue Richtung in der traditionellen Linie des Vedanta, die zuvor u.a. durch Ramakrishna und Vivekananda vertreten wurde. Advaita besagt, dass es nur eins gibt, nicht zwei. Es gibt nur ein allumfassendes Bewusstsein und nicht viele verschiedene Individuen, die ihre privaten Bewusstseinsquellen haben. In diesem einen kosmischen Bewusstsein tauchen alle Dinge der physischen Welt auf, tauchen alle Gedanken auf, und je nachdem, womit sich das kosmische Bewusstsein identifiziert, formt es das zum Objekt oder Selbstbild und erschafft somit scheinbar ein getrenntes Bewusstsein. Doch all dies findet in dem großen kosmischen Bewusstsein statt und alle Trennung ist Illusion des Verstandes. Es gibt nur Einssein, nur das Leben selbst und nichts ist davon getrennt. Das Ende des Leids mit und in der physischen Welt geschieht in dem Moment, wo man die Nicht-Zweiheit als absolute Realität erkennt und sich nicht mehr mit der vergänglichen Welt identifiziert.

„Du kennst deinen seligen Zustand nicht, weil die Unwissenheit unversehens einen Schleier über das reine Selbst zieht, das Seligkeit ist. Alle Bemühungen beziehen sich nur darauf, diesen Schleier der Unwissenheit zu beseitigen, der nichts ist als Unkenntnis: die falsche Identifizierung des Selbst mit dem Körper, dem Geist, dem Gemüt usw. Diese falsche Identifizierung muss aufhören, dann bleibt das Selbst allein übrig. Das Selbst ist also von jedem Menschen zu verwirklichen. Verwirklichung macht keinen Unterschied zwischen denen, die sie suchen. Gerade der Zweifel, ob du dein ewiges Selbst verwirklichen kannst, und der Gedanke „Ich habe es nicht verwirklicht" sind Hindernisse. Befreie dich von ihnen!"[15]

---

15 Auszug aus dem Klappentext des Buches „Die Botschaft des Ramana Maharshi", Verlag Lüchow

Das Unveränderbare, das Sein, das, was wir sind, ist das ewige kosmische Prinzip, das Selbst, wie Ramana Maharshi es nennt. Nichts bleibt unverändert. Alles, was wir sehen und kennen, wird eines Tages vergehen, ist beweglich, unstet, vergänglich. In der Erkenntnis dessen bleibt einem nichts mehr, an dem man sich festhalten kann. In dem Wissen, dass alles, an das ich mich bereits geklammert habe, nicht ewig ist und ich mich nicht darauf verlassen kann, kam eine große Angst und gleichzeitig war es eine Erleichterung. Einerseits kann ich die Dinge wertschätzen und mich daran erfreuen und gleichzeitig verliere ich nichts, wenn sie gehen. Denn das Unveränderbare, das Unbekannte, das, was jenseits von Gedanken, jenseits von Form und Manifestation, jenseits von intellektuellem Wissen ist, das, was ich bin, geht niemals verloren.

Ich kann alles verlieren, alles. Aber nicht das, was ich bin.

Das Leben im Hier und Jetzt, ohne den Gedanken an morgen, das einfache Sein, den Impulsen folgend, die aus dem Innern kamen, immer weniger redend betrachtete ich das Leben, wie es sich um mich herum entfaltet. Ein Wunder. Ich begann die Luft wahrzunehmen, jede einzelne Pflanze, den Duft, den die Blüten verströmen, die Geräusche, die Gesichter der Menschen oder einfach nur die unendliche Stille, die all die Bewegung in der manifesten Welt umgibt, zu „hören".

Jeden Moment, alles nahm ich als Wunder wahr. Der Atem, wie er ein- und ausgeht, das Herz, wie es schlägt, alles. So sehr sind wir mit den Wichtigkeiten und Nichtigkeiten unseres mentalen Lebens beschäftigt, dass wir den Blick verloren haben für das, was ist. Und nun war es da. Die Welt wieder zu sehen wie die Kinder, mit großen staunenden Augen das wahrzunehmen, was ist, anstatt sich in Bewertungen, Einschätzungen und Erinnerungen zu verlieren und somit einen Schleier von mentalen Konstrukten über das zu legen, was ist:

Die Schönheit dessen, was ist.
Die absolute Einfachheit dessen, was ist.
Die Lebendigkeit und Einzigartigkeit, die jetzt ist.
Immer nur jetzt.

Auf einmal wurde jeder Atemzug, jede Handlung zur wundervollsten und einzigartigsten Sache der Welt, wenn sie bewusst und in Gewahrsein getan wurden. Sie wurden noch nicht einmal getan, sie geschahen einfach. Wenn wir genau hinschauen, dann sehen wir, dass es niemanden gibt, der das alles tut, sondern das Leben selbst, diese unendliche Gnade entfaltet sich von selbst. Das Hören, Sehen, Atmen geschehen einfach, es gibt keinen, der das tut.

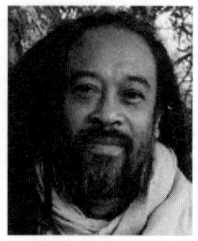

Eines Tages tauchte ein Schüler von Papaji, der wiederum ein direkter Schüler von Ramana Maharshi war, in meinem Leben auf. Sein Name ist **Mooji**. Ich sah ihn im Internet, hörte seine Worte *(„Du erwachst nicht zur Wahrheit, indem du deine Träume analysierst, finde heraus, wer der Träumende ist")* und zwei Wochen später saß ich bei ihm im Satsang[16]. Die Reise zum Satsang war absolut mühelos, alles geschah von selbst, es gab nichts zu tun, das Leben entfaltete sich einfach, Hilfe kam, um die Reise zu unternehmen, und schließlich saß ich dort und es war ein Nach-Hause-Kommen. Tränen flossen in Dankbarkeit und Gnade, denn ich erkannte, dass ich bereits das bin, wonach ich immer gesucht hatte. Heimkehr in die unendliche Umarmung des Lebens selbst, Erkennen, dass ich niemals getrennt war, dass die Vollkommenheit und Klarheit des Selbst immer da war und jetzt ist. Immer jetzt.

Egal, ob der Körper dick oder dünn ist, ich bin immer das, was ich bin, ich hab es nur nicht erkannt, da die Gedanken „Ich muss etwas erreichen, ich muss mich verändern, ich muss besser sein, mich anstrengen, um ein Ziel zu erreichen" stärker waren. Somit machte ich sogar die Stille in mir zu einem Ziel und verpasste sie damit ständig. Die überwältigende Stille des Seins, die sich in der Nacht des Joggens offenbart hatte, offenbarte sich nicht, weil das Ego sich anstrengte, und als es sich endlich genug angestrengt hatte, die Früchte seiner Arbeit ernten konnte. Sie konnte sich erst offenbaren, als das Ego als nicht real erkannt wurde und verschwand.

So viel Zeit hat das, was ich bin, das reine Gewahrsein, in diese Suche in-

---

16 Satsang kommt aus dem Sanskrit. Sat = Wahrheit und Sangha = Gemeinschaft, ein Beisammensein in Wahrheit

vestiert, hat Anstrengungen unternommen, um irgendwo hinzugelangen, und dabei war das, wonach ich gesucht habe, bereits immer da. Eine tiefe Freude bisher ungekannten Ausmaßes überkam mich und die Erkenntnis, dass es leicht ist. Es ist leichter als leicht, es ist einfach nur.

Selbst-Erkenntnis war zu einem großen Ziel geworden und erschien als das größte Rätsel des Universums, das es galt zu entwirren. Dabei ist das, was gesucht ist, die Wahrheit, das Offensichtlichste und Einfachste überhaupt. Es ist das, was ist. Doch weil wir stets mit dem beschäftigt sind, was nicht ist, was wir gerne hätten, was anders sein sollte, übersehen wir das, was ist.

Und wir suchen stets nach Freude und Erfüllung, nach Glück und unternehmen allerlei Anstrengungen, um es zu erreichen, dabei ist es das Loslassen der Anstrengungen und Mühen, die das Glück bringen. Das Glück ist bereits da, wir übersehen es.

Es gibt nichts zu tun, um das zu sein, was wir sind. Es ist die Wahrheit dessen, was ist, nichts sonst.

Du musst noch nicht einmal an dich selbst glauben. Denn du bist alles, was ist. Du kannst an alles glauben, an Gott, an Glaubensmuster, an was auch immer, aber an das Selbst kannst du nicht glauben, du brauchst nicht dran zu glauben, du kannst es nur sein, du bist es bereits.

Der Weg der Erkenntnis begann hier in tiefer Verzweiflung und in der Erinnerung an den Blick im Spiegel, in dem ich sah, dass es da etwas gibt, was es zu ergründen gilt, das, was ich bin. Die Suche begann. Die Reinigung des inneren und äußeren Tempels, die Beseitigung von Ballast, das Bewusstsein für den Körper, die Gedanken und Handlungen und schließlich die Erkenntnis, dass ich bereits immer schon das war, wonach ich gesucht hatte, das formlose Bewusstsein, das diesem Körper Leben einhaucht und auch ohne ihn Bestand hat. Und dies gilt für jeden Menschen auf der Welt.

Wir alle sind Wellen im Ozean des Seins und gleichzeitig nicht getrennt vom Ozean. Jede einzelne Welle ist Teil des einen Ozeans. Jede einzelne Welle ist aus dem gleichen Wasser und trägt die gleiche Essenz wie der gesamte Ozean. Und auch wenn die Wellen anfangen zu denken, dass sie getrennt sind, und sich Persönlichkeiten aufbauen, die auf der Identifikation mit dem

Körper und den Gedanken basieren und somit den Anschein geben, dass sie mit dem Rest der Wellen und des Ozeans nichts zu tun haben, so sind dies doch nur Gedanken, Verstandeskonstrukte, die nicht greifbar sind und an der Wahrheit der Einheit des Ozeans, dem All-Einssein, nichts ändern können.

Das Leben selbst, das, was hier und jetzt ist in all seiner Einfachheit, ist das größte Wunder, das es gibt. Dies zu sehen ist das Einfachste, was es gibt. Doch sind wir (ist der Verstand) so auf Anstrengung und Suche programmiert, dass wir es nicht sehen können. Sei einfach still und gewahr, dann öffnet es sich für dich. Dankbarkeit. Gnade. Freude.

TEIL III

1.

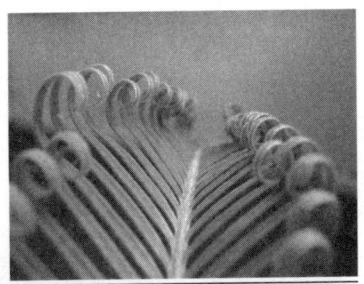

Inspirationen und Meditationen

Nun hast du erfahren, wie sich mein Körper Schritt für Schritt verändert hat und mit ihm das mentale „Setup", das innere Bewusstsein, und du hast einige Gesetze, die im Leben und in den Menschen wirken, kennen gelernt. Vielleicht wusstest du einiges oder all das auch schon bereits. Alles, was hier geschrieben steht, ist ein simples Beschreiben dessen, was ist, und das ist jedem Menschen frei zugänglich. Wahrheit ist überall. Wahrheit ist das, was ist. Vielleicht erinnern dich die Worte hier an das, was du bereits weißt, was aber im Beschäftigtsein mit anderen Dingen ein wenig in den Hintergrund geraten ist. Vielleicht weisen dich diese Worte auf das hin, was du auch erlebst für dich selbst, was aber bislang unbemerkt passiert, ohne dass es als wichtig in Betracht gezogen wurde.

Im Grunde gibt es nichts zu lehren und nichts zu lernen.

Es gibt auch nichts zu tun, um das zu sein, was man ist, um zu erwachen zu dem, was ist, denn das, was ist, ist alles, was ist. Und doch scheint es so zu sein, dass ein Wandel in der Wahrnehmung, im Bewusstsein stattfinden muss, um das zu sehen, was ist, da wir stets mit dem beschäftigt sind, was nicht ist. Das, was nicht ist, ist das, was wir gerne hätten oder was wir denken, wie es sein sollte, was aber jetzt in diesem Moment nicht ist.

Unsere Gedanken sind so beweglich, so rege, tauchen in solchen Heerscharen auf, sind so beeindruckend, und wir nehmen sie oft als wichtiger wahr als das, was ist, denn sie erzählen Geschichten, sie sind intensiv, sie verursachen intensive Gefühle und scheinen so greifbar. Setzen wir uns jedoch hin und beobachten Gedanken, erforschen, was es wirklich ist, was da tagein und tagaus in uns geschieht, von früh morgens bis abends, bis der Schlaf uns für einige Stunden von den Gedanken erlöst, dann sehen wir, dass es da eine ganz andere Intensität gibt, eine Intensität des Seins, die die Sensationen, die durch Gedanken in uns hervorgerufen werden, bei weitem übertrifft: Glückseligkeit.

Im Grunde ist keine Meditation oder Übung nötig, um dir dessen gewahr zu sein, was ist. Im Grunde ist es nur nötig hinzuschauen, jetzt, wach zu sein für das, was ist.

Und doch ist es so, dass wir über so viele Jahre, Jahrzehnte, vielleicht Inkarnationen hinweg gelernt haben, in der Interpretation dessen zu leben, was ist, anstelle mit dem zu sein, was ist, dass wir erst einmal durch das Dickicht dieses Verstandes hindurchsehen müssen, um uns klar zu werden, was wir in Wahrheit sind.

Ich habe ein halbes Jahr lang intensiv meine Gedanken beobachtet, indem ich sie aufgeschrieben, sie beobachtet habe und so nach und nach bemerkte, dass sie im Grunde immer gleich ablaufen.

Gedanken tauchen nur auf, wenn jetzt gerade ein Mangel erlebt wird, aus Angst oder Begierde nach etwas. Entweder wir fühlen uns jetzt gerade nicht wohl, so wie es ist, und Gedanken tauchen auf, wie man es verbessern könnte, oder Beschwerden darüber, was alles nicht in Ordnung ist, oder aber Unsicherheit und Angst sind da und Gedanken rennen, wollen fliehen, der Situation entkommen, sich betäuben, wir wollen nicht hinsehen.

Indem man sich die Gedanken ganz neutral anschaut, kann man diese Tendenzen beobachten. Viele Gedankenformen laufen ganz automatisch ab, aus Gewohnheit, und wir denken, wir müssen sie immer wieder aufnehmen, da sie ja zu uns gehören, egal, wie wenig sie uns nützen. Der Gedanke „Ich bin nicht liebenswert und verdiene es nicht, geliebt zu werden" ist weit verbreitet, wird vielerorts geglaubt. Menschen nehmen ihn immer wieder auf und bemuttern ihn, einfach weil er so vertraut ist. Und weil so viele Menschen diesen Gedanken glauben, erscheint er als Wahrheit.

Wenn man sich dann jedoch fragt: „Gibt es einen stressfreien Grund, diesen Gedanken zu glauben, und unterstützt er mich in irgendeiner Weise?", dann kommt Bewusstsein hinein in diesen automatisch ablaufenden Gedankenprozess, und man fragt sich, warum man so viel Zeit seines Lebens damit verbringt, solchen Gedanken Glauben zu schenken.

Es geht hier weder um Bewertung noch um Beurteilung, sondern nur um Bewusstsein, um Gewahrsein. Das Licht des Gewahrseins ist in der Lage, jede Lüge, jede schädliche und überflüssige Gedankenform zu erkennen und aufzulösen, einfach dadurch, dass erkannt wird, dass es nicht nötig ist, diese Gedanken zu bemuttern. Sie helfen uns nicht. Im Gegenteil.

Wir müssen dieses Gewahrsein schulen, das Bewusstsein dafür entwickeln, was ist und was eine Interpretation des Verstandes ist, der immer nach etwas in der Zukunft strebt oder der Vergangenheit nachtrauert, an ihr festhält, anstatt hier und jetzt zu sein. Schließlich muss er erkennen, dass alle Gedanken flüchtig sind und dass das, was Gedanken beobachtet, das einzige ist, was immer ist, das Unwandelbare, das Ewige, das Absolute, das „Ich bin".

Unterschied von Meditation und Konzentration

Wenn ich von Meditation spreche, dann meine ich, sich dessen gewahr sein, was ist, Achtsamkeit für das, was ist, alles einschließend, nichts ausschließend.

Konzentration hingegen ist das Fokussieren auf einen Punkt, alles andere ausschließend, punktuell denkend. Das ist für mein Empfinden mit Anstrengung und Begrenzung verbunden, wohingegen reines Gewahrsein und Achtsamkeit sich immer mehr ausdehnen und alles einschließen, was ist.

Man kann sowohl durch Konzentration als auch durch ausgedehnte Achtsamkeit zum „Ziel" gelangen, zum Ziel der Gedankenstille, dem „Sprung ins Universum", weg von der Verhaftung an Gedanken in die gelöste Beobachtung von Gedanken, in das reine Sein.

Entweder man fokussiert sich immer mehr, macht den Fokus so klein, dass schließlich das Bewusstsein durch einen Punkt hindurchgeht und schließlich ins Unermessliche explodiert, oder aber man dehnt das Bewusstsein aus, schließt alles ein, erlaubt alles, was ist, und gelangt so zur Erkenntnis des grenzenlosen Gewahrseins.

Es geht nicht darum, den Verstand oder die Gedanken zum Feind zu erklären. Wenn ich von Stille der Gedanken spreche, meine ich nicht, dass Gedanken böse sind und man sie unter allen Umständen loswerden soll, im Gegenteil. Der Verstand ist der Diener des Selbst, ohne den sich das Selbst nicht erkennen könnte. Auch Stille der Gedanken kann nur dadurch erlebt werden, dass Gedanken da sind.

Wenn man sein ganzes Leben lang neben einem Bahngleis lebt und tagein, tagaus Züge vorbeifahren, dann bemerkt man nach einer Weile den Lärm der Züge gar nicht mehr, nur wenn die Züge plötzlich aufhören zu fahren, wacht man auf und bemerkt den Unterschied. Dieser Unterschied ist das Erwachen zu dem, was ist, was du bist, zu dem, was du bist, bevor alle möglichen Ideen und Konzepte darüber auftauchen, wer du bist.

Die Stille erfährt man nur, wenn man den Gedanken gegenüber neutral ist, sie weder anpreist noch verflucht. Einfach nur sein. Ein ‚Gedanken-Schaufensterbummel' eben.

Jeder Mensch, der sich schon einmal zum Meditieren hingesetzt hat, jeder Mensch, der sich schon mal mit sich selbst hingesetzt hat, ohne Ablenkung, ohne Musik, ganz in der Stille, der wird erlebt haben, dass plötzlich die wunderschönsten Erlebnisse und die angsteinflößendsten Gedanken vor dem inneren Auge auftauchen.

Die Gedanken, die sich sonst gegenseitig den ganzen Tag lang beschäftigen und die Aufmerksamkeit von den höchsten Höhen zu den tiefsten Tiefen, von den angenehmsten zu den unangenehmsten Gedanken lenken, verbinden sich nun in der Meditation und scheinen einen zu attackieren.

Wenn sich das Gewahrsein, das sonst stets entweder den schönen Gedanken oder aber den unschönen Gedanken verfolgt, ausklinkt und beschließt, aus dem Gedankenspiel für eine gewisse Zeit auszusteigen, dann scheinen sich die schönen und unschönen Gedanken zu verbinden und eine Einheit zu bilden gegen das Gewahrsein, das es wagt, aus dem Spiel auszusteigen.

Das ist wie im Märchen. Da gibt es immer die Guten und die Bösen und den Helden, das wahre Selbst. Das ganze Märchen hindurch gibt es den Kampf zwischen Gut und Böse, aber wenn der Held das Machtwort spricht oder den Kampf erfolgreich ausführt, dann verneigen sich sowohl die Bösen als auch die Guten vor ihm. Sie geben „sich geschlagen".

Darum geht es. Werde der Held. Nimm keine der beiden Positionen ein. Sei der Beobachter. Man muss nicht „gut" sein, um spirituell zu sein. Man muss in der Lage sein, sowohl das Gute als auch das Böse urteilsfrei zu beobachten, in dem Wissen, dass es zwei Ausdrucksformen derselben Energie sind. Wenn man sich an eine der Formen anhaftet, lädt man immer automatisch die andere mit ein.

Jeder Gedanke kann im Verstand auftauchen und vergehen, jeder, egal, wie verurteilenswert oder unanständig, egal, wie Aufsehen erregend oder traurig. Es sind nur Gedanken, Bewegungen im Bewusstsein. Erst unsere Bewertung macht sie verurteilenswert oder unanständig.

Es geht darum, allen gegenüber neutral zu sein, egal, was sie uns erzählen wollen.

Das ist Freiheit.

2.

Übungen zum *Gewahrsein JETZT* (präsent sein in der Gegenwart)

Diese Übungen dienen der Selbsterkenntnis. Sie dienen dazu, dass du dir bewusst darüber wirst, was Emotionen und Gedanken sind, wie sie funktionieren und was du tun kannst, um ihnen fortan nicht mehr ausgeliefert zu sein. Mach nur die Übungen, die dich ansprechen, oder aber besonders die, gegen die du dich innerlich wehrst. Meistens hat man von diesen den größten Gewinn. Denn der Verstand mag es nicht so gern, wenn an seinen vertrauten Gedankenmustern herumgearbeitet wird, schon gar nicht bewusst, und darum wehrt er sich.

1. Übung: *Gewahrsein jetzt*

Im Laufe unseres Lebens, seit dem Tage der Geburt haben wir Worte gehört, ausgesprochene Gedanken, Laute. Damals verstanden wir sie noch nicht, wir lauschten, das Gewahrsein für die Welt war da. Wir nahmen Geräusche wahr, Laute, Windhauch, den Körper, die Welt, ohne zu wissen, dass ein Baum ‚Baum' heißt, ein Mensch ‚Mensch' oder eine Rose ‚Rose'. Wir nahmen einfach wahr. Und selbst das taten wir nicht, es geschah einfach: Sehen und Hören geschahen, das Herz schlug, die Lungen atmeten, der Körper verlangte nach Essen, schied das Eingenommene in Teilen wieder aus, und das war unsere Realität, das einfache Sein, das Gewahrsein dessen, was ist, ohne etwas zu wissen, ohne Worte zu kennen, ohne Beschreibungen zu kennen für Dinge, die vor sich gingen. Einfach nur sein. Es ist nun genau dieses Sehen, nach dem wir wieder streben.

Jesus sagte „Wenn ihr nicht umkehrt und werdet wie die Kinder, werdet ihr das Königreich Gottes nicht schauen". Dieses Sehen ist gemeint, im reinen Gewahrsein ist das Königreich Gottes, ist Wahrheit, ist Schönheit.

Nun können wir jedoch nicht mehr einfach alles verlernen, was wir jemals gelernt haben, sondern wir können dieses Gewahrsein nun aus einem neuen Verständnis heraus entwickeln, einem neuen Verständnis und Sehen der Welt.

Mit der Zeit lernten wir also die Bedeutung der Laute kennen, die die Menschen um uns herum von sich gaben, und wir nahmen diese Worte auch an und bildeten unser eigenes mentales Setup, unseren Wortschatz, unsere Sicht der Welt. Es wird sehr viel Wert gelegt auf die Ausweitung und Ausbildung des Intellekts und des rationalen Verstandes. Akademiker haben einen hohen Status in der Gesellschaft.

Irgendwann wurden Worte dann so wichtig, dass wir das reine Schauen, das Gewahrsein jetzt, das Kinder haben, als unwichtig, überflüssig oder gar sinnlos ansahen und die Kinder dazu drängten, nicht so lange und unnütz da herumzustehen und zu schauen: Es muss doch etwas getan werden.

Das reine Gewahrsein jetzt heißt einfach nur sein mit dem, was ist. Und das können Kinder. Sie können einfach nur sein, eine Blume lange anschauen, von allen Seiten betrachten, ohne dass es ihnen langweilig ist. Wir haben im Laufe der Zeit jedoch dieses Schauen verlernt, da wir die ganze Welt mit Begrifflichkeiten und Worten kategorisiert haben und nun in diesen mentalen Konstrukten mehr leben als mit dem, was ist. Wenn wir eine Blume sehen, dann denken wir: „Ah, eine Blume, schön" und gehen weiter. Wir halten uns nicht lange auf bei dem, was ist, denn wir glauben bereits zu kennen, was dort ist. Wir sehen nicht mehr die Blume, den Baum, das Haus, den Himmel, den Menschen, wie er ist, sondern wir haben unseren Begriff im Verstand parat, er taucht auf und damit ist die Sache erledigt. Wir erfassen einen Baum nicht mehr, wie er ist, in seiner vollständigen Lebendigkeit, Kraft, Größe, Mächtigkeit, aber auch Zartheit und Verletzlichkeit, wir sehen nur den Begriff „Baum" und gehen weiter. Das Ding ist kategorisiert, der Verstand befriedigt.

Aber der Teil in uns, der lebendig ist, der eins ist mit dem Leben, der sehnt sich immer nach dieser kindlichen Lebendigkeit zurück, zurück in das reine Gewahrsein und die tiefe innere Freude und Glückseligkeit, die damit verbunden ist.

Die Welt mit dem Verstand zu begreifen, Sprache zu entwickeln, den Intellekt zu entfalten, ist wunderbar und sehr nützlich. Nur wenn wir nach und nach die Lebendigkeit des Lebens, das Wahrnehmen des Lebens selbst ersetzen durch die Begrifflichkeiten, mit denen wir die Welt markiert haben, dann wird es bald sehr dröge und leer. Dann sehnen wir uns nach mehr Intensität und Energie im Leben. Doch weil wir mittlerweile vergessen haben, dass die kraftvollste Intensität im Gewahrsein jetzt liegt, im reinen Wahrnehmen dessen, was ist, im Sein in der Gegenwart, streben wir nach intellektuellen Vergnügungen, es muss immer schneller, höher und weiter sein, immer noch dramatischer, angsteinflößender. Wir sehnen uns nach „Nervenkitzel", da uns das einfache Sein hier und jetzt nicht mehr gelingt. Ohne Unterlass laufen Gedanken durch das Bewusstsein und es gibt keine Minute des Tages, an dem nicht ein Gedanke an die Vergangenheit oder eine Hoffnung für die Zukunft da ist. Nun ist es nicht mehr so, dass wir denken, sondern wir werden gedacht, wir können den Lauf der Gedanken nicht bewusst stoppen. Erst wenn der Schlaf uns übermannt, herrscht Gedankenruhe. Und selbst dann nur in den Sequenzen der Nacht, in denen keine Träume sind, denn auch Träume sind Gedanken. Im Tiefschlaf, ohne Gedanken und Träume, findet Regeneration statt. Deswegen ist eine Nacht, in der viele und bunte Träume geschehen, nicht so erholsam wie eine traumlose, stille Nacht.

Es geht nun nicht darum, Gedanken zu verbannen und sie als störend zu markieren. Sie sind nur scheinbar störend und laufen automatisch ab, wenn wir unbewusst sind, wenn wir sie ablaufen lassen und aus Gewohnheit bestimmte Gedanken glauben und andere nicht. Wenn wir jedoch beginnen gewahr zu sein, was im Verstand vor sich geht und wie die Gedanken, denen wir Glauben schenken, die wir aufnehmen, das Bild, das wir über die Welt haben, bestimmen, dann werden sie zum Diener des Seins.

Wenn du beispielsweise an einem schönen Abend auf einem Berg sitzt und den Sonnenuntergang beobachtest, du einfach nur hier und jetzt sein könntest, das Naturschauspiel achtsam wahrnehmen und dich daran erfreuen könntest, dann ist es vielleicht für kurze Zeit lang schön, doch dann tauchen plötzlich Gedanken über einen Sonnenuntergang auf, den du vor 2 Jahren erlebt hast, oder aber Gedanken an die Steuererklärung, den Ex- Partner, die schwierige Geschäftsentscheidung oder das ungerechte Verhalten den Kindern gegenüber, und diese beschäftigen dich innerlich. Dadurch geht die Achtsamkeit hinweg von dem, was ist, hin zu dem, was gerade nicht ist, sondern nur in Gedanken, als Verstandeskonstrukt existiert. Die reine Gewohnheit lässt das Gewahrsein nun von dem Geschehen hier und jetzt zu den Gedanken wandern, die so wichtig, aufregend und spannend erscheinen, die im Moment aber nicht nötig sind.

Wann immer du dich dabei beobachten kannst, wenn dieses Muster geschieht, das heißt, wenn Gedanken das Gewahrsein hier und jetzt ablenken wollen von dem, was ist, dann frage dich

1. *Sind diese Gedanken/Vermutungen über das, was ist, jetzt wichtig?*
2. *Vertiefen die Gedanken mein Erleben dessen, was ist, oder drifte ich innerlich ab?*

3. *Wie sähe die Situation jetzt aus ohne Gedanken, Vermutungen, Einschätzungen oder Erklärungen, einfach nur so, wie sie ist?*

Diese Fragen kannst du dir immer stellen, wenn du in der Situation, in der du dich gerade befindest, nicht wohlfühlst und bemerkst, dass du in Gedanken abdriftest.

Der Schlüssel liegt im Gewahrsein jetzt. Irgendwann findet dieses Gewahrsein automatisch statt, nachdem du mehrere Male dieses unbewusste Abdriften in Gedanken beobachten konntest. Es ist einfach eine Gewohnheit, die mit Bewusstsein durchleuchtet werden kann.

Es kann sein, dass es einige Zeit lang braucht, bis das Gewahrsein jetzt einsetzt, denn allzu lange sind wir dieser Gewohnheit des „Gedanken-Laufenlassens" nachgegangen, ohne Bewusstsein dafür zu entwickeln.

Wie von selbst finden Bewertungen, Einschätzungen, Vermutungen über eine Person statt, der wir noch nie begegnet sind. Wir sehen die Menschen nicht so, wie sie sind, sondern durch unseren Filter des Verstandes, der aus der Vergangenheit konditioniert ist, hindurch. Dadurch empfinden wir manche Menschen auch als langweilig, da wir sie nicht in ihrer Lebendigkeit erfassen können, sondern nur durch die altbekannten Verstandeskonstrukte hindurch betrachten. Der Verstand ist langweilig, die sich ewig wiederholenden selben Gedanken, nicht der Mensch, wie er ist.

Im Gewahrsein jetzt ist alles, was wir bisher gelernt haben, alles Wissen, das wir gehört und gelesen haben, nebensächlich. Es kann in gewissen Situationen hilfreich sein, um sie besser einzuschätzen, aber um einen Menschen oder eine Pflanze, ein Ding zu erfassen, wie es ist, ist das Gelernte eher hinderlich. Hier geht es darum, hier und jetzt absolut wach und gewahr zu sein. Es geht nicht darum, sich zu konzentrieren und mit aller Macht aufmerksam zu sein, sondern es gilt nur, gewahr zu sein für das, was ist.

Dann kann man bemerken, dass man langsam in einen Raum von innerer Stille gelangt, der sich unendlich ausdehnt. In diesem Raum kann und darf alles stattfinden, auch Gedanken und Einschätzungen für die Situation, aber sie bestimmen nicht mehr die Wahrnehmung, sondern sie treten in den Hintergrund. So kann sich das Gewahrsein mehr und mehr ausdehnen, das Feld der Wahrnehmung wird immer größer und weiter und ein tiefer Friede kehrt ein.

Gewahrsein jetzt bedeutet wach sein. Eine mühelose Wachheit, die alles wahrnimmt, was ist. Gedanken machen müde. Gewahrsein erfrischt. Gewahrsein ist das, was du bist. In diesem Gewahrsein kann alles auftauchen, alle Gedanken, und seien sie noch so abwegig und ablenkend, sie werden einfach wahrgenommen und dürfen da sein, sie kommen und gehen, tauchen auf und vergehen wieder, aber das, was immer ist, ist das Gewahrsein, die Achtsamkeit, das Sein.

2. Übung zum Entdecken der Wahrheit in dir

Vielleicht versuchst du morgens nach dem Aufstehen den Spiegel zu vermeiden und gehst an ihm vorbei, ohne hineinzuschauen, oder aber du hast ihn sogar entfernt oder verhängt. Vielleicht schaust du eines Morgens ja doch einmal hinein und allerlei Gedanken aus der Vergangenheit kommen in dir hoch. Wie der Nachbarsjunge dich wegen deines Gewichts gehänselt hat, wie deine beste Freundin einmal gesagt hat, dass sie sich schämt, mit dir gesehen zu werden, weil sie sonst auch gehänselt wird, obwohl sie dich sehr lieb hat und weiß, dass du der liebste Mensch der Welt bist, wie deine Mutter dir versucht hat kaschierende Klamotten anzudrehen oder dich beim Essen ermahnt hat, nicht zu viel auf den Teller zu nehmen, wie du in einem Geschäft ein Kleidungsstück anprobieren wolltest, und es passte nicht etc. All diese Situationen kennen wahrscheinlich viele Menschen, so oder in ähnlicher Form. Und nun such dir einen der Sätze aus, der am lautesten in dir widerhallt. Einer der Sätze könnte sein: „Mein Körper ist dick und deswegen bin ich nicht liebenswert". Es könnte auch jeder andere Satz sein.

Nun, anstatt auf den Satz zu reagieren, anstatt den Gedanken ungefragt zu glauben und mit einer Emotion darauf zu reagieren, schau ihn dir einfach an, sag ihn vielleicht einige Male vor dich hin. Während du es sagst, kann es sein, dass sich der Körper verspannt, schmerzt, oder aber du bemerkst, wie komisch sich der Satz anhört, wenn man ihn so nüchtern betrachtet.

Vergiss nicht zu atmen. Nun schaue den Körper an, wie er einfach nur da steht, unschuldig, und nichts von alledem weiß, was in Gedanken an Bewertungen und Urteilen abläuft.

Ist es wirklich wahr, dass du nicht liebenswert bist? Ist es wirklich wahr, dass der Körper nicht liebenswert ist?

Wie fühlst du dich, wenn du diesen Gedanken glaubst? Welche inneren Bilder kommen in dir hoch?

Gibt es irgendeinen Grund, der nicht schmerzt, weiterhin an diesem Gedanken festzuhalten?

Gib dir genug Raum, um all diese Fragen in dir auftauchen zu lassen und den Gedanken: „Mein Körper ist dick und deswegen bin ich nicht liebenswert" genau unter die Lupe zu nehmen. Beantworte diese Fragen nicht mit Ausreden, Erklärungen oder verteidigenden Worten, sondern lass die innerste Wahrheit nach oben steigen.

Und nun finde so viele Beispiele wie möglich dafür, dass das Gegenteil des Satzes auch wahr sein könnte: Mein Körper ist genau richtig, wie er ist, und ich bin liebenswert.[17] Hör genau hin, was die sanfte Stimme im Innern dir über deinen Körper erzählt, und entdecke eine Achtsamkeit und Liebe für dich selbst, die du glaubtest bereits verloren zu haben.

In Wahrheit bist du wunderschön. Genauso, wie du jetzt bist. In diesem Moment. Der Körper, wie er jetzt ist, erfüllt genau das, was du brauchst. Auch wenn der Körper anders ist, als deine Gedanken, Bewertungen und Urteile über deinen Körper sein mögen, so ist er so, wie er ist, genau richtig für den jetzigen Moment. Es ist, wie es ist, und das ist die Wahrheit der Gegenwart.

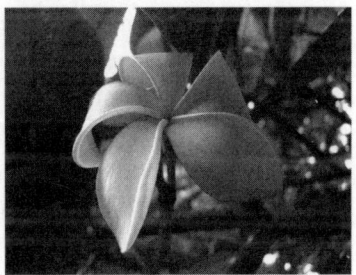

---

17 Inspiriert von „The Work" von Byron Katie (www.thework.com)

3. Übung: Der Atem

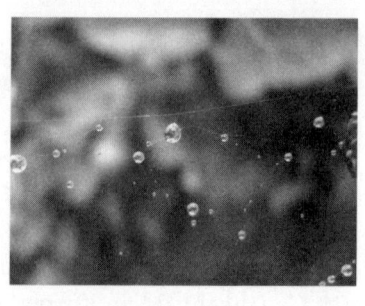

Der Atem findet immer jetzt statt, niemals gestern oder morgen. Jeder Atemzug ist jetzt. Immer jetzt. Der schnellste Weg, um in das Gewahrsein jetzt zu gelangen, in die Achtsamkeit des Augenblicks, ist es, den Atem wahrzunehmen. Es ist eine wunderbare Mini-Meditation oder Übung, um mit dem Gewahrsein, mit dem Bewusstsein im Hier und Jetzt zu sein. Es scheint vielleicht banal und zu simpel, aber genau darin liegt die Kraft der Gegenwart, in der absoluten Einfachheit, in der Lebendigkeit des Seins. Sich des Atems bewusst zu werden bringt die Aufmerksamkeit mit einem Schlag von den abenteuerlichsten Gedankenunternehmungen und Karussellen ins Hier und Jetzt. Aller emotionale Schmerz, schmerzhafte Erinnerungen finden in Gedanken statt. Atem ist immer jetzt, und gerade jetzt geschieht nichts, nur das Atmen. Sich dessen bewusst zu sein, was jetzt geschieht, bringt die Aufmerksamkeit überein mit dem, was ist, mit dem Leben selbst, und darum ist es so eine Erleichterung, so eine Kraft spendende Übung, sich des Atems bewusst zu sein. Diese Übung kann man immer und überall machen.

„Im Atemholen sind zweierlei Gnaden.
Die Luft einziehn, sich ihrer entladen.
Jenes bedrängt, dieses erfrischt,
So wunderbar ist das Leben gemischt.
Du danke Gott, wenn er dich presst,
Und danke ihm, wenn er dich wieder entlässt"

Ja, wer atmet eigentlich? Der Verstand? Die Gedanken? Gott, die Lebenskraft, das Leben selbst, wie J. W. von Goethe in diesem Gedicht sagt?

Wenn das Atmen vom Denken abhängig wäre, dann gäbe es nicht viele lebendige Menschen auf diesem Planeten Erde. Ebenso, wie das Herz ohne Pause 80 Jahre lang schlägt, so atmet der Körper. So wird man geatmet, so wird das Herz geschlagen. Welch tolles Geschenk!

In dem Moment, in dem der Körper aufhört zu atmen, verlässt das Leben den Körper. Wenn wir den Atem beobachten, verbinden wir uns bewusst mit dem Leben selbst, mit dem Sein.

Der Atem macht vier Bewegungen: Das Einatmen, das Ausatmen und die beiden Wendepunkte dazwischen, die Wende vom Ein- zum Ausatmen und die Wende vom Ausatmen wieder zum Einatmen. Der Atem geschieht also in einem Kreis und nicht linear, wie wir vielleicht vermuten würden.

Das Ein- und Ausatmen kann der Mensch in Gedanken nachvollziehen, aber die Wendepunkte sind mysteriös. Was geschieht da? Diesen Raum kann man in der Ruhe der Gedanken wahrnehmen, in reinem Gewahrsein für das, was ist. Denn genau diese Wendepunkte, wenn der Atem eine Bewegung in der Nicht- Bewegung macht, sind die Zeiten, wo Gewahrsein jetzt ist, der natürliche Zustand des Selbst. In der Stille, in dieser Ruhe, in diesem Frieden, an diesem ortlosen Ort. Indem man den Atem beobachtet, ohne zu denken oder zu tun, wird man sich des wahren Selbst, des „Ich bin" bewusst.

Meditation:

Diese Meditation stammt aus dem 5000 Jahre alten „Vijnana Bhairava Tantra". In diesem Text beschreibt Shiva Parvati in 112 Sutras (Sätzen, Leitfäden) den Weg zum Gewahrsein jetzt durch Nutzen der 5 Sinne, Konzentration und Meditation. Tantra heißt ganz einfach „Technik".

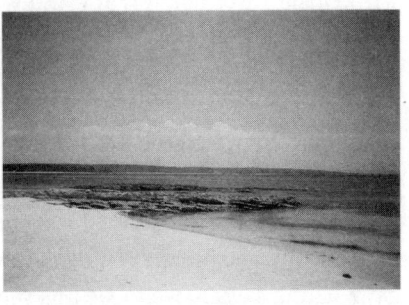

1. *7 Minuten lang: Beobachte das Einatmen, nur das Einatmen, nichts sonst. Es gibt nichts zu tun, nur schauen, was da geschieht.*
2. *7 Minuten lang: Beobachte das Ausatmen, vergiss alles andere, nur das Ausatmen beobachten und schauen, wie es geschieht.*
3. *7 Minuten lang die Wendung vom Ein- zum Ausatmen beobachten, nur schauen, wie der Atem sich bewegt.*

4. **7 Minuten lang:** Nun nimm die andere Wende vom Ausatmen wieder zum Einatmen hinzu und schau, was da ist in der Bewegung in der Nicht- Bewegung.

Diese Meditation kann auch verlängert oder verkürzt werden. Zum Beispiel viermal 3 oder viermal 14 Minuten lang.

4. Übung: Selbst-Erforschung: „Wer bin ich?"

Wie selbstverständlich sagen wir „ich", ohne jemals zu erforschen, was dieses „Ich" eigentlich ist. Wir denken, wir wissen viel über uns, reden viel über uns, vertreten Meinungen und bewerten andere, aber wissen wir wirklich, wer wir sind? Warum sind wir dann so unsicher und haben das Bedürfnis, uns verteidigen zu müssen, wenn 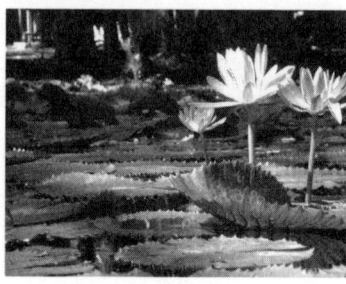 wir kritisiert werden, warum sind wir allgemein so unsicher, anstatt zu wissen, wer wir sind, und in Freude anderen Menschen zu begegnen und von ihnen zu lernen, was sie beizutragen haben?

Als wir auf die Welt kamen, hatten wir keine Sprache, aber wir hatten ein intuitives Wissen in uns und den Sinn, die Wahrnehmung von „ich bin", „ich existiere". Dieses „Ich bin" ist jenseits von Denken und Sprache. Mit der Zeit kam die Sprache hinzu. Wir bemerkten, dass Menschen ein bestimmtes Wort ganz häufig sagten, wenn sie uns sahen, und wir bemerkten, dass sie darauf eine Reaktion haben wollten. Das war fortan unser Name.

Wir benutzten diesen Namen nun auch, wenn wir auf unseren Körper deuteten und sprachen vom Körper in der 3. Person Singular. „Theresa geht aufs Töpfchen", „Theresa hat Hunger" etc. Später bemerkten wir, dass alle anderen nicht in der 3. Person Singular von sich sprachen, sondern „ich" sagten. Also gewöhnten wir uns das auch an. Fortan waren wir ein „Ich", begründet auf der Identifikation mit Körper und Verstand (Gedanken).

Dieses Ich erweiterte die Möglichkeiten seiner Sprache und bildete ein Ego, eine Geschichte, eine Persönlichkeit, die alles umschloss, was der Körper an Aktivitäten machte und welche Gedanken in seinem Verstand herumschwirrten.

Wer ist dieses „Ich", dass permanent im Kopf aktiv ist und jede Handlung anmoderiert (ich will dieses, ich will jenes, ich will das nicht, das ist meins, das ist nicht deins...)? Wo ist dieses „Ich"? Ist es das, was du bist? Wie ist es dann möglich, dass du es beobachten kannst, dir dessen bewusst sein kannst?

Wer ist es, der diese Zeilen liest? Wer ist es, der die Geräusche im Raum wahrnimmt? „Ich natürlich". Ja, aber was ist dieses „Ich"? Kann man es erfassen, sehen, anfassen?

Die Antwort auf diese Frage ist keine Antwort in Form von Gedanken, keine Idee, kein Konzept. Die Antwort auf die Frage „Wer bin ich?" kann kein Gedanke sein, keine Idee, denn Gedanken und Ideen finden in dir statt, du bist bereits, bevor Gedanken in dir auftauchen und wieder vergehen. Die Antwort auf die intensive Selbsterforschung mit der Frage „Wer bin ich?" ist ein direktes Sehen dessen, was ist, ein Widerhall des Seins.

Du bist das, was wahrnehmen kann, was im Körper geschieht. Du bist das, was beschreiben kann, wenn es dem Körper schlecht geht. Du bist das, was über Gedanken nachdenken kann, Du bist reines und klares Gewahrsein, Bewusstsein, in dem die ganze Welt der Gedanken vor sich geht. Du bist die Stille, die Ruhe, die all die Veränderungen und Bewegungen in Raum und Zeit, im Bewusstsein wahrnehmen kann.

Setze dich hin, in Ruhe, mit der Frage „Wer bin ich?" und lausche in Stille. Alle Antworten, Ideen und Konzepte, die auftauchen, können nicht das sein, was du bist. Denn das, was du bist, ist hier und nimmt all diese Ideen wahr, die im Bewusstsein auftauchen. Alle vergangenen Geschichten, alle Bewertungen über dich kannst du nicht sein, denn du bist hier und jetzt.

Wir sind es so sehr gewohnt, darüber zu reden und zu spekulieren, wie andere sind, was andere tun, was wir alles tun und denken, aber nur ganz wenige stellen sich die Frage „Wer bin ich?", und viele haben Angst vor dieser Frage, denn es könnte etwas ans Licht bringen, was wir nicht schön finden könnten.

Wenn du Sehnsucht danach hast, den Selbstzweifeln und der Angst auf Wiedersehen zu sagen, wenn du Mut hast, dir selbst zu begegnen, dann ist diese Übung die richtige für dich.

„Wer bin ich?"

5. Übung: Annehmen, was ist

Lebe bewusst in der Gegenwart. Niemand kann dir beibringen, in der Gegenwart zu leben, denn du tust es bereits, nur sind wir uns dessen nicht immer bewusst, denn in Gedanken sind wir so sehr mit vergangenen Erlebnissen oder zukünftigen Plänen und Hoffnungen beschäftigt. Und trotzdem leben wir immer jetzt. Wenn wir in den Spiegel schauen, dann zeigt er uns, wie wir jetzt aussehen, der Atem geschieht immer jetzt, das Herz schlägt immer jetzt, wir sind immer jetzt.

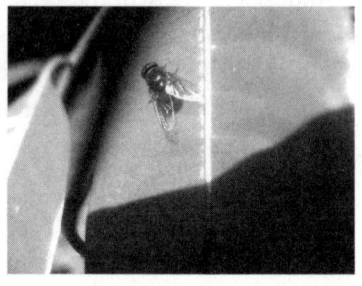

Sag ja zu dem, was ist. Sei wach und achtsam mit dem, was gerade geschieht, ohne zu urteilen, ohne zu grübeln, einfach nur mit dem sein, was ist. Alles, was jetzt im Moment ist, ist. Man kann es versuchen wegzudiskutieren und zu vermeiden, und trotzdem ist es. Leicht lebt der, der mit dem Fluss des Lebens strömt. Schmerz erleidet der, der gegen das ankämpft, was ist.

Annehmen, was ist, heißt nicht, sich allem beugen, was ist, und tatenlos zusehen, wenn Ungerechtigkeit geschieht. Annehmen, was ist, heißt nicht, alles zu lieben, was ist. Es heißt nur, anerkennen, was ist. Es ist nun so, wie es ist. Auf dieser Anerkennung basierend kann dann eine Veränderung der Situation fußen, wenn es angebracht ist. Aber diese Veränderung kommt dann aus einer Ruhe und Übereinstimmung mit dem, was ist, und nicht mehr aus einer Widerstands- und Kampfeshaltung dem Leben gegenüber.

Dieses tiefe „Ja" zum Leben bringt eine ungeheure Ruhe und Gelassenheit ins Leben. Man kann aus einer inneren Ruhe heraus dem Leben antworten und muss nicht mehr reaktiv handeln, aus Unsicherheit, Angst oder Widerstand der Situation gegenüber.

Sei einfach im Moment. Es gibt nichts zu tun. Tu das, was du tust. Und wenn es nichts zu tun gibt, dann sei mit dem, was ist. Wenn du isst, dann iss, wenn du arbeitest, dann arbeite. Tu immer das, was du gerade tust. Es ist nicht nötig, sich über andere Dinge einen Kopf zu machen. Dafür gibt es auch die rechte Zeit.

Du bist, wie du bist. Die meiste Zeit sind wir damit beschäftigt, zu sehen, wo es noch fehlt, wo man noch etwas verbessern könnte, wo man noch nicht so perfekt ist, wie man es in seinem Idealbild gerne hätte. Der einzige Weg, zu der inneren Ruhe und Zufriedenheit zu gelangen, zu der tiefen Liebe zu sich selbst und der Welt gegenüber, ist jedoch, sich jetzt so anzunehmen, wie man ist. Egal, wie übergewichtig man ist, wie untergewichtig, egal, wie scheinbar „unperfekt", es ist so, wie es ist. In dem Moment des Annehmens geschieht etwas ganz Zauberhaftes. In diesem Moment hört das Vermeiden dessen auf, was ist, und ein Frieden mit dem jetzigen Moment zieht ein. Dann kann Transformation geschehen. Nicht jedoch so lange, wie wir uns dem widersetzen, was wir sind, was ist.

Langsam werden die Freude und das Glück, das im Augenblick, in jedem Augenblick schlummert, aufwachen und dich überfluten. Du bist ausgeglichen und ruhig, besonnen und gleichzeitig kannst du lachen und tanzen vor Freude oder einfach weinen, wenn dir danach ist, aber alles ohne die Wahrheit verschleiernden Gedanken, sondern das Leben selbst zeigt sich in reiner Form. Denn du bist das Leben selbst und du darfst jetzt erblühen.

Sei achtsam, sei gewahr für das, was ist. Alles, auf das du hoffst, nach dem du strebst, suchst, ist bereits in dir, ist bereits hier.

Om shanti. Om Friede.

Danksagung

Es ist für mich ein Wunder, dass dieses Buch entstanden ist. Es fing eines Tages an, als ich den tiefen inneren Impuls hatte, mich hinzusetzen, einen Stift in die Hand zu nehmen und das aufzuschreiben, was mir in den Sinn kam. Der Impuls war so stark, dass auch die Gedanken wie „Wer will denn ein Buch von mir lesen, das ist doch absurd, ich hab doch keine Ahnung, wie man ein Buch schreibt, geschweige denn herausbringt" nicht verhindern konnten, dass ich einfach drauflosschrieb. Die Worte haben sich im Laufe der Zeit sehr gewandelt, mein Verständnis ist gereift und wurde klarer und somit auch die Worte, in denen ich das versuche auszudrücken, was ich sehe.

Das Schreiben dieses Buches allein ist ein unglaublicher Lernprozess für mich, denn ich wollte nicht einfach irgendwelche unausgereiften Ideen von mir geben, sondern jede einzelne Übung, jede einzelne Äußerung ist von mir erprobt und direkt erlebt.

Diese Buch liegt mir sehr am Herzen. Es beinhaltet alles, was mir sehr wichtig ist und mich mit den klaren und freudvollen Augen sehen lässt, durch die ich heute schauen darf.

Ich danke meinem Lektor von Herzen für die Geduld, die wundervollen Anregungen und die bemerkenswerte Aufmerksamkeit, mit der er diesem Buch zum Leben verholfen hat.

Ich danke dem Verleger und den Mitarbeitern des Verlags für das Glauben an das zu Beginn noch sehr unreife Manuskript.

Ich danke meiner herzallerliebsten Freundin Tomke, die den Weg gemeinsam mit mir gegangen ist, mich unterstützt hat und meine anfangs sehr wirren Ideen und Fantasien über Gott, Liebe und Freiheit „ertragen" hat.

Ich danke meinem Lehrer und geliebten Guru Swamiji (Paramahamsa Nithyananda) für seine unendliche Weisheit, seinen Humor, seine allgegenwärtige Begeisterung und Liebe, mit der er mich aus dem Leid in die Freiheit führte.

Ich danke meinem geliebten Mooji für seine Liebe, seine Wahrheit und Klarheit, mit der er mich jenseits von Worten im Herzen umarmte als das, was ich bin.

Ich danke meiner Tochter für die täglichen Herausforderungen, für die zauberhaften Momente der Klarheit und Freude und die tiefe Verbundenheit.

Ich danke John für seine Geduld, seine Liebe und seine Bereitschaft, in Wahrheit mit mir zu sein, in allem, was ist.

Glossar
(in sinngemäßer Reihenfolge, nicht alphabetisch)

Bewusstsein: Alles, was ist. Der Urgrund allen Seins ist reines formloses Bewusstsein. Wird es verdichtet und komprimiert, drückt es sich in Formen verschiedenster Art aus. Auch Gedanken sind subtile Formen, Energie- und Bewusstseinsfrequenzen, die durch den Verstand, das individuelle Bewusstsein wahrnehmbar sind.
Alles, was ist, die Welt, der Kosmos, das Universum, ist Bewusstsein, es gibt nichts, was außerhalb des Bewusstseins liegt. Bewusstsein drückt sich sowohl als Objekt aus, es ist jedoch auch das Subjekt. Reines Bewusstsein ist die Schwingung des Seins, wahrnehmbar in absoluter Stille von Gedanken, jede einzelne Zelle des Körpers ist daraus erschaffen, jeder Grashalm, jedes Gefühl. Ohne Bewusstsein wäre nichts. Wenn wir nicht wahrnehmen könnten, würde die Welt für uns nicht existieren. Bewusstsein ist Sein. Nichts liegt außerhalb des Seins. Auch das Nicht-Sein ist innerhalb dessen.

Verstand: Individuelles Bewusstsein, an den menschlichen Körper gebundene Fähigkeit des Denkens, des Unterscheidens zwischen gut und schlecht, den Polaritäten, Gedächtnis, Erinnerung, ein Teil des Bewusstseins. Benennung von Dingen, Bezeichnungen, Unterscheidung. Gedanken kommen und gehen laufend, der Verstand ist kein zu lokalisierendes Ding, er ist ein Prozess. Jeder, der sich schon einmal zur Meditation hingesetzt hat, kennt das. Die Gedanken sind nicht zur Ruhe zu bringen. Sie laufen ohne Unterlass ab, nur Tiefschlaf bringt eine Pause. Der Verstand ist der Spiegel des Bewusstseins, in dem sich das Selbst erkennen kann. Der Verstand ist wie die Oberfläche eines Sees, und die Wellen des Verstandes (Gedanken) gestalten das Leben, die Abläufe, die Erfahrungen etc. Ohne die Benennung der Geschehnisse des Lebens durch den Verstand gäbe es keine Erinnerung. Im Verstand ist die Biographie der Person, die an den Körper gebunden ist, abgelegt. Ohne Gedanken, in der Stille der Gedanken, wenn die Oberfläche des Sees einem Spiegel gleich ist, kann das Selbst, das wahre Selbst, das reine Sein, das ewige, ungeborene, ewige Selbst sich spiegeln, sich selbst erkennen.

Ego: Der Charakter, die Persönlichkeit, die Person, die die Geschichte dieses Körper-Verstand-Komplexes ausmacht. Das Ego ist die Summe aller Gedanken und Gefühle, die an diesen Körper gebunden sind, das, was wir „Ich" nennen, wenn wir auf den Körper deuten. Das Ego besteht aus Gedanken. Wenn Gedanken still sind, ist das Ego ausgeschaltet. Das Ego bedeutet Annahmen über uns selbst, Urteile über uns, Ängste, Gefühle. Das Ego ist die Summe dessen, mit dem das reine Bewusstsein (das Selbst) sich identifiziert. Sei es der Körper, der Verstand, der Intellekt, mentale oder materielle Besitztümer (Mein Körper, meine Familie, mein Haus, mein Auto, meine Diplome und Titel, mein Wissen etc.).
Es gibt verschiedenste Formen von Egos. Ego bedeutet nicht unbedingt eine überhebliche Person mit Stolz und Selbstüberschätzung. Es gibt auch bescheidene Egos, die eher subtil erscheinen. Helfende, sich aufopfernde, leidende Egos, die sich mit ihrem Leid, ihrem Übersehenwerden identifizieren. Ego bedeutet anders sein. „Ich" bin anders als die anderen! Eine klare Abgrenzung der Person allem anderen Sein gegenüber, an den Körper gebunden.
Da das Ego ein reines Verstandes-Gedankenkonstrukt ist, kann es sehr leicht durch andere Gedanken angegriffen und verletzt werden. Wenn man sich beispielsweise mit einer Ideologie oder Überzeugung identifiziert und jemand anders dem widerspricht, es kritisiert oder sogar angreift, dann wird die Überzeugung des Egos, ein Gedankenkomplex, angegriffen. Dadurch, dass man sich intensiv damit identifiziert, fühlt es sich so an, als würde man selbst verletzt. Das ist Ego. Man fühlt sich emotional verletzt, wenn Gedanken, mit denen man sich identifiziert, kritisiert werden. Das ist eine sehr subtile Angelegenheit. Deutlicher wird es, wenn man sich beispielsweise sehr stark mit seinem Auto oder einem anderen materiellen Besitz identifiziert. Wenn dieser Besitz beschädigt oder nicht wert geschätzt wird, dann kann man sich persönlich angegriffen fühlen. Diese emotionale Verletzung ist das Ego, die Identifizierung mit dem materiellen Gegenstand als Erweiterung der Persönlichkeit.

(wahres) Selbst: Es ist beinah unmöglich, diesen Begriff in Worte zu fassen, denn es ist jenseits des Verstandes, jenseits von Dualität, die Vereinigung aller Gegensätze, geschlechtslos, grenzenlos, gewahr sein „Ich bin", bevor irgendeine Bezeichnung (Ich bin dieses oder jenes) auftaucht. Sein in seiner reinsten Form, klares Bewusstsein, das ewige, ungeborene, unsterbliche Sein, die Liebe selbst.

Gott: All-einiges Bewusstsein, das Leben selbst, Lebenskraft. Hier ist nicht das traditionelle Schöpferbild gemeint, sondern die Einigkeit von Bewusstsein-Sein-Seligkeit.

Mentales Setup: Die Programmierung des Verstandes, alle Gedanken, die wir als unsere eigenen bezeichnen, die die Persönlichkeit ausmachen, alles Gelernte, angelernte Überlebensmuster, Gedankenstrukturen, eingravierte Erlebnisse, Erinnerung. Herkunft, Kultur, Glaubenssysteme, Überzeugungen, Konditionierung.

Gewahrsein jetzt: Achtsam sein für das, was ist. Bewusst in der Gegenwart wahrnehmen. Alles, was jetzt ist, ist real. Alles andere ist in Gedanken, Vorstellung, Fantasien, im Verstand. Gewahrsein jetzt, jetzt bewusst leben heißt Freiheit, Klarheit, Mühelosigkeit, Ankommen, Leichtigkeit, Selbst-Erkenntnis.

Desidentifikation: Wir sind mit unserem Körper und unseren Gedanken identifiziert. Desidentifikation bedeutet, Gedanken beispielsweise nicht persönlich zu nehmen und eine Geschichte daraus zu spinnen, sondern sie neutral zu beobachten.

Katharsis: Aus dem Griechischen, bedeutet so viel wie reinigen, läutern. Es gibt viele Katharsismeditationen, in denen alte verdrängte Schmerzen und Glaubensmuster bewusst beobachtet, ausagiert und somit geheilt werden.

Fotos: John G. Webb, „destaem nomoa", Brisbane, Australia
Außer: S. 126, Foto Ramana Maharshi: www.ramanasramam.org
S. 128, Foto von Mooji:www.mooji.org

Weitere Bücher aus dem Verlag Via Nova:

Lebenskrisen meistern
Handbuch für Selbstmanagement in schwierigen Zeiten
Erika Helene Etminan

Paperback, 320 Seiten, ISBN 978-3-86616-145-0

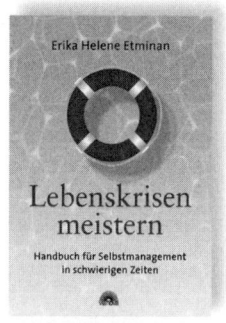

Dieses Buch ist eine wichtige Unterstützung für Menschen, die eine schwere Lebenskrise durchleben oder die einen anderen Menschen durch eine solche Krise begleiten. Es hilft zu verstehen, was eigentlich in Krisenzeiten geschieht. Dies gilt für Krisen im privaten wie im beruflichen Leben, aber auch in Unternehmen und Organisationen. Alle wichtigen Aspekte der Krisenentstehung und Krisenbewältigung mit vielen praktischen Hinweisen und Erfahrungsberichten sind in diesem Buch übersichtlich dargestellt und verständlich erläutert. Ausführlich wird die spirituelle Dimension des Krisengeschehens erläutert und zugänglich gemacht.

Jin Shin Jyutsu - Die Heilkraft liegt in Dir
Leben in Gesundheit, Freude und Fülle
Tina Stümpfig-Rüdisser

Paperback, 184 Seiten, 100 vierfarbige Fotos, 35 Grafiken,
18 Tabellen, ISBN 978-3-86616-151-1

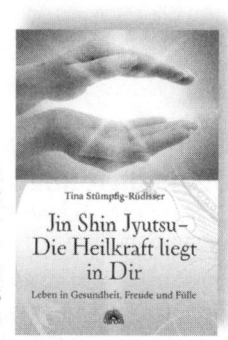

Jin Shin Jyutsu (wörtlich übersetzt: die Kunst des Schöpfers durch den mitfühlenden Menschen) ist eine mehrere tausend Jahre alte Kunst zur Harmonisierung der Lebensenergie im Körper, eine Verbindung von spiritueller Lehre und praktischer Geist-Seele-Körper-Arbeit. In diesem Buch stellt die Autorin eine einfache, für jeden anwendbare Methode vor, mit Hilfe der eigenen Hände, des Atmens und des bewussten Denkens die Energien im Körper in eine harmonische Strömung und Schwingung zu versetzen, die es ermöglicht, Energieblockaden im Körper und verhärtete Muster und Glaubenssätze aufzulösen. Übungen mit anregenden, kraftvollen Affirmationen, ein 26-Wochen-Programm, viele Fotos, Abbildungen und genaue Hinweise fördern die Anwendung.

Befreiung von Rückenschmerzen
Die Regeneration des Rückens basierend auf dem Yoga
der Derwische (Samadeva-Therapie)
Idris Lahore

Paperback, 288 Seiten, 150 Fotos, 30 Grafiken, ISBN 978-3-86616-150-4

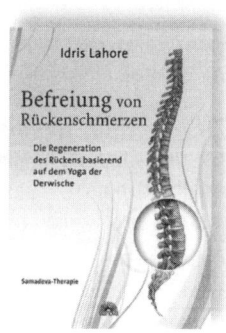

Anschaulich beschriebene und ausgiebig bebilderte therapeutische Übungen für Rücken und Gelenke bieten Anleitungen zur wirksamen Linderung von Rückenschmerzen, zur Regenerierung von Rücken und Gelenken und zur Vorbeugung von Beschwerden und Komplikationen. Dieses ausführliche und lebendig gestaltete Handbuch ist ein Nachschlagewerk nicht nur für Fachleute (Ärzte, Osteopathen, alternative Mediziner), sondern für alle, die etwas für die Gesundheit ihres Rückens tun und Beschwerden lindern oder vorbeugen möchten.

Sieben Schritte zu deinem Idealgewicht
Ein spiritueller Pfad zu Gesundheit und Wohlergehen
Mary Bray

Gebunden, 152 Seiten, ISBN 978-3-928632-67-6

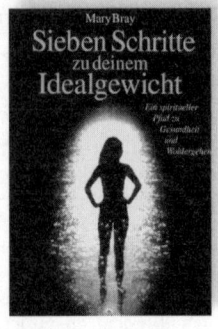

Was wir essen, ist nur ein Teil des Lernvorgangs, der in diesem Buch angeboten wird. Dieses Buch ist nicht fanatisch. Sein Thema sind weder Lebensmittel noch das Essen. Es sind nicht nur unsere schlechten Essgewohnheiten, die uns übergewichtig werden ließen oder sein lassen. Es sind vor allem unsere falschen Gedanken über uns selbst und andere, die uns das Leben schwer gemacht haben. Wenn wir uns mit der Vergangenheit aussöhnen und unsere falschen Gedanken und unseren Groll loslassen, uns und anderen nicht mehr die Schuld geben, lassen wir auch unser Fett los. Jeder, der bereit ist, seine „alteingesessenen" Lebensmuster aufzugeben, kann sein Idealgewicht erreichen. In Form von mentalen Übungen werden in diesem Buch Einsichten und Anleitungen gegeben, wie man den Geist trainiert, um Gewicht abzubauen. Der Körper beginnt zu reagieren und fängt an, sich zu wandeln. Gleichzeitig mit dem körperlichen Wandel vollzieht sich eine Verbesserung der persönlichen Gefühlsebene, so dass sich Gesundheit und Wohlergehen einstellen.

Zehn praktische Schritte zu neuer Gesundheit und Lebenskraft
Chancen nach Krankheit, Operation und Trauma
Regina Sara Ryan

Paperback, 256 Seiten, ISBN 978-3-928632-87-4

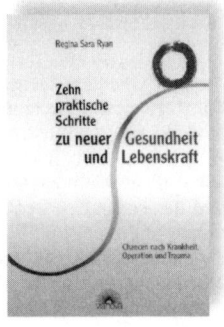

Dieses Buch richtet sich an alle Menschen, die aufgrund einer Krankheit, eines Unfalls oder eines operativen Eingriffs der Heilung und Genesung bedürfen. Es zeigt einen sanften Weg durch Krankheit und Verletzung, der die seelischen, körperlichen und geistigen Bedürfnisse des Patienten gleichermaßen berücksichtigt. Sie macht deutlich, dass wir selbst angesichts eines noch so schweren Schicksalsschlages nicht zum Opfer der Umstände werden müssen, sondern Selbstverantwortung für unsere eigene Heilung übernehmen können. Es werden praktische Übungen wie Atem- und Entspannungsübungen angeboten, um geistige und körperliche Anspannung zu reduzieren und ein Gleichgewicht herzustellen, welches die wichtigste Voraussetzung für die Aktivierung der Heilungskräfte ist. Es ist ein praktisches Buch.

Denke dich gesund
Die Überwindung krankmachender Denkmuster
Adalbert Töpper

Gebunden, 128 Seiten, ISBN 978-3-928632-36-2

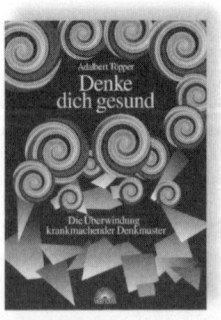

Die Grundeinsichten und Weisungen in diesem Buch gehen auf die Heilungsprinzipien des großen Heilers Frederick Bailes zurück. Bailes erlebte, wie die konstruktive Nutzung des kreativen, kosmischen, göttlichen Gesetzes nicht nur Krankheiten heilte, sondern zerrüttete Familien wieder vereinigte, schwer erziehbare Kinder besänftigte und Süchtige von ihren Leiden befreite. Der Verfasser macht bewusst, dass eine intensive Kooperation mit dem Göttlichen angesichts der zunehmenden Krankheitsproblematik und der sich anhäufenden Schwierigkeiten in Staat und Gesellschaft dringend notwendig ist. Das Buch schafft einen Einblick in den geistigen Mechanismus, der durch die Vorherrschaft destruktiver Gedankenmuster in Gang gesetzt wird und schließlich zu Krankheiten führt.

Bruder Karl kocht genial
Köstliches aus der Klosterküche
Karl Thier/Maria Köllner

Hardcover, 168 Seiten, 60 vierfarbige Fotos, ISBN 978-3-86616-152-8

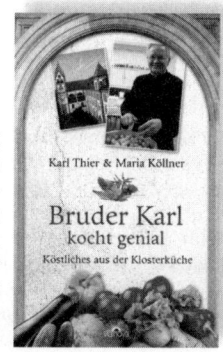

Nach 50 Jahren im Orden verrät Bruder Karl als Meisterkoch jetzt erstmals einige seiner zahlreichen Rezepte. Die reichen Erfahrungen seiner jahrzehntelangen Tätigkeit als leitender Küchenchef des Bonifatiusklosters in Hünfeld haben ihren Niederschlag in diesem reich bebilderten, mehrfarbigen Kochbuch gefunden. Ob bürgerliche Kost oder vegetarische Speisen, ob Suppen, Salate, Hauptgerichte oder Desserts – fast alle Gerichte sind einfach zuzubereiten, leicht bekömmlich, gesund und sehr schmackhaft. Das Kochbuch beinhaltet zudem besondere Tipps des Küchenchefs und erzählt kleine Geschichten aus dem Klosterleben.

Über die Lichtkraft der Farben in unserer Nahrung
Kompass für genussreiches und gesundes Essen
Diethard Stelzl

Hardcover, 224 Seiten, vierfarbig, 70 Farbfotos, 48 farbige Grafiken und Tabellen, ISBN 978-3-936486-55-1

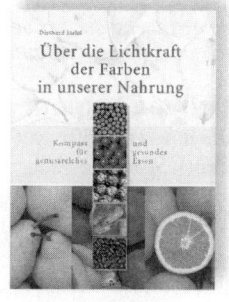

Dieses Ernährungsbuch schildert, wie wir trotz der üblichen Hektik des Alltags zu einer harmonisch ausgerichteten Ernährung (zurück) finden, warum die Farbe der Nahrungsmittel so wichtig ist und wie sich die in ihnen enthaltene kosmische Lichtkraft positiv auf Körper, Geist und Seele auswirkt. Es geht unter anderem auf grundlegende Erkenntnisse über Vitamine, Mineralstoffe, Enzyme, Kohlenhydrate oder über Verdauung und Stoffwechsel ein, beschreibt die heutzutage immer wichtiger werdende Rolle des Wassers sowie des Salzes und zeigt, wie Licht und Farben insgesamt auf den Organismus wirken. Die Kombination bestimmter Farben in der Ernährung kann den Energiegehalt von Lebensmitteln beträchtlich steigern, was sich auf verblüffende Weise sogar messen lässt!

Heilende Achtsamkeit
Sich bewusst von körperlichen und seelischen
Schmerzen befreien
Hans Vater

Taschenbuch, 168 Seiten, ISBN 978-3-86616-146-7

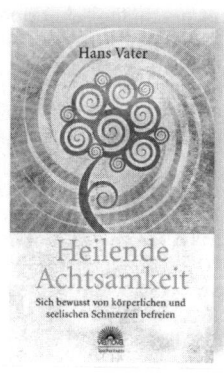

Wie kann man körperliche und seelische Schmerzen selbst lindern oder gar heilen? Der Philosoph und Meditationslehrer Hans Vater zeigt in diesem Buch überzeugend, auch aufgrund eigener körperlicher und spiritueller Erfahrungen, dass Schmerzen sich auflösen, wenn man sie intensiv wahrnimmt, sie mutig akzeptiert, sich sogar bewusst in sie vertieft und sie steigert, bis ein Umschwung zur Heilung erfolgt. Er analysiert verschiedene Arten körperlicher und seelischer Schmerzen, auch schmerzliche Gefühle. Dieses Buch ist ein Selbsthilfe-Ratgeber. Heilende Achtsamkeit wird auch beschrieben als Meditationsform, als Hilfe zur Karma-Heilung.

Sich ändern – statt ärgern
Vom Umgang mit turbulenten Gefühlen
Kurt A. Richter

Paperback, 288 Seiten, ISBN 978-3-86616-124-5

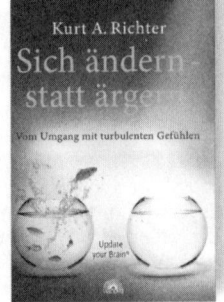

Machen Sie sich fit im Umgang mit arroganten, nörglerischen, vorwurfsvollen, eifersüchtigen, rechthaberischen, neidischen und zynischen Zeitgenossen. Erkennen Sie die inneren Ursachen negativer Gefühlszustände, die Ihr Selbstbewusstsein und Ihre besten Qualitäten unterdrücken. Entdecken Sie anhand von 22 inspirierenden Gesprächen, ähnlich der Dialog-Methode von Sokrates, völlig neue Möglichkeiten, mit verbalen Tiefschlägen und turbulenten Gefühlszuständen wie Ärger, Schuldgefühlen, Streit, Sorgen, Prüfungsängsten und Schlafstörungen umzugehen. „Update your brain" heißt: Aktualisieren Sie Ihr Denken und bringen Sie Ihre soziale Kreativität auf den neuesten Stand. „Update your brain" heißt:
Update für deinen Geist ... dein Gemüt ... dein Wohlbefinden ... deine Leistungsfähigkeit ... deine Lebendigkeit ... dein Glückserleben ... deine Liebe ... deine Lebensfreude ... deine Kreativität ... deine Inspiration ... deine Leidenschaft ... deine Energie ... deinen Humor

Heilung beginnt im Herzen
Die inneren Kräfte wecken, um Körper und Seele zu heilen
Chuck Spezzano

Hardcover, 240 Seiten, ISBN 978-3-86616-140-5

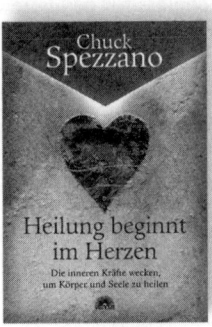

Das neue Buch des bekannten Lebenslehrers Dr. Chuck Spezzano gibt dem Leser grundlegende Prinzipien und Methoden an die Hand, um sich von allen Formen von Krankheit und Schmerz zu befreien. Es ergründet nicht nur die Wurzeln dessen, was Krankheiten und Schmerzen erzeugt, sondern zeigt darüber hinaus praktische Wege, wie man die dem eigenen Herzen und Geist innewohnende Kraft nutzen kann, um Krankheiten zu heilen und Schmerz aufzulösen.

Trennung oder Neuanfang?
Bewältigung von Partnerschaftskrisen
aus psychologischer und juristischer Sicht
Matt Galan Abend / Celia Elsdörfer

Hardcover, 144 Seiten, ISBN 978-3-86616-141-2

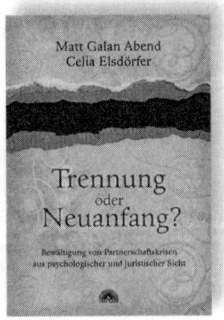

Die beiden Autoren Matt Galan Abend (Psychologe) und Celia Elsdörfer (Rechtsanwältin) behandeln die psychologische und die juristische Seite einer Problematik, in die heutzutage immer mehr Menschen verstrickt sind. Dieses Buch zeigt genau auf, auf welchem Boden sich solche Problematiken entwickeln, welche Fehler gemacht werden, wie solche Fehler zu vermeiden sind, was dabei unsere Lernaufgabe ist. Menschen, die in problematischen Partnerschaften leben, die vielleicht schon vor der Frage des Aufgebens stehen, erhalten hier fundierte Antworten, die aus täglicher Praxis und eigener Lebenserfahrung entstanden sind und nicht nur irgendwelchen Theorien folgen.